# 医生教你读懂健康检查报告书



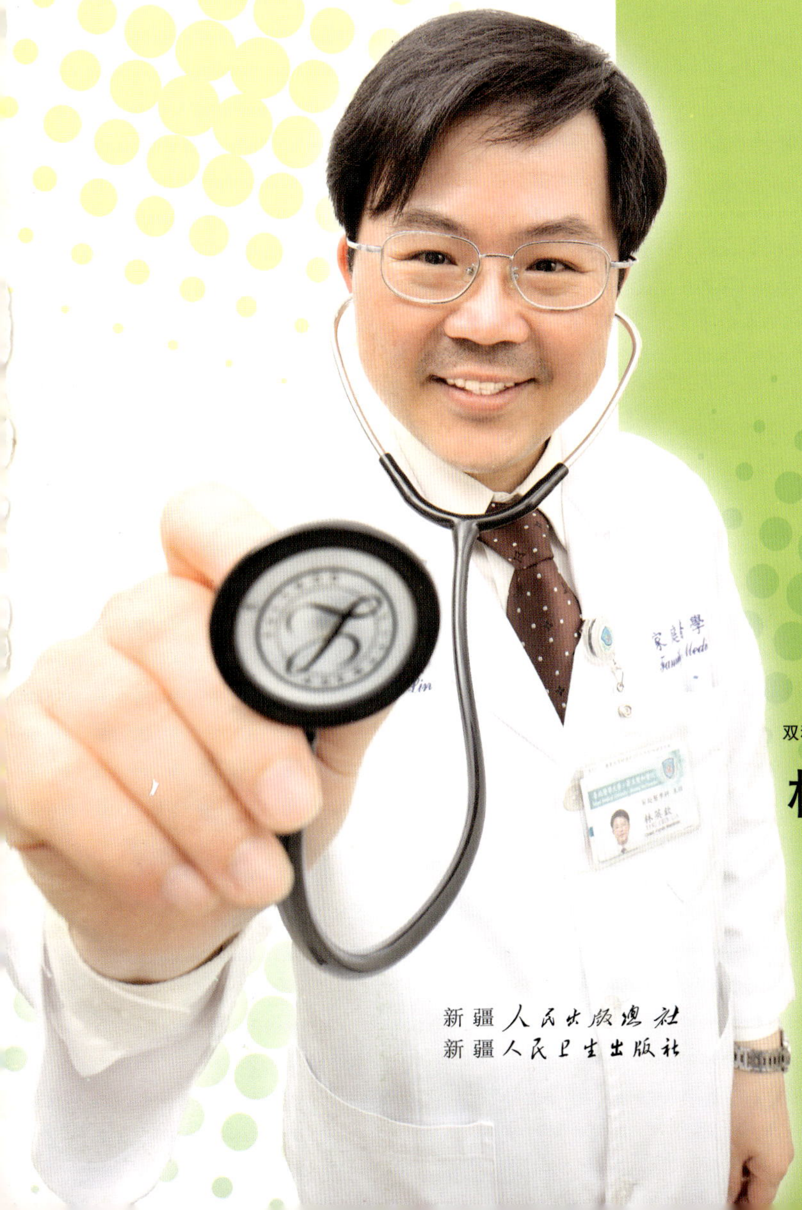

双和医院家医科暨健康管理中心主任

林英钦 医生 著

新疆人民出版社
新疆人民卫生出版社

3. 血管弹性分析 …………………… 193
4. 周边血管硬化 …………………… 197
5. 心脏超声波 …………………… 199
6. 立体导航式电脑断层
扫描仪 …………………… 201
7. 心肌灌注扫描（铊-201） 206

## 十四、骨密度检查

什么是骨密度检查? …………213
1. 脚踝超声波式骨密检查 ·217
2. 双能X射线骨密度仪骨密
检查 …………………… 220

## 十五、肺功能检查

1. 什么是肺功能检查? ……223
2. 肺功能检查的方法…………224

## 十六、放射线检查

放射线检查有哪些? …………229
1. X光 …………………… 230
2. 电脑断层 …………………… 234
3. 核磁共振扫描 …………………… 236
4. 正子断层扫描 …………………… 241
5. 超声波 …………………… 244

## 十七、胃肠道消化系统检查

什么是内视镜检查? …………249
1. 上消化道内视镜
（胃镜） …………………… 251
2. 大肠镜 …………………… 255
3. 无痛胃镜、无痛大肠镜 ·· 260
4. 虚拟大肠镜 …………………… 262
5. 幽门螺杆菌：碳13尿素
呼气试验 …………………… 265
6. 胰脏 …………………… 268

## PART 2 妇科健检，做个魅力女人

### 给女性的健康检查建议

1. 妇产科内诊……274
2. 宫颈……276
3. 乳房……280
4. 性激素……286
5. 女性相关的激素……288

## PART 3 男人30，健检别忽视

### 给男性的健康检查建议

1. 男性相关的激素……298
2. 男性更年期……301
3. 前列腺与前列腺肥大……304

## PART 4 用心呵护小宝贝，健康检查严把关


儿童健康检查，为成长品质把关

1. 学龄前的儿童健康检查 ……317

2. 学生健康检查 ……319


## PART 5 你一定要知道的健检常识


常识1. 有不用花钱的健康检查吗? ……338

常识2. 检查结果无异常不一定等于正常。 ……338

常识3. 女性有过性经验就要做抹片检查。 ……338

常识4. 子宫已切除还是有可能需要再做子宫颈抹片检查。 ……339

常识5. 子宫肌瘤超过10厘米或压迫到器官，则需要手术切除。 ……339

常识6. 全身健康检查里并不包含脑波检查。 ……340

常识7. 慢性病患者依所做的检查类型决定是否停药。 ……340

常识8. 轻微感冒不会影响检查报告，但重感冒最好让检查单位注记。 ……340

常识9. 在检查过程中不用过度担心受到感染。 ……341

常识10. 检查结果数据要配合临床症状来决定身体状况。 ……341

常识11. 电脑断层及核磁共振有什么差别? ………………341
常识12. 得知癌症标记指数偏高不代表一定有癌症。………342
常识13. 在做健检前，一定要遵守禁食的规定，
以免影响检查结果。………………342
常识14. 做完体检后身体才出现问题，体检不是也没用?
该多久做一次体检? ………………342
常识15. 在医院量的腰围和体脂肪和自己在家量的不一样。…343
常识16. 西医的量脉搏跟中医不一样，能看出各种疾病吗? …344
常识17. 不管再怎么苗条，量体重这件事还是一定要做。……344
常识18. 健康检查的量身高，不只在做体态指标，
还能避免脊椎等病变发生。………………344
常识19. 健康检查量体温还能测量有没有潜藏性疾病。………344
常识20. 一般抽血时与抽血后要注意什么? ………………345
常识21. 定期视力检查能了解视力变化，
预防因疾病引起的眼睛病变。………………345

## Appendix 婚前健康检查

一生许诺，从婚前健康检查开始 ………………348

# 推荐序

## 健康从检查开始

随着医药科技进步等等因素，我国民众的平均寿命持续延长。根据内政部统计资料显示，1999年国人平均寿命为79.18岁，已可堪称为长寿。但是另一方面，由于生活形态的转变，其中也隐藏了许多致病因子，这对于民众健康足以产生致命的影响。

在临床门诊上，我们经常诊疗到情况严重的病人，不禁感叹如果能够早一点发现就好了！由于生活的忙碌，民众很容易忽略了身体发出的警讯，导致错失治疗先机。此种情况愈发突显健康检查的重要性。通过系统的健康检查，能够见微知著，充分了解自己的身体情况；定期的健康检查，更是保持健康的不二法则。

林英钦主任现为双和医院家医科暨健康管理中心主任，在公务繁忙之余仍倾力撰写本书。通过本书，读者可以了解各种健康检查的目的及方法，以判断安排适合自己的健康检查，是一本基本且实用的书籍。

赶快拿起这本书好好阅读，多了解健康检查，多关心自己的健康。利用健康检查，做自己身体的主人！

台北医学大学·署立双和医院 院长

吴志雄

**专家学者·联合推荐**

中国台湾行政院卫生署署长 **邱文达**
台北医学大学校长 **阎云**
台湾北医医学系医友会理事长 **陈守诚**
台北医学大学附设医院院长 **陈振文**
台北医学大学市立万芳医院院长 **李飞鹏**
台北医学大学署立双和医院院长 **吴志雄**
台北医学大学市立万芳医院家庭医学科主任 **谢瀛华**
台北医学大学附属医院家庭医学科主任 **苏千田**
林口长庚医院加护肾脏科主任 **陈永昌**
中国医药大学附设医院眼科主任 **蔡宜佑**
台南市医生公会理事长 **王正坤**
新北市健保诊所协会理事长 **周天给**
汐止佑安医院院长 **吴梅寿**
台北地院前院长、司法官训练所前所长 **刘瑞村**
著名主持人 **侯丽芳**
歌仔戏著名演员 **黄香莲**

# 自序

二十年前，我开始接触健康检查，当时家庭医学科刚在各医院成立，一般民众对家庭医学科与健康检查几乎没有概念，健康检查似乎只是少数有钱人的权利，而提供住院健康检查或一日健康检查服务的医院也很少。

现在，除了民众逐渐了解健康检查的重要性外，各医院、健检诊所纷纷设立专业健康检查中心提供健检服务，政府近年来也全力推动社区整合式筛检、四癌筛检（口腔癌、乳房摄影、子宫颈抹片与大肠癌粪便潜血反应检查），民众接触健康检查的机会愈来愈多，健康检查已经具有全民运动的架势，以预防医学的角度来看，这是很好的现象。

近年来，很多名人相继罹患癌症，甚至因此骤然离世，也有人因中风或心肌梗塞而猝死，留给世人无限的追思与惋惜。身为一位家庭医学科与执行健康检查的医生，觉得十分可惜，“要是他们做了健康检查就好了”！

一样是肺腺癌，萧万长发现得早，手术与治疗后逐渐恢复健康，凤飞飞则是因声音沙哑了才发现肺腺癌且已经转移，这时已经回天乏术，即使有负担得起医药费的能力及先进的医疗技术，也留不住一道彩虹。

心肌梗塞与脑中风也是一样，发作前一定要有数年的时间，让血管从健康到硬化、血管斑堆积造成狭窄，最后才会引发血栓塞住血管或脑血管破裂的猝死。若是平时就能针对血管进行检查、保健或治疗，可能就不会等到血管塞住了、破裂了，人倒下了、离开了，才让亲人、朋友震惊、感伤。这些年来，我们深深敬爱的茂伯、廖风德先生、马兆骏先生等人，都是用这样的方式跟大家说再见，让很多人十分难舍。

胃癌与大肠癌也是一样，一旦有症状再检查，通常都已经到了晚期，治疗既痛苦，存活率也低。定期健康检查做胃镜与大肠镜，检查到的胃癌或大肠癌多属早期，有比较多的治疗方法可以选择，治愈率也比较高。李国修先生等人都是很好的例子。

对现代人而言，追求长寿已经不是问题，但是如何常保健康及有品质生活，却成为最重要的课题。想要健康又长寿，就必须落实预防医学的观念。

过去一百年来，人类健康史产生巨大的改变，由于医药科技的进步，人类平均寿命延长，疾病形态也发生变化，从前以病毒、细菌、寄生虫感染为主的急性传染病，逐渐转变成文明生活的疾病产物——慢性病及癌症。

1950年台湾的十大死因前三名都是传染性疾病：急性肠胃炎、肺炎、肺结核。2010年的前三名则是恶性肿瘤、心脏病与脑血管疾病，紧接在后的糖尿病、高血压、慢性肺病、慢性肝病、慢性肾病等，全部是慢性病，急性传染病早已陆续被甩出排行榜，这个趋势近五十年来没有改变，往后十年也不会变化。

要拥有健康的身体，除了要有良好的先天体质外，也要有赖平时的保养，无法急就章的立即见到成效。新世纪的健康观念，首先要跳脱“有病治病”的落伍观念，建立“无病强身”的积极策略；其次，要从日常生活中的点点滴滴着手，时时刻刻进行，当下就开始，不能永远只是计划、永远只是“明天开始我要怎样怎样”。

我常跟病人说健康资本必须逐渐累积，无法一蹴可就，而累积健康要从当下做起，时时为自己的健康做点努力：生活作息、营养或运动等都要养成健康的好习惯，哪怕只是“迷你”的健康习惯也好，例如少抽一根烟、少喝一杯酒、少加一点糖或盐、放自己十分钟的假、立刻去运动等等，对健康都很有帮助。

此外，我也常跟病人说定期的健康检查很重要，可以找出健康的弱点和危机。人一定会生病，但是如果能在疾病还没有形成症状、发作之前，就先调整体质或预防性治疗，就可以让身体更健康，这也是促进健康的重要策略。40岁以上的成年人，每年应该进行一次身体健康评估与检查，除了筛检疾病以外，也为一年来的健康状态打分数，进步了要犒赏一下自己，退步了就要再加强。

每次演讲，我也会一再跟台下的听众强调，忙碌成就事业、家庭之外，更要关心自己。每年的年度计划中，记得也要把健康纳入，积极养成好的生活习惯、定期检查身体健康状况、把每一项健康的讯息记录下来，随时请教医生，如此，健康一定可以更上一层楼，与你长相左右。

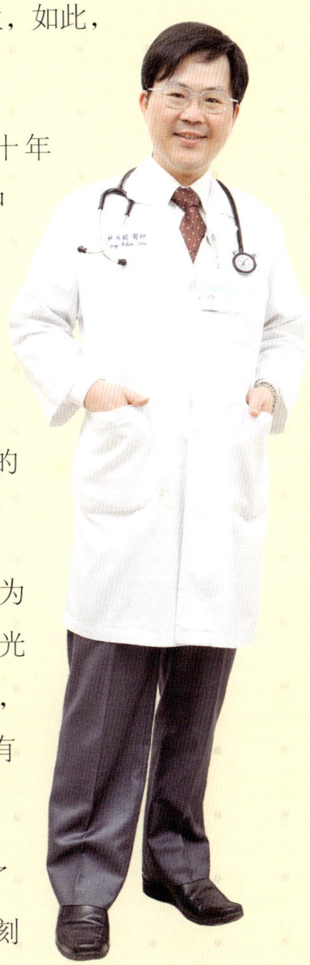

当了将近二十年的家庭医学科医生，二十年门诊下来，不管男女老少，感冒到癌症、脑中风、心肌梗塞等案例都看过不少，期间也经历过SARS、毒奶粉、H1N1流感大流行等重大流行病疫情，这些年的经验告诉我，最担心害怕的是病人不做健康检查，等到症状已经出现时才看病，大多已经演变到无法挽回的阶段。

我的舅舅觉得右胸有疼痛感，他把症状合理化为是下田背肥料桶所引起的，我帮他检查，照胸部X光看到右肺有一个3厘米的肿瘤；一位朋友一向硬朗，身体不适时一诊断就是口腔癌并转移，过世时只有33岁，他是让我第一个到殡仪馆送行的朋友。

但是也有很幸运的人，在健康检查中发现了肺癌、肝癌、大肠癌、乳腺癌、子宫颈癌等，立刻安排住院治疗，让疾病止步、生命得以延续。有些人检查出来脑中有血管瘤，立即安排开刀；有人心脏冠状动脉狭窄，当活生生的狭窄影像放映在眼前时，内心深受刺激，立即安排放支架、戒烟、减重、开始运动，追踪结果良好，心肌梗塞威胁解除。

门诊时，我常常问病人以前有没有做过检查，最担心的就是病人完全没有健康资料、完全把健康交给医生，面对这种完全没有做过健康检查的人，看诊压力变得很大，因为我要很小心地厘清病人身体的每个症状，又深怕找到潜藏的大问题，必须要面对告知病情的压力。

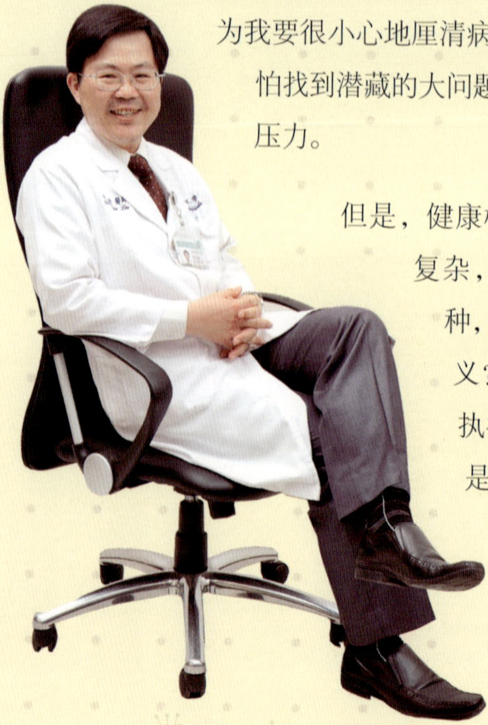

但是，健康检查看似简单，其实十分复杂，光是检查项目就有近百种，到底检查的项目有什么意义？要怎么选择？检查怎么执行？有没有危险？这些都是健康检查时可能碰到的问题。

五年前我就想把健康检查的相关资料

整理集结成书，让关心自己健康、想做健康检查的人有参考书可用。通过本书，我介绍了预防医学的重要性以及其中最重要的健康检查，包括健康检查的正确观念、不同年龄与性别的健康检查、常见的健康检查项目与相关注意事项等。全书尽量以深入浅出的方式介绍，希望能提供更多、更可近的健康检查知识与方法，让大家更认识健康检查、让健康检查更加普及。

感谢出版社给我这个机会，感谢所有参与此书摄影、编辑的朋友，感谢我的家人容许我常常挑灯夜战，最后，我希望大家都能定期健康检查，大家都健康。

2012/03/03

# 前言

健康检查是什么?

建立家族病史资料，为健康把关!

健康检查前要注意什么?

还好做了健康检查!

# Foreword

# 健康检查是什么?

狭义的健康检查是指身体尚无明显症状出现前，对重要器官做筛检，以了解身体健康状况，这种定义倾向于对“健康人”所做的健康筛检和危险因子评估。但是广义的健康检查则是指关心身体健康所做的检查，不一定是没有疾病或身体不适才检查，所有的人都可以检查。

根据世界卫生组织（WHO）的临床指引，健康检查可以分为以下三大类：

1. **一般检查**：如身高、体重、腰围、血压、心跳、呼吸等身体外观与整体的检查。
2. **器官功能**：如血液检查、尿液检查、粪便检查、心电图、听力、视力、肺功能、神经传导等检查，可以发现器官功能方面的变化。
3. **器官结构**：如X光、超声波、胃镜、大肠镜、电脑断层、核磁共振扫描等检查，可以发现器官构造异常状况。

经由这三个方面，可以大致知道身体是否有潜在的健康问题，早期发现以便早期治疗，或及早进行健康促进加以改善，这样疾病程度就不会继续加重。

## 为什么定期健检很重要？

疾病的发生分为五个阶段：

1. **易感染期**：此时疾病尚未发生，但危险因子已经存在，如抽烟、酗酒、肥胖、血压过高、胆固醇过高、血糖过高等。
2. **临床前期**：此时疾病已在体内某部位产生病理变化，但外观及日常生活尚未有症状出现。
3. **临床期**：此时疾病的症状逐渐显现。
4. **残障／恢复期**：当疾病不断恶化，造成器官或身体某部位功能受到破坏，便进入残障期；或是当疾病症状发生时，立即做适当的治疗，使身体免疫系统发挥功能、疾病症状消失，则转为恢复期。
5. **死亡**：疾病对身体功能产生破坏，影响到生理代谢作用，引发身体重要器官衰竭，导致死亡。

健康检查就是在致病因子或疾病还处于临床前期，没有症状出现以前，就先检查出问题，加以治疗或预防，这样可以增加医疗效果、减少疾病继续恶化的后果。

所以，定期健康检查对身体的健康维护有重要的功能：

1. 能及早发现潜在的危险因子，进而促使改变不良的生活习惯，避免危险因子。
2. 观察身体各项功能反应，及时预防、矫正或治疗。
3. 加深对自我身体机能的了解，常保健康。

## 健检情报站：我很健康又没病，为什么要做健康检查?

**这是个落伍的观念喔!**

21世纪的健康观念是化被动为主动，不让疾病主宰我们的健康。

世界卫生组织（WHO）的健康白皮书中提到，现代人的疾病，有一半以上的责任是自己，因为自己不健康的生活习惯长期累积，以致造成健康问题。早点找出健康问题，修改自己的生活习惯，可以大大降低疾病的威胁。

所以，健康检查很重要，通过健康检查，可以知道很多健康的讯息，而根据这些讯息做调整，就可以让身体更健康。现在从医学中心到健检诊所，都有提供健康检查的服务，结合最新的健康管理观念，找出身体的不健康讯息，通过资讯与健康管理师的协助进行健康的管理，让健康更上层楼。

从免费的健保成人健检、抹片检查、劳工健检、县市政府的老人体检、公司福利健检、会员制的健康检查、婚前健检，以至于关心自己健康的全身健检，接触健检的机会比以前多很多，而关心自己健康、做健康检查的人也有愈来愈多的趋势。

所以说，如果你还没做过健康检查，那你就落伍了!

## 我真的需要做健康检查吗？

每个人都需要做健康检查！

追求健康与美丽是每个人的愿望，“预防医学”逐渐成为近年来医学显学之一，政府全面推动四癌筛检（口腔癌、子宫颈癌、大肠癌、乳腺癌）、各大小医院到各地的健检中心一间间的成立，都证明预防的概念逐渐深入人心。

预防医学的内涵非常深广，“健康促进”及“疾病预防”是最重要的两个重点，而健康检查便是其中最主要的项目之一。

预防医学不只是大人的事，其实一个人自从娘胎开始，就已经开始接受预防医学的洗礼了：

从新生儿疾病筛检、健儿门诊、疫苗注射、学童体检、学生体检、产前健康检查、成人健检与老人健检，以及自费的健康检查等，都是预防医学的范畴，不分老少、不分男女，每个人都有健康检查的需要，只是项目内容的设计不相同而已。

许多疾病初期并没有任何症状，容易让人误以为自己是健康的。有些人耐受力较强，较能忍耐身体的不适，也会自觉是健康的，但事实上疾病已悄悄地在体内生根，伺机而动。

所以，“自觉健康的人”就需要定期做健康检查，如果已经对自己健康有疑虑，或是已经出现些微不适的人，更应该做健康检查。进一步而言，不论男女老少、士农工商，每个人都需要做“周期性健康检查”。

### 健检情报站："我才不要检查呢，不检查没病，一检查就有很多病！"

其实这是个自欺欺人的想法！

健康检查的目的，是要早期把自己不自觉、却早已潜在身体内的疾病找出来，以免变成大病。

既然疾病事实上早已存在，只是自己不知道，若能通过健康检查早期发现、早期治疗，治愈机会就会增加很多。但若放任潜在的疾病滋长，等到症状出现才就医，常常会演变为令人后悔莫及的结果。

何况，健康检查发现的异常大多是轻微的，还没到达疾病的程度，可以藉此提醒自己更注意健康，或接受医护专业的建议来改善。最快乐的是检查报告完全正常，可以证明自己还很健康，但是也别因此自满，仍然要保持目前的健康状态，并定期健康检查，因为一次正常的健康检查报告仅能代表当时的健康状况，不是健康长寿的保证书。

## 健康检查多久做一次最好？——谈周期性健康检查

多久要做一次健康检查，并没有一定的依据，因为不同疾病的进展速度并不相同。

早期的健康检查大多是固定项目的年度健检，但这样的健康检查有很多缺点，例如不同年龄的需求不同（三十岁与六十岁的人容易生的病不同）、很少证据显示年度健检的好处（每年健检健康不一定就比较好）、部分检查项目不需一年检查一次（例如B型肝炎有抗体了就不需每年检查），所以自1970年以后，学者主张健康检查应针对不同年龄、不同性别、不同高危险族群等因素，设计不同的健康检查项目，这种理论称为“周期性健康检查”。

周期性健康检查的定义是：“在疾病的早期或尚无症状之前，通过一些检查以发现早期的疾病征兆或危险因子、及早介入处理，达到保持健康或限制疾病变化的预防工作。”

周期性健康检查的范围包括疾病筛检、咨询介入、免疫与化学预防三方面。所以完整的周期性健康检查的范围不仅有健康检查，还包括健康咨询（医生、药师、营养师或健康管理师等）以及介入预防（如预防注射）。

现在医院的健康检查也逐渐走向周期性健康检查，强调客制化的项目设计，根据性别、年龄、疾病史与家族史、预算等不同考量，做个别设计，这样的健康检查比较符合个人的需要，避免花了钱总是做固定的套餐，有些钱却是白花的。

健保提供的免费健康检查从六十五岁开始，每年免费做一次健康检查，也是符合这种周期性健康检查的精神。

### 如何正确做健康检查？

1. 定期接受健康检查：多数疾病都是默默地持续恶化，只接受一次的检查不一定就查得出来。因此，定期的健康检查可以提高疾病的发现率，更能了解身体持续性的健康状况。

2. 与进行健康检查的医生充分沟通：应主动告知医生身体的异常状况、疾病史，不要存着考验医生的心态，把自己的健康当考题。
3. 注意日常的身体信号：健康检查固然重要，但日常生活中身体机能的改变更要注意。有一些疾病可以靠自我的日常检查发觉，例如乳腺癌可借每月或平日定期的乳房自我检查，查看是否有肿块、皮肤变化及有不寻常的分泌物等，早日发现病变。健康检查时，可以提出自我发现的各种身体变化，这些资料都是医生诊断健康状况的最佳参考。

## 建立家族病史资料，为健康把关！

“我的爷爷及爸爸都是因肝癌过世，我很担心自己是不是会遗传到肝癌。”

“母亲与阿姨都有乳腺癌，我是不是高危险群？”

疾病与遗传两者虽然不尽相关，但是仍有相当的关联性，例如乳腺癌、大肠癌等，大多与基因遗传及突变有关。

所谓遗传性疾病的定义，是指符合“代代相传”的特征，当同一家族有两人或两人以上先后罹患同一疾病的“家族聚集”现象时，就需要怀疑可能有遗传性疾病的风险。

健康检查时，医生多会先询问家族史、至少三代的疾病史资料，然后画出“家族树”（pedigree），勾勒出疾病的预警信号，有助于检查项目的设计。

**POINT**

美国卫生福利部针对家族病史，在网站上提供简易的填写与下载，花个15~20分钟就可以完成自己的“健康家谱”。（My Family Health Portrait网站 https：//familyhistory.hhs.gov）

遗传性疾病分为单一基因缺陷与多因子遗传疾病，例如蚕豆症与色盲都属于单一基因缺陷的遗传性疾病，会不会遗传需要看几率；而高血压、高血脂、糖尿病、气喘、过敏等慢性病及癌症，则是属于多因子遗传疾病，也就是不单与遗传因子有关，也同时受后天生活习惯、环境因素等影响。

量身订做的健康检查与遗传咨询中，遗传性疾病容易被分辨而寻找出来，如果只是套装的健检项目，便不容易筛检发现。所以，健康检查前，特别是婚前健检、孕前健检时，都应该提供家族病史资料供医生参考，以及早发现疾病危险性，并制订防堵策略。

## 一分钟回顾

| 谁该做健检前遗传咨询？ |
| --- |
| 1. 婚前健检或孕前健检者。 |
| 2. 怀疑或确定有遗传性疾病者。 |
| 3. 家族成员有乳腺癌、大肠癌等癌症，或是高血压、糖尿病、心肌梗塞等慢性病者。 |
| 4. 家族成员有人为智能障碍或先天代谢异常者。 |
| **家族病史资料怎么做？** |
| 1. 搜集资料：通过会谈与查询，搜集家族成员的健康资料。 |
| 2. 画出家族树：将搜集的资料绘制成家族树。 |
| 3. 讨论可能的疾病：根据资料与医生讨论自己可能遗传到的疾病。 |
| 4. 评估发生率：根据相关文献与家族资料，进行相关遗传几率评估。 |

## 如何设计属于自己的健康检查项目表？

依据世界卫生组织（WHO）的建议，要筛检的疾病或检查的项目，应该符合下列五项标准：

1. 此疾病在其社区中发生率高。
2. 所要筛检的疾病是有意义的疾病。
3. 目前此疾病已有有效的治疗方法。
4. 此疾病经过筛检和治疗可以减少残障和死亡率。
5. 此疾病筛检方法敏感度高，准确度高，而且费用合理。

### 迷思：健检项目愈多愈好，价格愈贵愈优？

一般来说，愈多愈精细的检查，可能会有愈多的机会找到身体的问题，但愈新愈精细的检查，价格也愈高。

不过，任何检查都不可能是百分之百的正确，总会有伪阴性（本来身体有病，检查报告却是正常，称为伪阴性）或伪阳性（本来身体没病，检查报告却是异常，称为伪阳性）的误差产生。伪阳性可能造成过度的紧张焦虑，后续安排很多不必要的检查；伪阴性则容易让人疏忽而错过了早期处置的良机。

此外，往往有些人做了很多昂贵的健康检查，却无法符合个人需要，达到筛检的真正目的。最好能与家庭医学科或是健检中心的医生、健康管理师讨论，在评估过个人的健康风险、考虑个人的不同需求下，选择适当的健康检查项目。

所以，健康检查绝对不是愈贵愈好！

# 健康检查前要注意什么?

有了正确的健康检查准备，才会有正确的健康检查结果，因此健康检查前的准备工作，一点也不可以马虎。

例如，如果空腹不够久，血糖、胆固醇、甘油三酯等数值便会失真；检查前一天大量运动，肌肉酵素CPK、LDH等数值会升高而影响正确判断；大肠镜没有清肠完整会影响检查正确性等，所以检查前的注意事项务必熟读并遵守。

| 检查前准备 |
| --- |
| 1. 检查前一日晚上12点后完全禁食（包括水）。 |
| 2. 粪便需采取检查日前48小时内之检体。 |
| 3. 做子宫颈抹片检查，前一天不可有性行为，亦不可阴道冲洗或使用阴道塞剂。 |
| 4. 勿擦拭指甲油及配戴项链、首饰。 |
| 5. 平时配戴隐形眼镜者，应携带原眼镜以利眼科检查。 |
| 6. 如果有服用高血压、心脏病、糖尿病药物，请携带药物备用。 |

## 健康检查报告出炉，才是健康升级的开始

健康检查的结果，不外乎正常及异常，但红字不代表病入膏肓，正常也不是永保健康的保证书，正确地解读报告、正确的健康促进方法才是最重要的。

1. **健康检查结果完全正常**：代表目前健康状况良好，应保持。
2. **健康检查结果有异常，但尚未达到疾病的地步**：这时应积极地面对自己，调整生活作息、饮食习惯与规律地运动，并与医生讨论如何进行后续追踪、要接受进一步检查或是开始治疗。
3. **健康检查结果有异常，并诊断出疾病**：此时除了针对该疾病调整外，更应配合医生进行后续的追踪与治疗，这样的健康检查才能发挥最大的功能与意义。

健康检查的结果总是会有一些异常或诊断出现，必须先了解数据或诊断的意义。若医生建议进一步检查时，应确实追踪以确定诊断或治疗，或是改变日常生活习惯、减少危险因子，如此健康检查才有实质的意义。若是把健康检查当做是对健康的自我交待，没有后续的改善措施，可能会徒劳无功，也缺乏健康检查的实质意义。

## 还好做了健康检查!

“张先生，这个肺部的小结节去年并没有出现，所以需要再做进一步检查。”医生对照去年与最近健康检查所拍摄的两张X光片与电脑断层影像，仔细地向张先生说明。进一步检查的结果，发现这个小结节是肺腺癌初期，张先生接受住院手术与药物治疗后，目前状况稳定，癌细胞顺利清除。

“李先生，你的心脏冠状动脉经过检查，发现钙化分数比去年高，而且有部分狭窄程度变大，应该赶快戒烟、治疗血脂肪，并且要力行减重，不然容易有心肌梗塞的危险。”

“王小姐，你的左侧乳房超声波结果，跟去年比较起来，于十二点钟方向距乳头两厘米处，发现了一个新的硬块，由于外形规则、密度均匀、大小也不大，目前不需要做进一步的穿刺检查，但是应该每半年检查一次。”

“林医生，每次检查完，听到肝脏功能正常、肝癌指数正常，腹部超声波也没有什么问题时，我都有卸尽肩上千斤重担的感觉，充满了冲劲……”有肝癌家族史、乙肝带原者的黄小姐带着愉悦的笑容说着。

其实，定期健康检查确实有很多的好处，包括心理层次、生理层次，以及治疗疾病的层次。健康检查的报告提供了维护健康的基本参考数据，也提供与过往比较的资料，更提供了“求安心”者的心灵庇护，让身体愈来愈健康，体力、精神更加饱满充足，可说是一举多得。

| 定期健康检查的好处 |
|---|
| A、**为自己**：帮助自己了解健康弱点，提升自己的健康。<br>·从检查报告中的小异常值，可以看出平时不良的饮食与作息习惯，控制好小毛病，就不会有大毛病。<br>·早期发现疾病可以早期治疗，国人十大死因中的慢性病与癌症，早期都是可以治愈的。<br>·通过健康检查建立完整的疾病史与家族病史，这些资料是医生诊断时的重要参考。 |
| B、**为家庭**：减轻家庭成员健康的经济负担。<br>·慢性病后期的医疗费用相当庞大，知道自己与家人的健康状况，并适时保健与治疗，可以减轻家庭经济风险负担。<br>·家人的健康状况也是保险规划的重要参考。 |
| C、**为子女**：留一栋房子给子女，不如保有一身健康，不需让儿女费时陪病，让子女可以安心追逐自己的梦想。 |
| D、**为父母**：身为子女，最希望父母身体健康，父母无病享清福，也是子女最大的幸福。 |
| E、**为社会**：减少罹患疾病后期的医疗花费，间接减少社会负担。 |
| F、**为人类**：健康促进的观念愈普及，人类将愈健康。 |

俗语说："千金难买早知道。"临床上却常常通过健康检查，发现一些"再拖久一点会出事"的结果，例如脑血管瘤、甲状腺肿瘤、大肠管状腺瘤、冠状动脉钙化狭窄，还有无数的早期肺癌、胃癌、大肠癌、乳腺癌、子宫颈癌、卵巢癌等癌症，经过立即的手术或化学、放射治疗，让癌细胞提早出局，这些人都会庆幸自己"还好做了健康检查"！这也是定期健康检查最令人雀跃的好处。

# 一般常见的健检项目

一、身体的基本检测
二、生命征象的检测
三、外观理学检查
四、眼科检查
五、听力检查
六、尿液检查
七、粪便检查
八、血液检查
九、肾脏检查
十、肝胆检查
十一、其他检查项目
十二、癌症筛检项目
十三、心血管检查
十四、骨密度检查
十五、肺功能检查
十六、放射线X光检查
十七、胃肠道消化系统检查

# PART 1

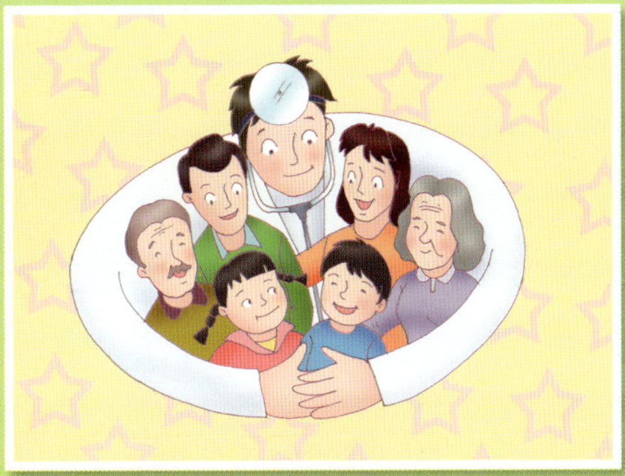

# 一、身体的基本检测

1. 身高　2. 体重

项目：身高、体重、BMI、体脂肪、腰围

功能：了解身体基本资料

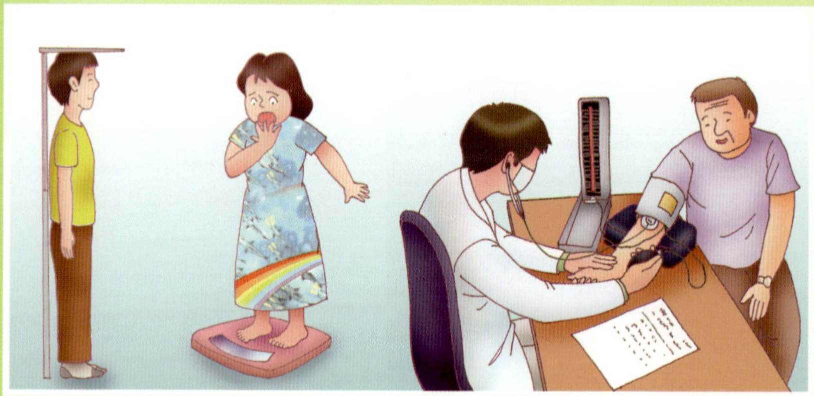

## 1. 身高

身高可以说是健康检查的必要检查项目，对于成长中的儿童及青少年而言，身高更是发育重要指标，通过观察生长曲线图，可以初步研判儿童及青少年的成长是否异常；对于成年人来说，身高也可用为判读健康的基本条件。

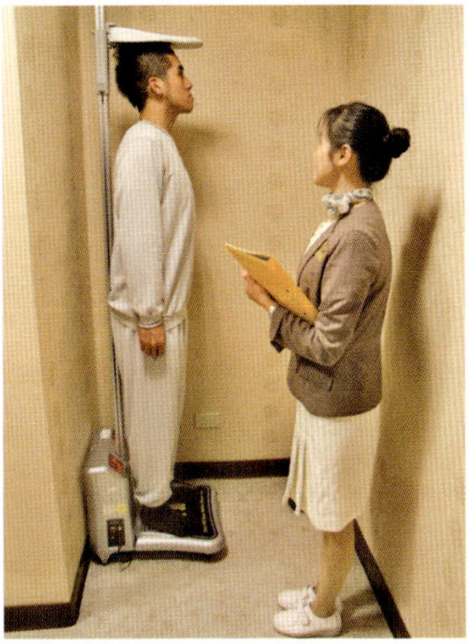

身高体重的量测

一般而言，每个人身高的生长速度都不一样，但每个时期都有生长标准可以作为参考，参考如下：

| 年龄 | 年生长率（厘米／年） |
| --- | --- |
| 1~6月 | 18~22 |
| 6~12月 | 14~18 |
| 1岁 | 11 |
| 2岁 | 8 |
| 3岁 | 7 |
| 4~9岁 | 5~6 |
| 青春期女 ＞ 11岁 | 6~12 |
| 青春期男 ＞ 12岁 | 7~13 |
| 青春期以后 | 停滞 |

身高在青春期过后即不会有太大改变，但是随着年龄渐增，脊椎椎间体的距离变窄，身高每年可能下降0.1~0.2厘米；一般而言，成年人除非有严重的骨质疏松症或驼背、脊椎侧弯，否则每年的身高变异性并不大。

健康检查测量身高的主要目的，多在于配合体重，以用来计算身体质量指数（BMI），作为肥胖度的参考。

## 正确的身高测量

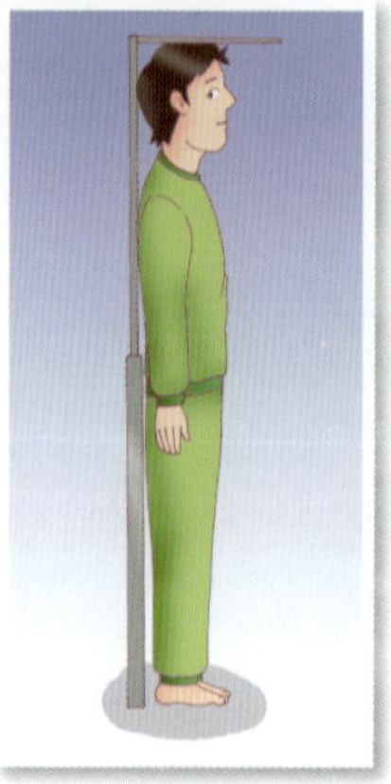

1. 测量后脚跟到头顶的距离，便是身高。
2. 测量时要站直，两肩自然下垂，不可踮脚尖，不可驼背，头部保持眼睛正视前方的姿势。

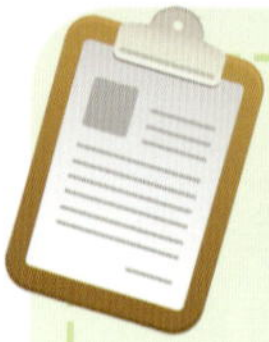

### 身高突然矮了两厘米以上，要检视脊椎是否退化？

六十岁的周先生体检时，身高竟然比去年高了两厘米，深自庆幸自己这把年纪还会长高，医生却说可能是测量有误差，害他白高兴一场……

身高一般在过了青春期后，就不会再长高，反而每年会因为脊椎退化而逐步变矮。若是成年后，特别是迈入老年后，测量身高时突然变高，要考虑是否是测量上的误差，可能是测量仪有问题，或是测量时没站好，否则就是前一年没量准，量太矮了，当然也有可能是记性不好，把身高给记错了，都会出现这样的状况。

身高如果一下子减少了两厘米以上，排除仪器的误差或是没站好等因素后，要注意是否是关节退化的征兆，特别是脊椎退化、椎间狭窄或压迫性骨折等现象。

### 体检情报站：转骨药方有没有效？

很多家长关心孩子的身高，不少人求助于转骨中药方。

其实，长高的因素完全取决于“生长板”是否闭合。大腿骨的长骨在上下两端骨骼有生长板，生长板的软骨细胞有分裂能力，能让骨头增长，一旦生长板停止分裂、闭合后，不论使用药物或是各种运动等外来刺激，都不会让软骨细胞继续分裂，便不会再长高。

所以要把握黄金期，也就是“转骨期”，这时期会有身体上的变化，从儿童转变为成人体格，跟俗称的“青春期”接近，一般从10~12岁开始，一直到16~17岁，而快速长高的时间，多发生于女生初潮前后两年（约11~14岁），男生约14~18岁。

不过，身高多少和遗传相关的因素占75%，剩下的25%几率，有赖于良好的饮食与运动习惯。从小培养运动习惯，有助于孩子长高；而多摄取含钙、蛋白质的食物，如牛奶、瘦肉，含锌的海鲜、贝类等，对长高也有帮助。

另外，充足的睡眠也很有效，尤其凌晨一点到两点是生长激素分泌最旺盛的时候，在这时间之前熟睡有助长高。

至于中医药调理的方法，可以视为长高的一个推进剂，而不是必要条件。一般转骨药方多是以补肾健脾、疏肝解郁为主，最适合使用的时机是在青春期，太早或太晚吃可能无法发挥效果。配合药补、适当的营养和运动、充足的睡眠等，“转大人”才会成功。

## 生长板

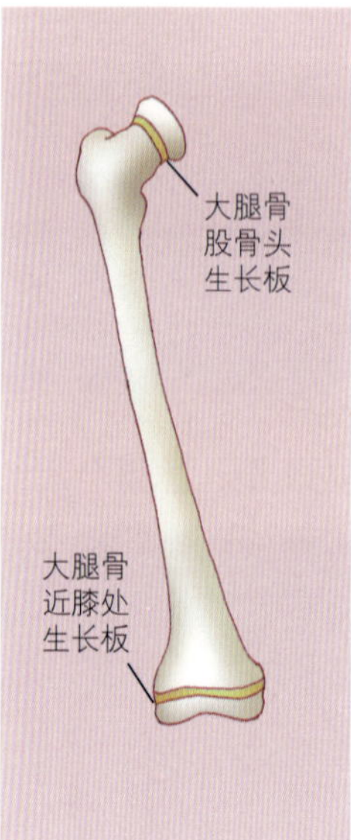

大腿骨生长板

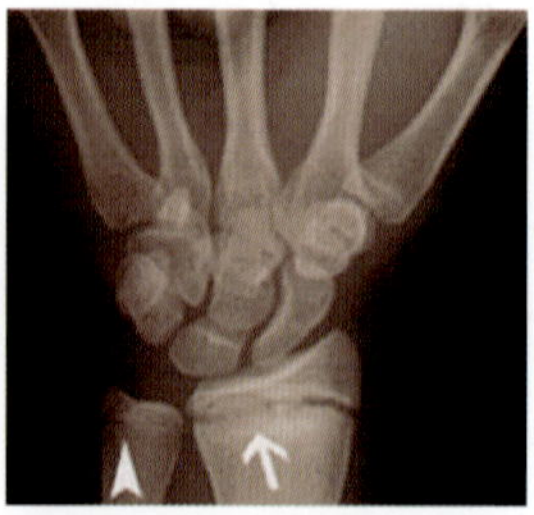
手腕桡骨与尺骨尚未闭合的生长板（箭头处）

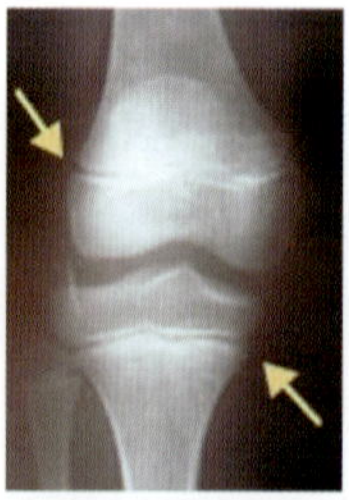
X 光检查显示膝盖上下的股骨、胫骨生长板都尚未闭合（箭头处）

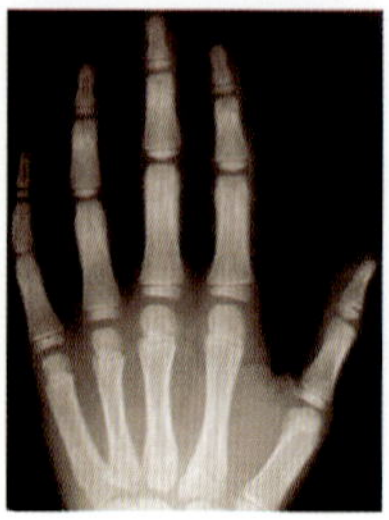
手指关节尚未愈合的生长板

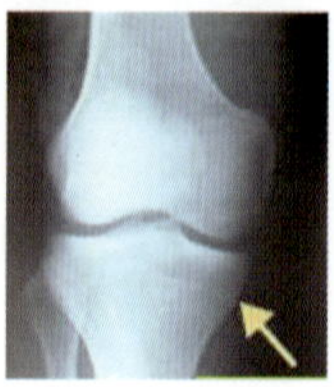
已闭合的生长板

## 2. 体重

体重是指身体所有器官重量的总和，包括水分、脂肪、骨骼与肌肉组织的总重量，是平时最容易取得的健康指标，它可反映出一些健康上的讯息，过轻、过重、突然增加或减少都有健康上的意义。

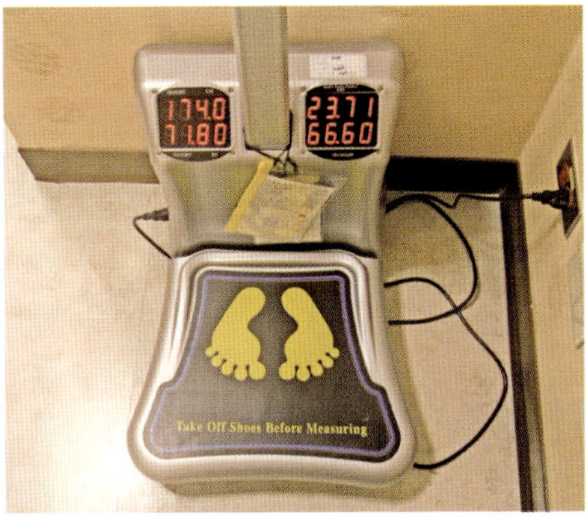

体重的测量

多数人着眼于体重，仅对于磅秤上的数字“斤斤计较”，但其实体重合不合乎标准，要配合身高一起来计算。

**体重过轻**：可能是遗传体质或某些疾病的结果，体重过重亦然，尤其是肥胖，除了影响外观、对生活带来不便外，更会增加罹患心血管方面的疾病、第2型糖尿病、退化性关节炎以及睡眠呼吸中止症等疾病的机会，对于健康有莫大的潜在危害。

**体重增加**：在不同时期有不同的可能，例如在成长期，体重会因细胞生长而增加，而在成年期，体重增加的主要原因是体内的脂肪增多，也就是说增加的大多是脂肪。至于病态的体重增加，则有水肿、甲状腺机能低下等可能。

**体重下降**：多是因为食欲减退、消化吸收降低或分解代谢增加的结果。

缓慢或渐进的体重变化可能是一些正常生理变化，但是短时间内体重快速增加或下降，则可能是疾病的征兆，例如肾脏病、心脏病、肝病等会造成体液的滞留，导致体重快速增加。

除非刻意的增胖或减肥，体重才会产生变化。若是短时间体重增加，要检查是否有水肿、甲状腺功能低下等问题；若是体重无原因的急剧下降，则要检查是否有新陈代谢的问题（如糖尿病、甲状腺机能亢进症），不明原因时甚至要想到癌症的可能性，而忧郁症也是可能导致暴瘦的原因之一。

### 体检情报站：体重过重该怎么办?

体重过重表示身体有过多的负担，必须减轻以维护健康。

控制体重的三要素不外乎运动、饮食与行为控制。要消耗一千克体重需要减少7700大卡的热量，所以热量少进多出，达到7700大卡的净流失，就会少一千克。

首先，检视一下饮食状况，是不是吃进太多热量，特别是高热量的食物，如可乐、炸鸡、汽水、甜食等，吃进来一点点，就必须花很多时间消耗，这习惯要改。

接着，检查一下生活习惯，是否常边吃零食边看书、高兴或情绪低落时就“吃”无忌惮、用吃来发泄、是否有吃宵夜的习惯，有就要改。再来，可以看看自己的运动量，要减轻体重一定要多活动消耗体内的脂肪，散步、慢跑、打球、游泳、上健身房的时间愈长、频率愈高，就愈能燃烧多一点热量。

至于行为控制的观点，则是指用正确的体重控制观念来执行，例如运动要持续低强度、长时间的方式进行，不是做“周末运动员”就可达成，饮食部分不以不吃东西来控制体重……只有坚持正确的行为，这样才能达到健康减肥的目的。

## 理想体重的三个指标之1：BMI指数

在健康检查中，最基本也最重要的检测就是通过身高及体重的相对值，来了解个人是否有肥胖或过瘦的问题。

一般而言，一个人的体重是否适中，也就是说是否合乎“理想体重”，以现代医学与营养学的观点，针对延长寿命及促进健康的原则，根据个人体型、身高与体重比例的因素加以调整，目前多采用身体质量指数（Body Mass Index，缩写为BMI）作为测量的方法，这也是经过世界卫生组织认可，用来评估体重是否适中的工具，为目前国内外学界认为最具实用性的方法，BMI指数愈高，肥胖与相关疾病的发病率愈高。

以下提供BMI指数的计算公式，通过简易的计算，您也可以了解，怎么样的体重才属于您个人的标准体重：

BMI的计算公式为

$$\text{BMI}=\frac{\text{体重（千克）}}{\text{身高}^2\text{（米}^2\text{）}}$$

根据卫生署所制定的最新肥胖指标，BMI介于18.5~23.9为标准体重，BMI介于24~27.9为过重，若BMI超过28，即为肥胖，这项标准比欧美国家严苛许多。

| | BMI | |
|---|---|---|
| 定义 | WHO | 中国标准 |
| 偏瘦 | <18.5 | <18.5 |
| 正常 | 18.5~24.9 | 18.5~23.9 |
| 超重 | ≥25 | ≥24 |
| 偏胖 | 25.0~29.9 | 24~27.9 |
| 肥胖 | 30.0~34.9 | ≥28 |
| 重度肥胖 | 35.0~39.9 | —— |
| 极重度肥胖 | ≥40 | ≥40 |

世界卫生组织WHO与卫生署公布的体重BMI标准

注：5种不适用BMI的族群

1.未满18岁

2.竞赛运动员、举重选手等

3.正在做重量训练

4.怀孕或哺乳中

5.身体虚弱或久坐不动的老人

少年儿童处于快速生长发育时期，体重变化非常快，与成年人的标准不一样，可以参照以下数据来判断少年儿童的体重：

| 年龄 | BMI值 | | | | |
|---|---|---|---|---|---|
| | 正常 | 超重 | 轻度肥胖 | 中度肥胖 | 重度肥胖 |
| 低于6岁 | 15~18 | 18~20 | 20~22 | 22~25 | 25- |
| 6~11岁 | 16~19 | 19~21 | 21~23 | 23~27 | 27- |

## 理想体重的三个指标之2：腰围

BMI对95%的人而言是有用的，不过对于某些族群便不适合，如举重选手、老年人等，因此，另一种评估指标便应运而生。

腰围所代表的意义是腹部的脂肪堆积情形，当一个人内脏周围脂肪多时，腹部就会凸出，腰围变大，称为中央肥胖。

研究显示，腹部脂肪过多（称为中心型或内脏型肥胖）的人，较容易发生与肥胖有关的疾病；相对的若脂肪堆积于臀部与大腿时，则危险性较低。

根据亚太地区的定义，男性腰围超过90厘米、女性超过80厘米，就称为中央肥胖，这群人容易罹患2型糖尿病、高血压、血脂肪异常或心脏血管疾病

### 正确的腰围测量方法

奇怪！体检量出来的腰围怎么跟我的裤子size不同？这是因为测量的点不一样，所以结果也会不同。

代谢症候群是糖尿病、高血压、心脏病及脑中风、肾脏病的重要危险族群，其中腰围是五个判断基准之一，因此是相当重要的指标。

不过，医学上的腰围与量制服装的腰围测量位置不同。测量时要轻松站立，双手自然下垂，腰部覆盖衣物应去除，双脚分开约25~30厘米，找出腹部第十二根肋骨最下缘与骨盆侧边

上缘的两个参考位置（如附图），用皮尺绕过腹部，测量刚刚两个参考点的中间，男生正常要在90厘米以下，女生在80厘米以下。

测量时要注意皮尺须保持与地面平行，紧贴皮肤而不可用力勒紧，同时应注意保持正常呼吸，于呼气结束时量测。

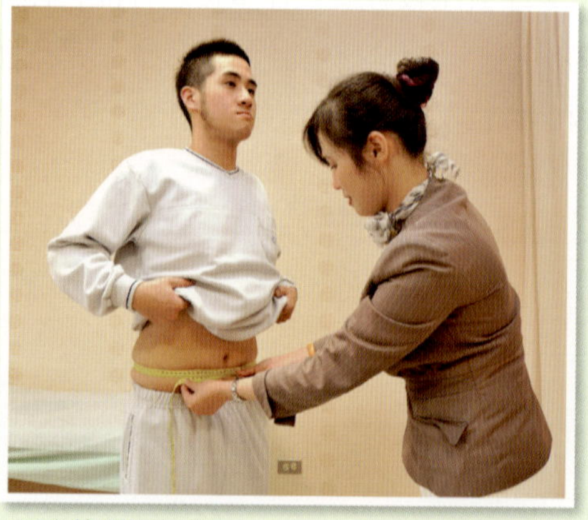

正确的腰围量测

简易判定肥胖表

| | BMI | 腰围 | 体脂肪 |
|---|---|---|---|
| 男性 | BMI≧24 超重 | ＞90厘米 | ＞25％ |
| | BMI≧28 肥胖 | | |
| 女性 | BMI≧24 超重 | ＞80厘米 | ＞30％ |
| | BMI≧28 肥胖 | | |

## 理想体重的三个指标之3：体脂肪率

体脂肪率是指人体脂肪与体重之百分比。以前判断个人胖瘦时，最简单的方法，就是使用身高及体重之比率（BMI）来判定，不过此种方法容易忽略人体脂肪之多寡。因此，要判断一个人真正的肥胖程度，除了用BMI做参考指标外，另外还必须要检测体脂肪率，这样所得出来的结果才会比较客观。体重接近标准，体脂肪却过多，仍会成为许多疾病的病源。正常人体内约有四分之一是脂肪，如果以体重60千克计算，体内就有15千克的脂肪。适量的脂肪对人体体内的脏器具有保护、固定的作用，其存在的必要性与重要性不容忽视。

体脂肪率是指“人体脂肪”与“体重”的百分比，胖瘦程度除了使用身体质量指数（BMI）判定以外，体脂肪率也是一个参考指标。也就是说，真正的肥胖程度，除了用BMI做参考指标外，可以配合检测体脂肪率作判断。

以往，体脂肪的测量，需通过精密的仪器，但人人着重健康养生的今日，市面上已有许多一站上去即可同时测量体重及体脂肪的家庭用测量仪，建议除了定期健康检查，平时亦可通过自行测量作为体重管理的参考。

| | 体脂肪率 | |
|---|---|---|
| 肥胖度 | 成年男子（%） | 成年女子（%） |
| 轻度肥胖 | 25~30 | 30~35 |
| 肥胖 | 30~35 | 35~40 |
| 极度肥胖 | 35以上 | 40以上 |

# 二、生命体征的检测

1. 血压　2. 体温　3. 脉搏
4. 心跳、心音、呼吸速率

项目：血压、体温、脉搏、心跳、心音、呼吸速率

功能：了解生命体征是否正常

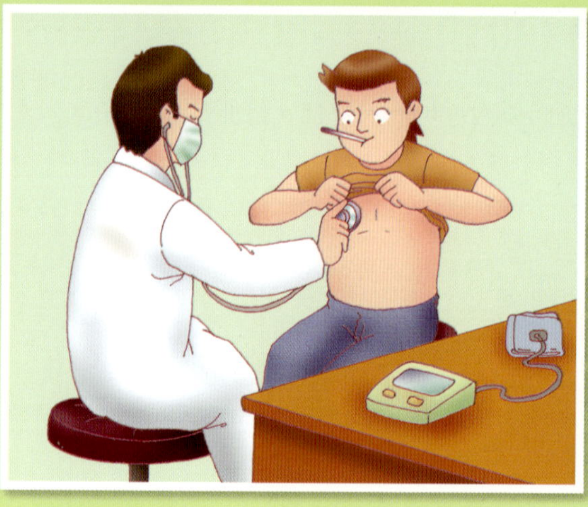

## 1. 血压

血压并非一直不变，会随着时间、季节、气温及个人状况（睡眠、过度疲劳、精神压力等）而有所变化，所以不能单凭测量一次的数值判断有没有高血压，应该以长期的血压测量值为判断依据。

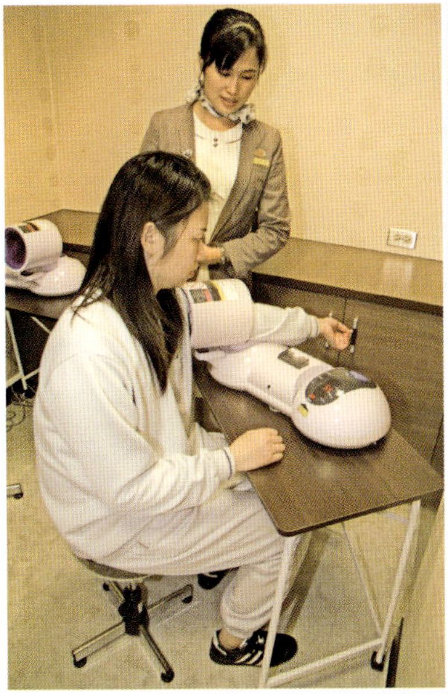

血压的测量：手臂需与心脏同高

血压是指心脏在收缩和舒张时，血液对动脉管壁造成的压力。左心室收缩时血液对动脉管壁产生的压力称为收缩压；而心脏收缩后，左心室开始松弛，此时血液对动脉管壁产生的压力称为舒张压。一般成年人的收缩压应小于120毫米汞柱，舒张压应小于80毫米汞柱。若收缩压大于140毫米汞柱、舒张压大于90毫米汞柱，则极有可能为高血压。

### 高血压是什么?

目前全世界通行的高血压判定标准，是根据美国国家高血压防治委员会（JNC）的定义，最近一次的修正（第七次）于2003年（JNC VII），其中对18岁以上成年人高血压之定义为超过140／90毫米汞柱

（见附表）。

| 分类 | | 收缩压　舒张压（毫米汞柱） |
| --- | --- | --- |
| 正常血压 | | <120且<80 |
| 前高血压期 | | 120~139或80~89 |
| 高血压 | 第一级 | 140~159或90~99 |
| | 第二级 | ≧160或≧100 |

注：适用于十八岁以上者。

## 血压脉搏测量结果

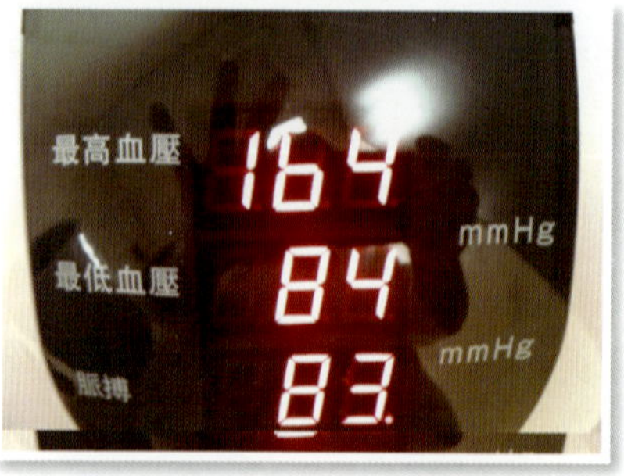

血压脉搏测量结果：血压过高

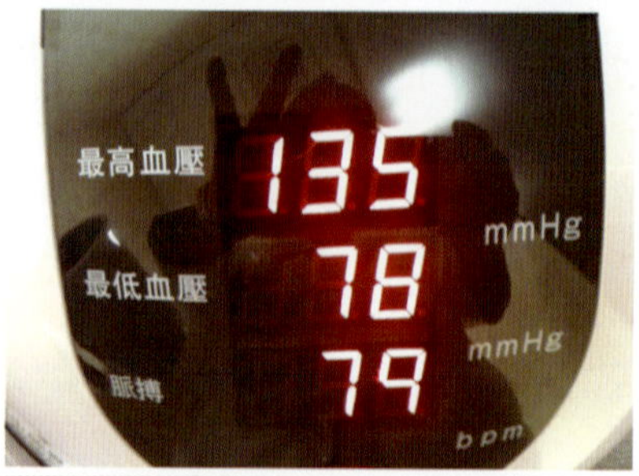

血压脉搏测量结果：血压正常

### 造成高血压的可能因素

1. 遗传：父母有高血压，子女较易罹患高血压。
2. 环境影响。
3. 年龄：随年龄增加，血管弹性降低、末梢血管的阻力加强，血压会逐渐上升。

4. 饮食：钠（盐及味精）、脂肪（尤其是饱和脂肪）、酒类摄取过多，钾、钙、镁、叶酸、膳食纤维等摄取太少。
5. 体重：体重愈重，心脏需加倍费力才能将血液送至全身，造成血压上升。
6. 生活形态：抽烟、生活紧张、兴奋、焦虑、压力等，都会使血管收缩，造成血管阻力增加，血压上升。
7. 疾病：糖尿病、肾脏病、内分泌失调、神经系统疾病等，也会并发高血压。
8. 怀孕：部分孕妇会有高血压的症状（称为妊娠性高血压）。另外，避孕期间，使用口服避孕药亦会有增高血压的可能。

### 高血压常见并发症

1. 中风（脑血管疾病）
2. 冠状动脉心脏病
3. 心脏衰竭
4. 肾脏病变
5. 视网膜病变

## 高血压的治疗

高血压治疗的目的是预防心血管疾病，减少与高血压有关之死亡率及发病率，降压治疗应该确立血压控制目标值。另一方面，高血压常常与其他心脑血管病的危险因素合并存在，例如高胆固醇血症、肥胖、糖尿病等，协同加重心血管疾病危险，治疗措施应该是综合性的。

有高血压倾向的人，应该立即调整生活方式，配合非药物方式改善血压；高血压患者更应按时而且持续性地服药，并依建议改变日常生活方式，以达到最好的控制效果。

高血压的治疗方式如下：

1. 改变生活方式
   (1) 减轻体重，减少脂肪摄入。
   (2) 减少钠盐摄入。
   (3) 补充钙和钾盐。
   (4) 增加运动。
   (5) 戒烟、限制饮酒。
2. 选择适当的药物：病因不同，高血压发病机制不尽相同，临床用药分别对待，选择最佳药物和剂量，以获得最佳疗效。

## 低血压是什么?

低血压虽然不算是病，却可能是其他疾病所导致的症状，例如内分泌失调、神经系统疾病及血液循环疾病等，太瘦、营养不良与运动太少也会产生低血压。

低血压会产生头晕、精神疲惫、注意力不集中、四肢冰冷或昏倒、休克等情形，严重时甚至有生命危险，患者应该适度保健，于必要时治疗潜在的疾病。

低血压的原因

| 营养不良 | 运动不足 |
| --- | --- |
| 蛋白质、B族维生素、钙、钾、镁等矿物质等，是刺激正常心跳与促进血液循环的重要营养素，外食族经常因为饮食不均造成营养素摄取不足，进而造成低血压。 | 低血压的人应该要有规律的运动，特别是下肢运动，如健走、长时间坐着及站立时可以抬抬腿，均可促进血液循环。 |

### 如何量血压才正确？

1. 休息三到五分钟。
2. 坐在舒适的椅子上，轻轻靠着背。
3. 手臂抬起与心脏同高，压脉袋紧贴上臂，允许一个指头空间，压脉带底部边缘约离肘部二指宽。
4. 按下启动键，开始测量，量测中不要说话。

### 体检情报站：到底该在什么时间量血压才准确呢？

通常是在早上起床盥洗后、空腹时测量最好。

基本上，一天量一次血压就可以，测量前要先休息五到十分钟，让血压平稳、交感神经稳定再开始量。左右手均可以，惯用右手就量右手臂，惯用左手者就量左手臂，固定一侧，不要一天左手、一天右手，而且不要用量手腕的血压计，量手臂的比较好。

量血压时，还要注意不要穿厚重衣服、不要卷袖以免压迫到血管，而且手臂位置要跟心脏同高，肌肉要放松，这样测量的结果比较准确。此外，要记得坐稳、双脚平放、勿翘二郎腿，避免站着量、蹲着量，以免影响血压值。

一般正常人血压应该小于120／80毫米汞柱，糖尿病高血压者要小于130／85毫米汞柱，高血压合并肾脏病者更要小于130／70毫米汞柱。

值得一提的是，血压不是一成不变的，测量时间点、起床方式、情绪与睡眠好不好都会影响血压值。一般而言，清晨刚起床时交感神经分泌，血压值会比较高。有些人睡眠时有呼吸中止症候群，睡觉时血氧浓度下降、交感神经分泌，也会在睡觉时血压升高。

## 2. 体温

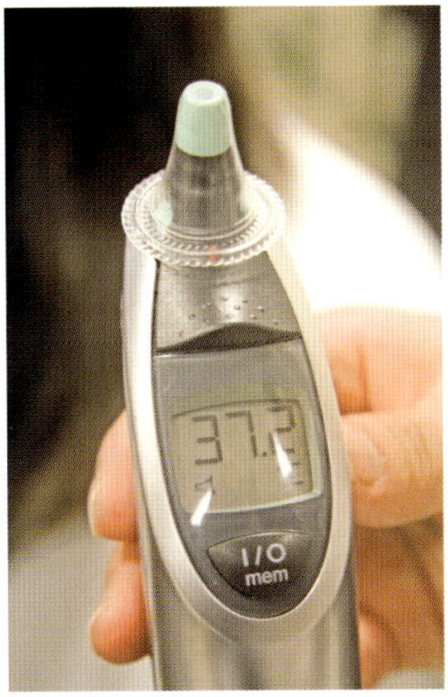

不论是生病就医或是健康检查，体温测量是最基本的检查。通过简易的体温测量，可以反映出每个人生理变化的情形，协助医护人员判断。

人体细胞内许多代谢反应，需要在恒定的温度下才能顺利进行，因此，维持人体的体温恒定是非常重要的。

体温是由大脑的下丘脑所控制，皮肤则是最重要的控制器官。每个人的体温不尽相同，但一般而言，37℃左右是正常的体温。而人体体温超过38℃时，则表示有发烧现象，应就医进一步诊治；若是体温高达41℃或42℃时，人体无法长时间忍受，因为高达42℃的体温，会致使体内许多蛋白质分子很快地分解，导致死亡。

各年龄的体温标准

| 一般成人 | 高龄者 | 幼儿 | 婴儿 |
|---|---|---|---|
| 35.5~37℃ | 比一般成人稍低 | 比一般成人稍高 | 37~37.5℃ |

身体各部位正常体温范围

| 腋温 | 口温 | 耳温 | 肛温 |
|---|---|---|---|
| 36.5±0.5℃ | 37.0±0.5℃ | 36.8±0.5℃ | 37.5±0.5℃ |

体温的测量有口腔、耳温、腋温、肛温、额温等不同的方法，为求体温测量正确性，最好避免在激烈运动或是用餐后测量，另外情绪激动、精神紧张等情况对体温都会有影响，环境温度的变化对体温也有影响，在测定体温时，要考虑到这些情况，才能得到正确的数值。

### 体温测量的正确方法

口腔内测量：将干净的体温计置于舌头下方测量。

耳温枪测量：运用红外线感应原理，测量耳朵内温度。

腋下测量：运用水银体温计测量体温。

## 体温过高

又称发热，是指任何原因引起产热过多、散热减少、体温调节障碍、致热原作用于体温调节中枢使调节点上移而引起的体温上升，并超过正常范围，称体温升高。一般而言，当腋下温度超过37℃或口腔温度超过37.5℃，一昼夜体温波动在1℃以上可称为体温过高。

常见原因如炎热的环境下穿太多衣服、衣服包得太紧、散热不佳、运动、洗桑拿、中暑等。体温过高会出现高热症，严重时甚至危及生命。

### 体温过高的原因

1. 感染。
2. 神经系统伤害。
3. 外科手术后三到四天。
4. 基础代谢率升高。
5. 药物。
6. 环境。
7. 情绪。
8. 不明原因（不明发热）。

## 体温过低

体温由正常时的37℃（98.6℉）降至低于35℃（95℉）时，称为体温过低，通常由长时间处于寒冷环境中引起，例如长时间暴露于风、雨、雪或浸在冷水中引起。

体温过低会构成生命威胁，老年人、慢性病患及无法自主活动的长期卧床者尤其容易受到体温过低的危害。婴儿因为调节温度的能力尚未发育完全，也是高危险群。

主要临床表现为皮肤苍白冰冷、口唇耳垂呈紫色、轻度颤抖、心跳呼吸减慢、血压降低、尿量减少、意识障碍，晚期可能出现昏迷。

### 体温过低的原因

1. 疾病或创伤。
2. 长期暴露于寒冷环境。
3. 营养不良。
4. 药物引起。
5. 活动量不足。

体温过低的症状可分为轻微、中度或严重：

1. **轻微症状：**寒颤、手脚冰冷、四肢麻木、皮肤苍白、灵活性减低等。
2. **中度症状：**剧烈寒颤、言语不清或缓慢、呼吸浅与脉搏弱。
3. **严重症状：**四肢失控、肌肉僵硬、丧失意识、呼吸停止、脉搏不规则或停止、瞳孔散大。

体温过低若不治疗，身体状况会迅速恶化，例如血栓造成中风或心脏病发作，甚至丧失意识或死亡。当怀疑体温过低时，应联络急救服务，若不能进行医疗护理，则需要防止体温进一步下降。

防止体温下降的方法有以下几种：

1. 御寒。
2. 保暖：先温暖身体中央。可使用睡袋、应急“太空毯”、皮肤接触、毛毯、衣物、毛巾或被单。
3. 逐步回温：例如喝热饮会有帮助，而热水浴等快速回温方式可能会使冷的血液突然进入心脏与脑部，造成危险。

### 体检情报站：发烧时，是不是疾病传染力最强的时候？

一般而言，发烧时确实可能是疾病传染力最强的时候，如感冒、SARS、肺炎、水痘等通过飞沫传染的疾病都有这样的特质。

通常感染疾病后，会有一段潜伏期，潜伏期过后才会出现发烧症状。根据研究观察，发病后三天内是传染力最强的高峰，而这时候大多有发烧症状，而恢复期只要没有再发烧，应该就不再具有传染力。

所以，发烧时应戴上口罩，以免传染给别人。

## 3. 脉搏

脉搏是指每分钟心脏收缩的次数。

一般而言，脉搏的跳动应该是规则而且圆滑有弹性，触摸时可以清楚感觉到每一个脉动。但是当心脏的收缩发生异常时，脉搏也会随之变化。从脉搏的诊断与分析，可以初步了解心脏与血管的健康情况。

### 脉搏参考基准值

成人：60~90次 / 每分钟

婴儿：100~120次 / 每分钟

儿童：80~100次 / 每分钟

身体许多部位可以摸到脉搏，但最常测量的部位有：

**颜面动脉**：位于太阳穴，比较适合用于测量婴幼儿。

**颈动脉**：位于颈部，适合测量脉搏微弱者。

**桡动脉**：近腕部，一般人适用。

**心尖脉**：使用听诊器，位置约在左胸，适合脉搏不易测量的人。

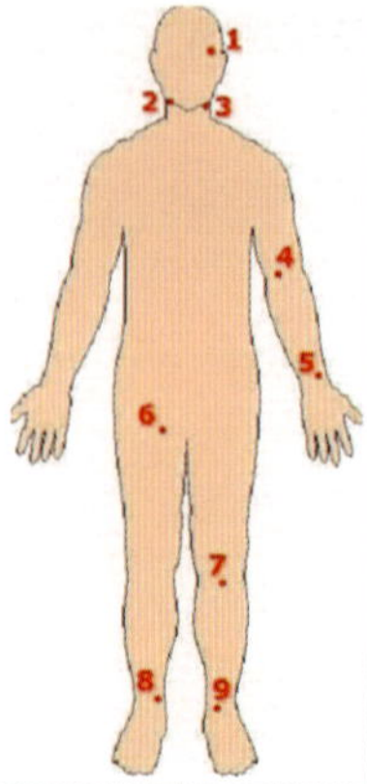

身体各处脉搏点

**足背动脉**：位于脚背，适合测量手受伤者。

**股动脉**：位于大腿根部，适合脉搏微弱者。

## 如何检查脉搏？

以食指、中指并拢，两指一起进行测量最好，轻放于测量的部位上感觉脉搏。

摸到脉动时，即可开始测量，测量时间约一分钟（或十五秒，然后乘以四，计算每分钟心跳）。

测量时需注意脉搏次数、脉搏律动感及跳动强弱。

通常在健康检查时，脉搏会随着血压或心电图的测量一齐显示，当然，不同状态下的脉搏也不相同。

脉搏会随着年龄增长而有所不同，正常成人在安静状态下，脉搏跳动每分钟次数约60~90次；婴儿则约为100~120次；儿童约为80~100次。除年龄之外，生理活动、疾病或压力、情绪、药物等因素，都可能影响脉搏的快慢、强度及节奏，当脉搏过慢或过快时，应进一步了解可能的原因。

运动后、情绪激动、饭后、洗澡后、吸烟、喝酒、浓茶、咖啡等，都会使脉搏增快；睡眠中或睡醒时脉搏数则会较低，这是自然的现象，不需治疗。

## 生理性的脉搏变快

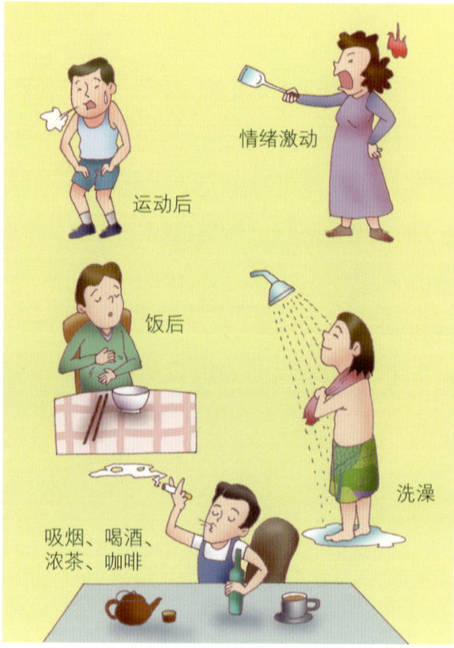


## 病理性的脉搏变快

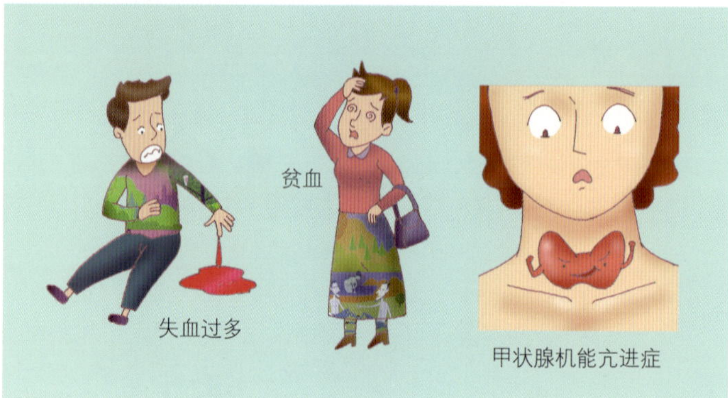

## 生理性的脉搏变慢

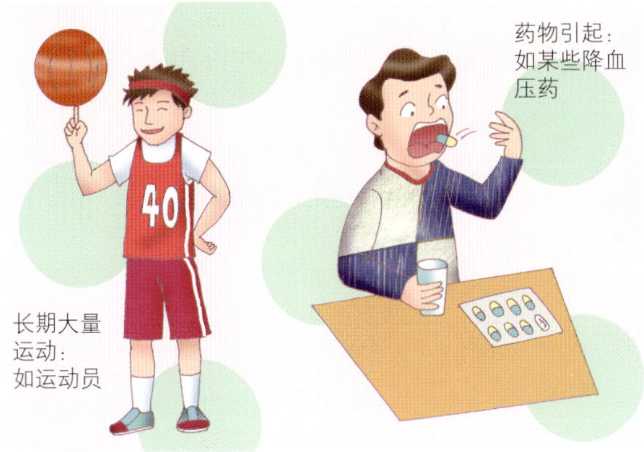
药物引起：
如某些降血
压药
长期大量
运动：
如运动员

## 病理性的脉搏变慢

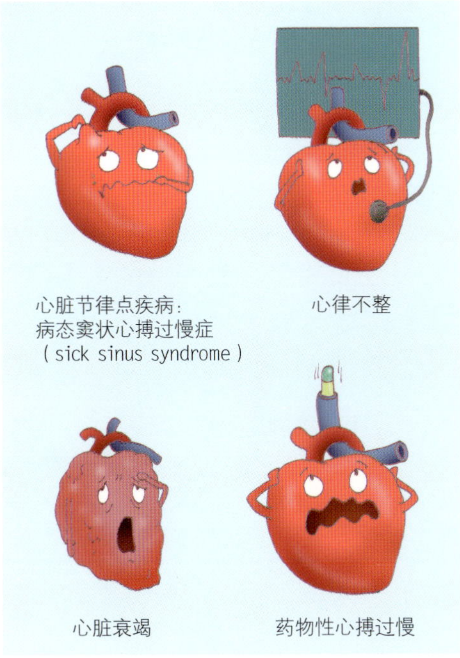

### 体检情报站：把脉时找不到脉搏是为什么？

测量脉搏最主要、也最常见的位置是桡动脉，其他如颞动脉、颈动脉、肱动脉、尺动脉、股动脉、膝后动脉、足背动脉、胫后动脉等，也都有脉动点可以测量。

把脉主要是感觉桡动脉的脉搏，用食指及中指轻轻按手腕脉搏处，藉指尖的触觉去感受动脉的跳动。

完整的把脉需时约一分钟，除了脉搏次数之外，还要注意脉搏跳动的节率（规律性）、强度，以及脉搏起伏的性质，分别加以记录。

测量脉搏通常将动脉轻压向较坚实的面，以便脉搏的感觉传到指尖，如果将动脉压向软的组织，或是用力太重阻碍血流，都可能摸不到脉搏。此外，血压过低、运动太少、肥胖族等也都有可能摸不到明显脉搏的情形。

## 4. 心跳、心音、呼吸速率

正常的心跳数：60~90次／分钟
正常的呼吸数：15~20次／分钟

心跳和心音是判断心脏是否有问题的基础判断标准，若心跳数异常且有杂音，可初步判断心脏需要做进一步检查。

正常的心脏跳动是有规律的：以一定的间隔，每分钟60~90次的频率跳动。

在内科检查的项目中，“心脏听诊”是以听诊器听测心脏跳动的速度与声音，用于检查是否有心跳不规则以及心跳是否有杂音等问题。

影响心跳频率的因素：

| 呼吸 | 体重较重、少运动 | 服用感冒药、喝咖啡、喝茶 | 紧张 | 疾病 |
| --- | --- | --- | --- | --- |
| 深吸气时，心跳会加快，把气吐出来时，心跳会慢下来 | 心跳较快 | 心跳变快 | 心跳变快 | 贫血、发烧、甲状腺机能亢进或心脏疾病也都会引起心跳过速 |

心跳不规则，也就是心跳的间隔长短不一定时，叫做“心律不整”或“不整脉”，心律不整时，常见有心悸、心胸部的不舒服或疼痛、突然感觉心脏的撞击、头晕、昏厥等轻重不一的状况。心律不整，可由心脏听诊发现，发现心律不整时，应进一步诊断、治疗。

## 听诊检查心跳是否有杂音

用听诊器做心脏听诊可以发现是否有心杂音出现。

听诊器所听到的声音是心房与心室间瓣膜开关的声音，如果心脏内血流正常时，心音是正常的开关声，若心脏内血流产生乱流或瓣膜异常时，听诊时便会听到心杂音。

大多数的心杂音是功能性杂音，即心脏结构完全正常，只是血流经过正常瓣膜时所产生的乱流声，对身体不会有影响。但少数的心杂音是属于病理性心杂音，可能是由先天性心脏病如心房中膈缺损、心室中膈缺损或各种心脏瓣膜疾病等所造成，必须通过心脏超声波检查来做诊断。此外，后天性心脏病也会有心杂音的产生，例如高血压、高血脂、风湿性瓣膜性心脏病等。

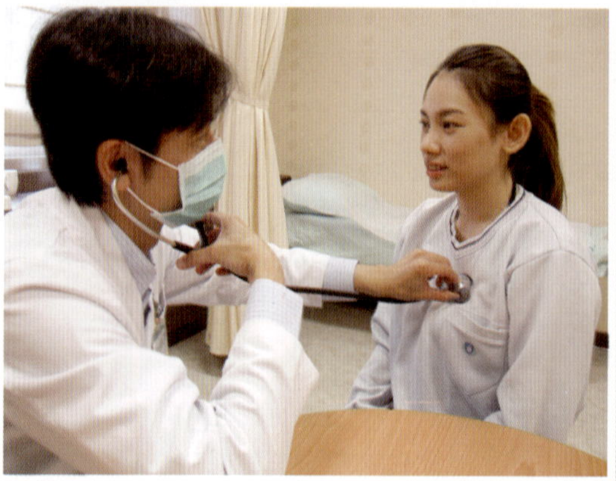

心脏的听诊

如果听诊检查时发现异常心杂音，需进一步的检查，如心电图、心脏超声波等，可以协助判断是否为心房或心室肥大、心肌缺氧、心律不整、传导阻滞或是其他的心脏瓣膜变化。

### 体检情报站：适量的饮酒可以避免心脏病?

研究显示，适当的饮酒确实可以预防心血管疾病，但是如果过量反而有害身体。

每天约100毫升的葡萄酒，可能对心血管疾病有益，但也不代表喝酒可以完全避免心脏病。若是有高血压、糖尿病、高血脂肪、抽烟等危险因子，控制这些危险因子的好处远远超过每天适量喝酒，因此要避免心血管疾病，还是需要适当的运动、健康的饮食、戒烟、好好控制血糖、血压，才是根本之道。

至于喝多少酒才适量，最好还是跟医生讨论过，仔细评估身体的状况决定是否适合喝酒，否则非但对心血管没好处，反而百病丛生。

## 呼吸速率正常与否和心、肺都有关联

呼吸速率是指每分钟胸部上升、呼吸的次数。

成人在休息时正常的呼吸速率约为每分钟15~20次。呼吸速率每分钟超过25次或是少于12次，都需要进一步评估是否有其他异常。

呼吸速率过高可能是发烧、心脏或肺部疾病，应该配合临床状况、抽血、X光或其他影像检查综合判断。

# 三、外观理学检查

1. 头颈部　2. 颈部淋巴腺、甲状腺　3. 口腔
4. 肺脏听诊　5. 胸围　6. 腹部　7. 四肢和躯干
8. 骨骼检查　9. 皮肤　10. 下肢静脉曲张
11. 肛门　12. 神经系统

项目：头颈部检查、颈部淋巴腺、甲状腺检查、口腔检查、胸部检查、腹部检查、四肢与躯干、骨骼关节、皮肤、下肢静脉曲张、肛门检查、神经系统检查

功能：外观检查是健康检查中重要的部分，有时称为理学检查，医生通过视诊、触诊、叩诊、听诊等方法，不经侵入性仪器，一样可以发现一些身体的异常现象，提供临床诊断的参考。

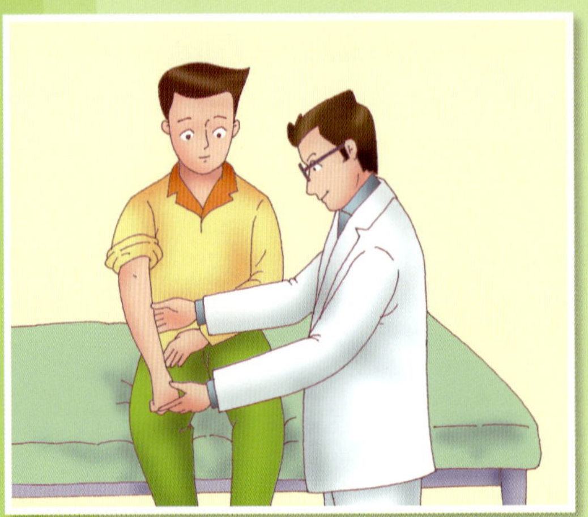

# 1. 头颈部

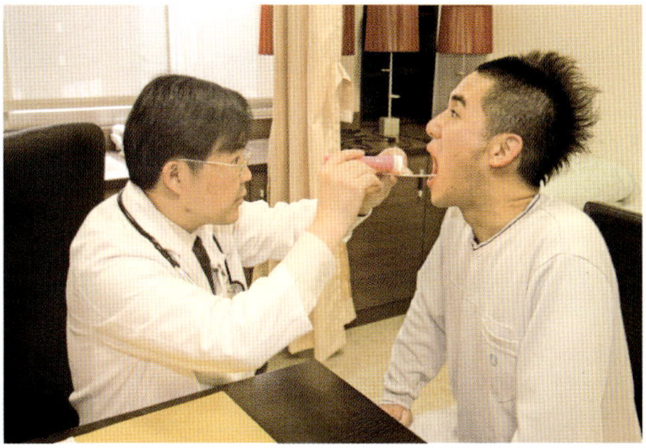

头颈部包括了多个系统，例如脑神经、耳鼻喉、胃肠道、心血管、呼吸及肌肉骨骼等系统，都与头颈部症状有关，而视诊及触诊是最主要的检查方式，平时则可以自我检查。

视诊是医生用眼睛观察身体各部位情况的诊察方法，如脸色是否苍白、是否有黄疸、表情正常或异常等。身体各部分的大小、形状、外表，皮肤的颜色、变化，体毛，贫血，黄疸，走姿的平衡，瞳孔光反应现象等等，都可以由视诊得知。

触诊是医生用手去触摸身体，看看有没有疼痛或有没有不该有的肿块，如有疑似恶性病变之处，需特别注意病变周围是否形成硬结，头颈部的颚下、颏下或颈部之局部淋巴结都是检查的重点。

头颈部的自我检查也是相当重要的，例如头部的大小、形状及头发是否正常，颜面如口、耳、鼻、眼的位置是否异常，有没有眼睑下垂、斜视、鼻梁弯曲等，颈部有无斜颈、脸部有无不自主运动以及头发状况等等。

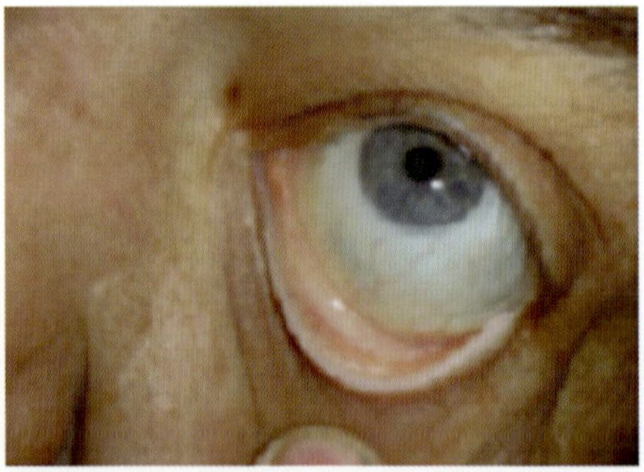

眼结膜苍白，是贫血的一个征兆

## 瞳孔对光的反应可以反映健康讯息

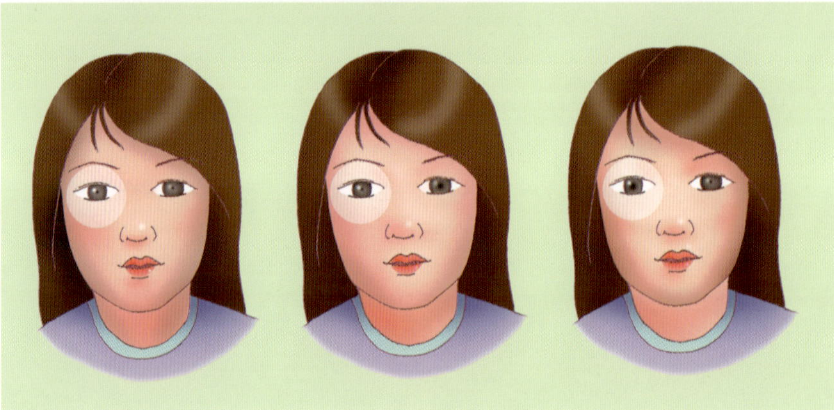

最左边为正常瞳孔反应，照光一眼，另一眼瞳孔也会缩小。
中间跟右边的就不正常，右眼照光后，可能右眼瞳孔缩小，左眼无反应，或是右眼照光瞳孔没反应。

# 2. 颈部淋巴腺、甲状腺



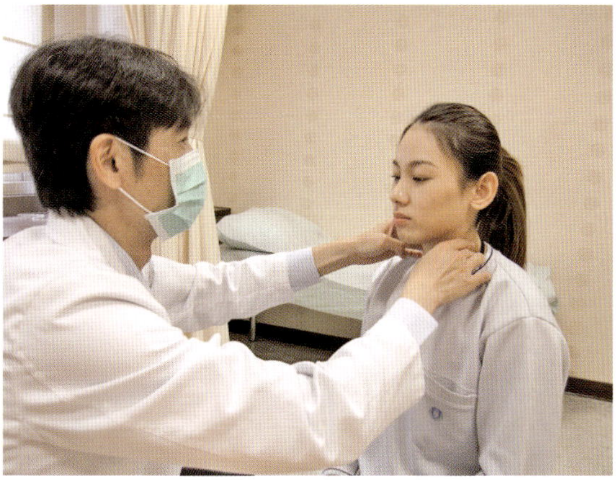
颈部淋巴与甲状腺的理学检查

当甲状腺肿大或淋巴腺肿大、耳下唾液腺肿瘤时，在颈部正前方、下颚两侧或耳下都可能看到或摸到肿块，配合病史及临床症状，一旦怀疑有相关疾病，应再配合血液或影像检查进一步诊断，必要时，需至外科或耳鼻喉科诊治。

淋巴腺与甲状腺可能病症有特异性淋巴结肥大、急性淋巴腺炎、严重淋巴腺疾病、甲状腺肿大、甲状腺癌等。

**1.特异性淋巴结肥大：**

学龄前的儿童，颈部淋巴系统特别发达，常因为上呼吸道遭受病毒感染而增生肥大，一般而言不用治疗，过了几个星期之后便会自动消失。这种非特异性淋巴结肥大占幼儿颈部淋巴结肥大的大部分，不用治疗亦会自行痊愈。

**2.急性淋巴腺炎：**

咽喉或头颈部有感染时，细菌会沿着淋巴管流到颈部淋巴结，就会造成急性淋巴腺炎。它和非特异性淋巴结肥大最大的不同是淋巴结上的表皮会有红肿，并且让我们无法很清楚地感觉出淋巴结的大小。治疗很简单，只要给予抗生素即可；如果药物无效，形成脓疡，则需要切开将脓引流出来。

**3.淋巴瘤、白血病或癌症转移等：**

约有3％的淋巴结肿大是和淋巴瘤、白血病或癌症转移有关，虽然所占的比例不高，但是情况最为严重。近年来，由于颈部超声波技术的发达，在一些临床无法判定病因的颈部淋巴结肿大，可以颈部超声波扫描检查。

**4.甲状腺肿大：**

甲状腺位于前颈部，主要负责代谢的调控。甲状腺体通常随着年龄的增长而增加，所以甲状腺肿大的比率亦随着年龄正比例增加，女性异常的比例又远高于男性，成年女性约百分之十，男性约百分之二。

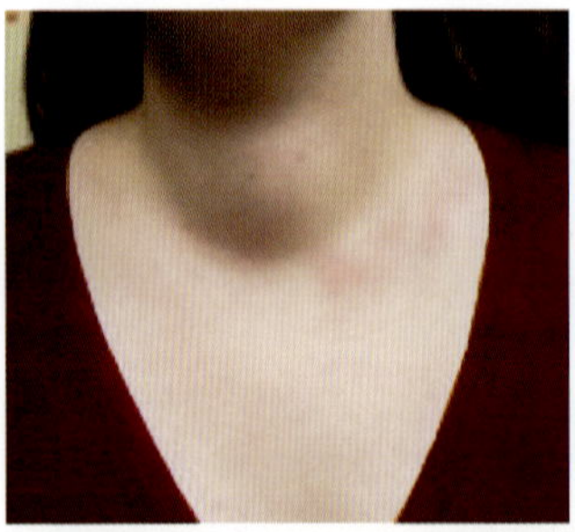

甲状腺肿大

甲状腺肿大的原因不明，除了有明显的遗传倾向外，环境因素如碘缺乏或碘过多、抽烟、水质污染、游离辐射等均有相关。甲状腺肿大的治疗必须依据肿大程度，配合症状及血液检查报告以决定采用内科或外科手术治疗，定期复检则是不可或缺的例行公事。

**POINT**

什么样的颈部淋巴结是无害的呢？答案是：单一、小于两厘米的淋巴结及会痛的淋巴结（可能是感染）。

## 体检情报站：甲状腺肿一定是疾病吗?

甲状腺疾病可大略分成两类:

一、功能异常，如制造过多或过少的甲状腺素，称为甲状腺机能亢进或甲状腺机能低下。

二、形态异常，如甲状腺囊肿、甲状腺腺瘤、甲状腺癌、弥漫性甲状腺肿等肿块。

有时形态异常也可同时合并功能异常。

健康检查时常会发现甲状腺肿，而甲状腺肿又分为单纯性甲状腺肿和结节性甲状腺肿两类。但甲状腺肿不一定是病态，单纯性甲状腺肿的病因与饮食中缺碘和在正常生理情况下，如青春期、怀孕对碘的需求量增加有关。

单纯性甲状腺肿患者一般颈部可以发现肿大的甲状腺，B超也可以证实甲状腺肿大，但甲状腺内没有结节。单纯性甲状腺肿患者的甲状腺功能是正常的，患者不需手术治疗，只需补充甲状腺素制剂治疗即可。一般服药一段时间后肿大的甲状腺会自行消退。

结节性甲状腺肿大部分是良性病变，其病因不是十分清楚，可能与内分泌紊乱、高碘饮食、环境因素、遗传因素和放射线接触史等有关。若是以超声波检查，0.5厘米以下的结节也可侦测出，因此有40%以上的检查会有结节的报告。

一项针对健康检查族群的统计结果指出，由理学检查可看出甲状腺肿者有27.8%，理学检查正常但用超声波测出甲状腺有结节硬块者占18.5%，可见甲状腺肿大的问题是相当普遍的。

结节性甲状腺肿只能通过手术治疗来治愈，但并不是所有的结节性甲状腺肿都需要手术治疗。一般结节性甲状腺肿中的结节至少超过20毫米或怀疑恶性或出现压迫情况或位于胸骨后或继发甲状腺功能亢进或影响生活和工作的患者才考虑手术。如果未出现上述情况，建议每隔半年B超随访即可。

甲状腺肿大不一定是恶性肿瘤，也不是每一个甲状腺肿大都需要手术，一般会安排进一步接受超声波及细针吸引性细胞学检查，作为后续治疗方式的选择。

目前甲状腺癌并非危害人们健康的严重癌症，然而仍是需要重视的问题，如果能够早期发现，早期治疗，可以减少远端转移的危险。

总之，甲状腺肿大是常见的现象，不一定需要治疗，也不一定有恶性变化，不过仍应定期追踪，这是预防医学很重要的工作。

# 3. 口腔

口腔检查主要的重点是牙齿、牙龈与口腔黏膜，相关的口腔问题如龋齿、牙龈炎、牙周病、牙结石、牙根松动、牙齿咬合不正、口腔溃疡、口腔黏膜白斑、口腔癌等。均衡的饮食，是维持身体与口腔健康的不二法则，正确的清洁习惯与减少抽烟，也是必须注意的。

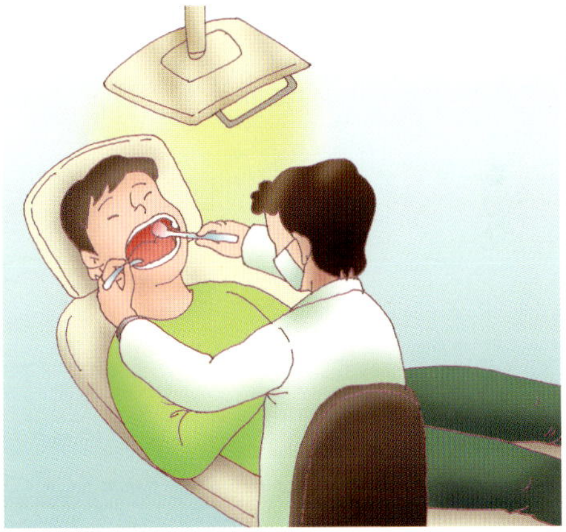

口腔检查

在健康检查中，我们可以针对口腔做最基本的检查，看看是否有以下几种情况：

**1.龋齿：**

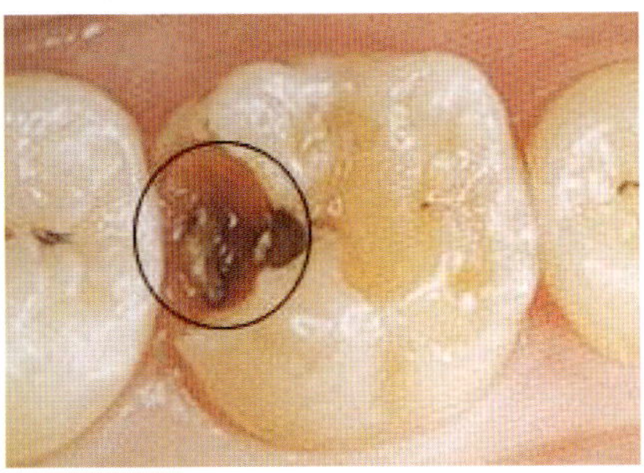

龋齿又称做蛀牙、虫牙，是指牙齿的组织逐渐被破坏，可以继发牙髓炎和根尖周炎，甚至能引起牙槽骨和颌骨炎症。一般有两大因素：一、营养摄取不均，特别是缺乏维生素C、维生素D及钙、磷等矿物质，而食用过多

的糖类等，特别容易患龋齿。二、牙齿发育钙化不良、排列不整齐、口腔卫生不好等，都是发生龋齿的原因。如不及时治疗，病变继续发展，形成龋洞，终至牙冠完全破坏消失，其发展的最终结果是牙齿丧失。

**2.口腔溃疡：**

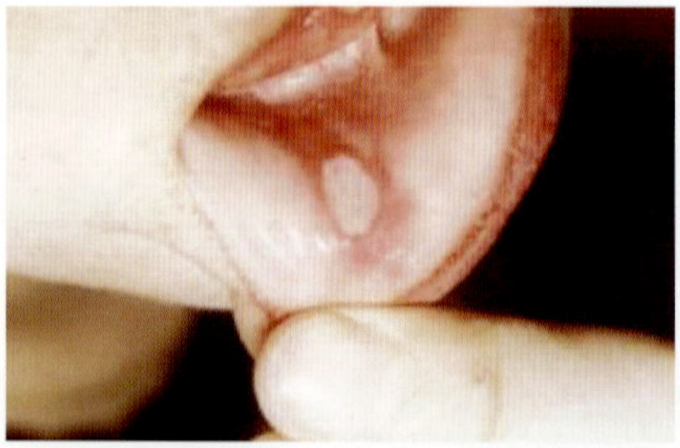

一般人的俗语中常说的“火气大，嘴巴破”，医学术语叫做口腔溃疡，又称复发性阿弗他口炎、复发性口腔溃疡、复发性口疮，是口腔黏膜疾病中发病率最高的一种疾病。尽管常见的口腔溃疡多半与口腔疾病有关，但某些全身性疾病如病毒感染、免疫力异常、压力、失眠等，也都是口腔溃疡的原因之一。发病年龄一般在10～30岁之间，女性较多，一年四季均能发生。

**3.口腔白斑：**

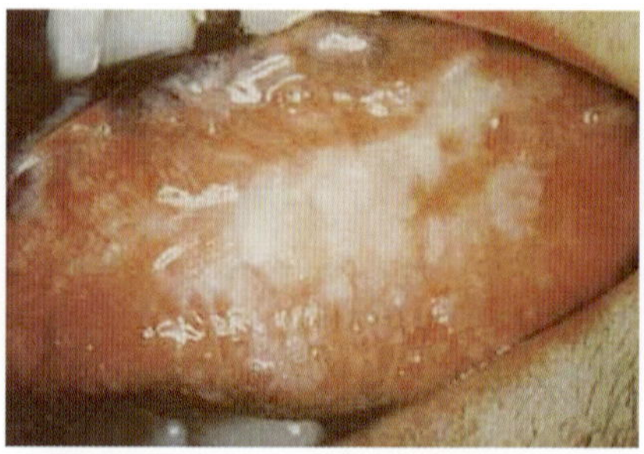

口腔白斑是一种出现在口腔黏膜的白色斑块，大多无症状，常发生在口腔内颊部黏膜、舌头表面。白斑的色泽除了白色以外，还可表现为红白间杂的损害。患者以中老年男性多见。尤其老烟枪、酒瘾者、槟榔族或是口腔卫生习惯不佳的人常会有口腔白斑的出现。近来的研究报告指出，虽然口腔白斑多属良性，但也可能是口腔癌的“癌前病变”，尤其当白斑突然快速变大、出血或形成长久不愈的溃疡时，需特别注意。

## 体检情报站：牙掉了，一定要补吗？

一般而言，成人若是缺牙多会建议要重建，因为长期缺牙咀嚼食物的力量会造成缺牙附近的牙齿倾倒，久而久之便会影响咀嚼及咬合的功能。

而且当牙齿倾倒，齿与齿间的咬合会产生落差，牙齿间的缝隙易塞进食物残渣，造成死角不易清洁，久而久之可能会造成蛀牙或是牙周问题，使口腔的问题更麻烦、更不易处理。

很多人认为只有前牙缺失才会对脸型造成影响。其实，当内侧牙齿缺失时，可能会造成长期偏侧咀嚼，会导致脸型不对称、嘴角歪斜等。

另外，牙齿缺失后，咀嚼效率就会降低，唾液分泌减少，胃肠蠕动减慢，未咀嚼碎的食物进入肠道，会加重肠胃系统的负担，引起肠胃功能紊乱，影响人体对营养成分的吸收。

所以，牙掉了，应该要尽快补起来。

## 4. 肺脏听诊

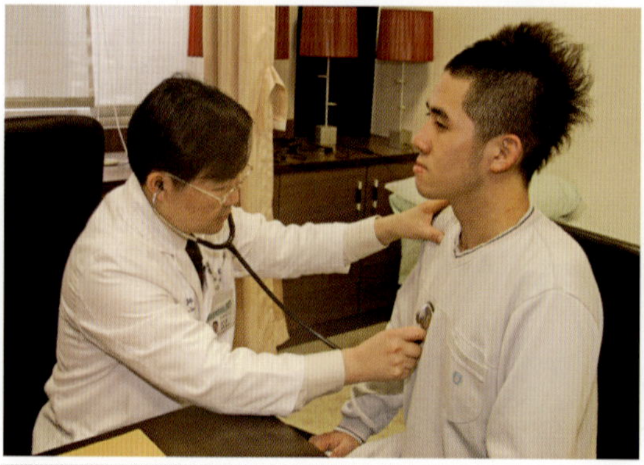

由胸廓的外观可以观察有无漏斗胸或鸡胸等现象、呼吸时是否两侧胸壁有一致的扩张起伏，并由听诊器在胸前与背后，听取肺部吸气与呼气时是不是有异常的声音，例如痰音、气喘声等。

当肺部听诊发现有异常的呼吸声时，需参考临床病史及症状，以及胸部X光检查来判断是否有肺部异常情形。

肺部功能的评估，可以用肺功能检查仪检测是否有功能上的异常。

### 听诊注意事项

1. 环境要温暖、安静。

2. 被检查者坐立或卧位，为张口作均匀呼吸以免空气通过口唇发出声音。必要时可作较深的呼吸或咳嗽数声后立即听诊，这样有利于察觉被检查者的呼吸音及附加音的改变。

3. 听诊的顺序一般由肺尖开始，自上而下，先前胸后侧胸再到背部，同时要上下对比和左右对称部位进行比较。

### 体检情报站：治疗气喘，中医里的三伏贴有效吗?

三伏贴的中医理论基础是“冬病夏治”，也就是在夏季最炎热的时候治疗秋天及冬天容易发作的疾病。

中医讲究天人合一，在特定的时令节气，利用特定的中药贴伏在特定的穴位，药物经由皮肤进入穴位经络，达到治疗的效果。一般过敏性体质如气喘或过敏性鼻炎，经此方式治疗可以减少气喘的发作次数或鼻炎的严重度。但需注意的是，由于使用的中药药性具刺激性，因此有些人贴伏后，会产生皮肤红肿或过敏的现象，因此最好先经医生评估，再决定是否施行三伏贴治疗。

## 5. 胸围

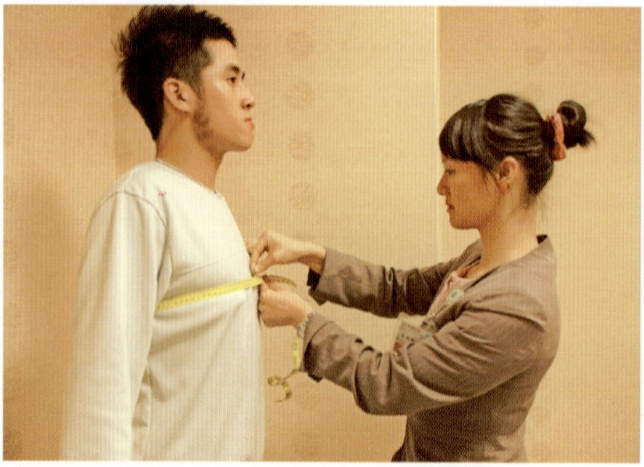

深吸气与深呼气时测量胸围

胸围反映胸廓的大小和胸部肌肉与乳房的发育情况，是身体发育状况的重要指标，分为吸气胸围与呼气胸围。

测量胸围时，必须保持身体直立、两臂自然下垂。皮尺前面放在乳头上缘，皮尺后面置于肩胛骨下角处。先测安静时的胸围，再测深吸气时的胸围（吸气胸围），最后测深呼气时的胸围（呼气胸围）。

深吸气与深呼气时的胸围差为呼吸差，可大致反映出呼吸器官的功能。一般成人呼吸差为6~8厘米，常做有氧运动者的呼吸差可达10厘米以上。

测量的时候被测者注意不要耸肩，呼气时不要弯腰，测量结果才会准确。

## 体检情报站：胸部大小和乳腺癌究竟有没有关联性？

目前研究及文献报告并未发现乳房大小会增加乳腺癌几率。

从目前的临床医学实践及动物实验等有关资料分析，乳腺癌的发生与下列因素有关：

（1）激素分泌紊乱：主要是指雌激素的分泌紊乱。因为在乳腺癌高发年龄是40～60岁的妇女，这个年龄阶段正是妇女雌激素分泌失调、雌激素水平偏高的时期。由于体内雌激素分泌增多，可能使乳腺导管上皮细胞的过度增生而发生癌变。

（2）生育和授乳：近年来通过大量的调查证明，没有生育或有了生育而很少授乳的妇女发生乳腺癌要比多次授乳、授乳时间长的妇女多。

（3）纤维囊性乳腺病：是一种癌前期病变，极易转变成为乳腺癌。

（4）遗传因素：主要表现在有乳腺癌家族史上。阳性家族史可表现为两种形式，一种为母亲患乳腺癌，其女儿较容易患乳腺癌，多发生在闭经前，常为双侧性；另一种为母亲未患过乳腺癌，但在一个家庭中，至少有两个姊妹患乳腺癌，这种家庭中乳腺癌的发病率要比无家族史的家庭中乳腺癌发病率高2～3倍，且多发生在闭经后，常为单侧性。

当危险因子愈多，罹患乳腺癌的几率就会升高，所以高危险群的女性，一定要定期乳房检查及乳房摄影。

## 6. 腹部

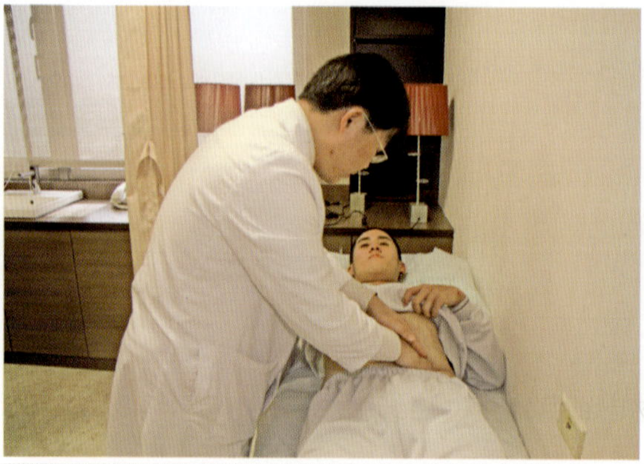

医生用手进行腹部触诊与敲诊

腹部的理学检查需藉由触诊、听诊与敲诊。

双手触诊检查可以检测腹部的柔软度、有无肝脾肿大的现象、有无特别压痛的部位；用听诊器可以听肠子蠕动的声音是否过快或过慢；敲诊则可判断是否有器官肿大、胀气等现象。

肝脾肿大的原因有血液疾病、免疫系统疾病、心脏衰竭、肝硬化、肝癌等，需进一步至肝胆肠胃科检查。

医生用手敲击腹部时会有声音，根据声音的种类，可以协助临床的诊断。

## 体检情报站：发高烧时脾脏肿大，退烧后是否就会复原？

脾脏的生理功能主要有以下四项：

(1) 通过血液清除外来侵犯体内的微生物。

(2) 帮助合成免疫球蛋白。

(3) 移除或销毁体内有瑕疵或老死的红细胞。

(4) 在胚胎时期，扮演制造血液的器官。

可见脾脏的功能与免疫系统有强烈的相关，少了脾脏的人并不会有致命的危机，但却可能造成免疫功能的缺陷，也就是说抵抗力会比较差。

脾肿大是因为淋巴细胞增生、癌细胞浸润、巨噬细胞增加或血液郁积等原因造成。一般轻度的脾肿大常见于急性感染、慢性贫血、白血症、淋巴瘤、肝硬化等，严重脾肿大则与慢性感染、严重溶血、寄生虫感染等有关。

一般而言，发高烧时导致脾脏肿大，多半源自感染性疾病，因为脾脏必须担任清除外来侵入者的角色，过劳而导致脾脏暂时肿大。若感染状态获得控制，例如经过抗生素治疗或者杀病毒药物治疗后，多半可以恢复。但若感染情况未获控制，演变成慢性感染，脾脏则可能持续肿大。

## 7. 四肢和躯干

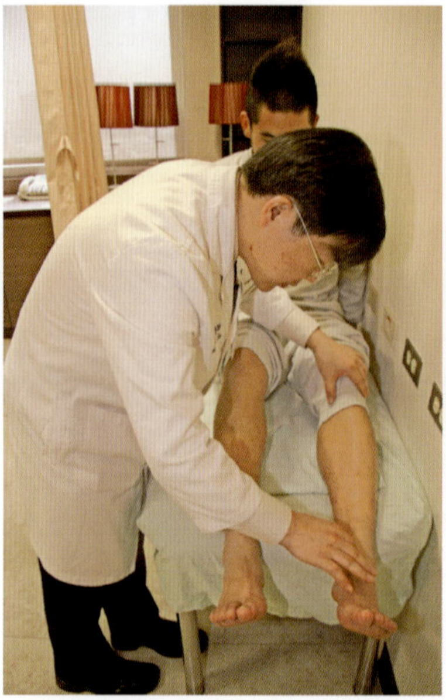
下肢水肿检查

上肢包括手臂、手肘、手腕与手指关节，外观上可检查有无缺损及异常（多指症、义肢）、骨折外伤、肌肉萎缩、关节变形、痛风等现象，而肌力与活动力也是评估的项目之一。

下肢的评估包括髋部、大腿、膝关节、踝关节与脚趾关节，外观上可检查有无缺损及异常（多趾症）、骨折外伤、肌肉萎缩（如小儿麻痺）、两脚不等长等现象。与上肢相同，肌力与活动力也是评估的项目之一。而下肢是否有浮肿，代表水肿的征兆，也是一个重要的临床讯息。

躯干包括两肩与胸、脊柱，外观可检查有无两肩不等高、驼背、脊柱的弯曲度、有无畸形、脊柱的活动度及有无压痛、叩击痛情形。正常人脊柱有四个前后方向的弯曲，即颈椎段稍向前凸、胸椎段稍向后凸、腰椎段明显向前凸、骶椎则明显向后凸，类似“S”形，称为生理性弯曲。

检测脊柱有无侧弯的方法是：检查者用手指沿脊椎的棘突尖以适当

的压力从上往下划压，划压后皮肤出现一条红色充血线，以此线为标准，来观察脊柱有无侧弯。

### 体检情报站：为什么会水肿？水肿和浮肿一样吗？

水肿与浮肿在某种程度上代表相同的意义，但仍有不尽相同的差异处。

水肿主要是指组织液从血管内渗漏至血管旁，导致局部肿胀久久不退，称为压迫性水肿。

浮肿则只是皮下水分堆积的一种现象，未必是一项严重的疾病，常见原因是睡前喝太多水或饮食太咸。此外，生理期经期不顺、睡眠不足常熬夜等，都会造成局部浮肿。

下肢水肿有很多原因，如姿势不好导致局部循环不良，或是重要内脏问题（包含心脏、肝脏、肾脏），大致有以下的分类：

1. 单脚局部水肿：常见原因为静脉曲张、蜂窝组织炎、下肢静脉栓塞等疾病。长途飞行后的下肢肿胀，则是因久坐不动、静脉回流变差所造成，与器官无关系。
2. 肾脏疾病：例如肾病症候群患者从尿液排泄大量蛋白质，导致血液中蛋白质太低；又如肾衰竭病人的水分和盐分没办法排出，也会引起水肿。
3. 肝脏疾病：主要是肝硬化导致血清白蛋白不足，血中白蛋白太低所致，常会合并腹水、黄疸等症状。乙型 / 丙型肝炎带原者、长期酗酒者也应注意。

4. 心脏衰竭：心脏衰竭造成静脉回流变差，导致水肿，连走路、爬楼梯都会喘、呼吸困难，无法平躺睡觉。

5. 荷尔蒙变化：月经周期改变、服用避孕药、注射排卵药物等，都有可能引起腿部水肿。

6. 药物：某些降血压药物，消炎止痛剂，有可能引起水肿副作用，或者一些鸡尾酒减肥药物中含有利尿剂，若停用时会造成水肿及体重增加。

7. 不明原因或体质性的水肿：女性居多，特点是早上好好的，一到了下午或晚上就下肢肿胀，上下午的体重可以相差1千克以上。当检验结果和身体检查都正常，排除上面几种原因后，才会将问题归为体质性水肿。

总之，水肿应该由医生评估检查，找出病因加以控制，若是全身水肿，并且出现呼吸困难、喘、解不出尿时，表示对生命有立即威胁，应该尽速到急诊处理。

# 8. 骨骼

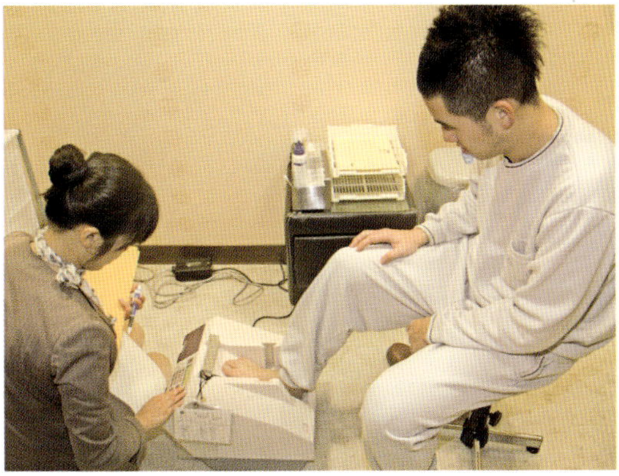

人体的骨骼系统是由206块骨头及超过两百个关节所组成，约占成年人体重的15%。而小孩的较多有213块，由于诸如头骨会随年纪增长而愈合，因此成人骨骼个数少个一两块或多一两块都是正常的。

骨骼的功能众多，最主要的功能是构成人体的支架，支持人体的组织，并承担全身的重量；具有保护体内重要器官的任务，如颅骨保护脑、胸廓保护心、肺等；骨骼也提供肌肉的附着，肌肉收缩时能够牵动骨骼，引起各种动作；此外，骨头的红骨髓有造血的功能，而黄骨髓有储藏脂肪的作用，骨头还是人体矿物盐（特别是钙及磷）的储存库。

## 骨骼的化学成分

骨头主要是由有机物和无机物所构成。有机物主要是骨胶原纤维和粘多糖蛋白，占骨骼总重量的30%~40%，而无机物主要是钙质和磷质等，占骨骼总重量的60%~70%。有机物会使骨头具有韧性，而无机物则使骨头具有硬度，骨骼整体的弹性和硬度由这两种化学成分的比例决定。

人体骨骼可分成中轴骨及四肢骨

<table>
<tr><th colspan="2">中轴骨</th><th>骨头数</th><th>四肢骨</th><th>骨头数</th></tr>
<tr><td colspan="2">颅骨（包括听小骨及舌骨）</td><td>29</td><td>上肢骨（包括肩胛骨及锁骨）</td><td>64</td></tr>
<tr><td rowspan="5">椎骨</td><td>颈椎</td><td>7</td><td rowspan="7">下肢骨<br>（包括骨盘）</td><td rowspan="7">62</td></tr>
<tr><td>胸椎</td><td>12</td></tr>
<tr><td>腰椎</td><td>5</td></tr>
<tr><td>骶骨</td><td>1</td></tr>
<tr><td>尾骨</td><td>1</td></tr>
<tr><td colspan="2">肋骨</td><td>12对</td></tr>
<tr><td colspan="2">胸骨</td><td>1</td></tr>
</table>

骨头中的有机物与无机物比率会随着年龄改变而不同，成年人的骨骼含有三分之二的无机物和三分之一的有机物，这样的比率坚固性最好。儿童骨骼有机成分大而无机成分小，故硬度差，但韧性及可塑性大，虽然不易骨折，但却容易弯曲变形，因此，儿童应特别注意良好的坐姿。反之，老年人骨骼中随年龄增多、有机物减少，所以骨骼脆而易骨折，而且不易愈合，因此，老年人要慎防跌倒。

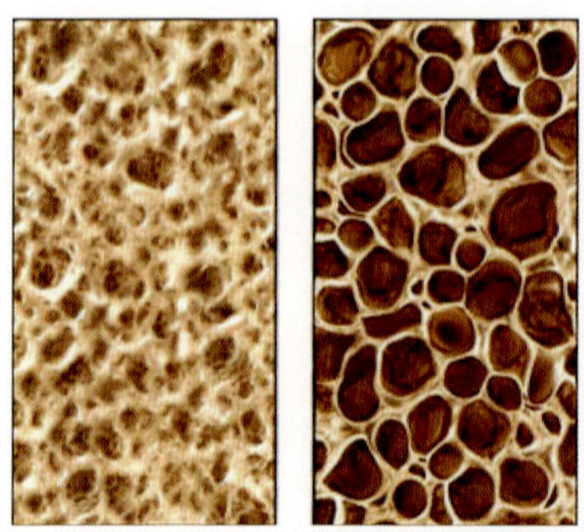

（左）正常的骨骼构造，骨小梁相当密集。（右）骨质疏松的骨骼构造，骨小梁稀疏。

## 骨骼的结构

骨头是由骨组织、疏松结缔组织及神经组织等构成，骨组织为其中的主要部分。骨内许多针状或片状结构，称为骨小梁，按照重力和张力方向规则地排列，使骨骼维持最大的坚固性。

骨骼中还充满着骨髓，分为红骨髓和黄骨髓两种。在胎儿和幼儿时期，所有的骨髓都是具有造血机能的红骨髓。随着年龄的增长，大部分的骨头红骨髓都会被脂肪组织所取代，变为黄骨髓。黄骨髓并没有造血的功能，但大量失血或恶性贫血时，黄骨髓可以转化为红骨髓，执行造血的机能。

### 体检情报站：骨质疏松容易造成脊椎骨析

退化性关节变化与骨质疏松症是骨骼系统最常见的两大问题，两者都跟年龄有关，都是退化的表现。

脊椎与两侧髋关节是最容易骨质疏松的部位，脊椎与两侧膝关节则是最容易产生退化关节产生病痛的地方，所以脊椎的问题特别多而复杂。

脊椎俗称“龙骨”，是人体最重要的支柱，当退化或疏松时，容易产生压迫性骨折，轻者可穿背架保养，重者会压迫脊椎神经，需要手术治疗。

脊椎压迫一开始只是出现轻微弯腰、驼背、脊椎侧弯、身高变矮等现象，不一定有疼痛不适，但是一旦有个小意外，例如不小心滑倒，轻则腰痛得直不起来，重则引起骨折压迫神经，出现腿无力，甚至大小便失禁、下肢瘫痪的现象。

第十二胸椎（胸椎最下端）与第一腰椎是最容易发生脊椎骨折的地方，这是因为胸椎联结肋骨，活动性较差，而腰椎活动度大，两者的落差引起胸腰椎交接处容易骨折。

脊椎发生压迫性骨折时，轻者休息一到两天后，穿上背架三到六个月就可以走路及活动，椎体塌陷较严重的可以注射骨水泥，很快就可以活动。但是一旦骨折伤及神经，就必须尽早手术，移除神经压迫，以免神经永久性损伤。

预防跌倒，是避免压迫性骨折很重要的工作，特别是中老年人。室内空间如浴室、厨房、楼梯间等处的地板防滑设计很重要，外出则要穿有防滑设计的鞋子。有骨质疏松的人，应积极补充钙质、治疗骨质疏松，如摄取钙片、日晒、运动等，另外还应避免搬重物或用力弯腰，以免增加脊椎的负担。

### 小百科：不是每个人都有206块骨头哦

说成人有206块骨头，这是全球人类的“总体”而言的。人群中在这方面存在差异。我国科学工作者1985年进行的抽样调查表明，中国人的骨头要比欧美人少，大多数人只有204块骨头。而在欧美，绝大多数人有206块骨头。这是由于大多数中国人的脚上第5趾骨为2块骨头，不像欧美人有3块骨头。每只脚少1块，所以只有204块。

# 9. 皮肤

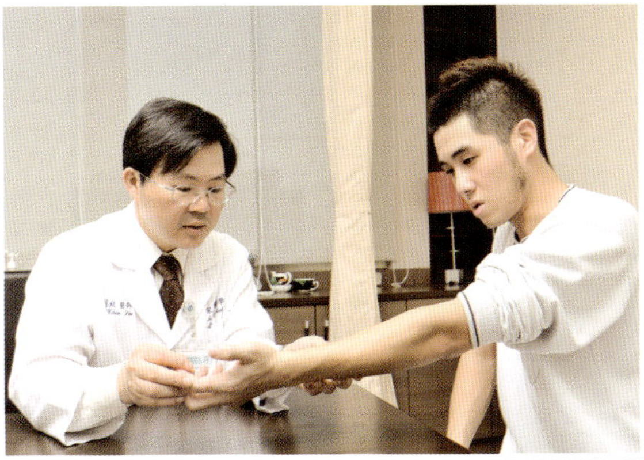

皮肤外观检查

皮肤指身体表面包在肌肉外面的组织，是人体最大的器官，主要承担着保护身体、排汗、感觉冷热和压力等功能。。

一般的皮肤检查多是以外观视诊来做初步的诊断，必要时再配合组织切片（如皮肤异常的痣或肿块）、显微镜检查（如甲癣）等，只有很少数的病变会以抽血的方法来辅助诊断。

一般的健康检查中，皮肤检查包括异常的色素沉着、痣、血管瘤、脂漏性角化、灰指甲（甲癣）、香港脚（足癣）等霉菌感染现象，或是异位性皮肤炎、湿疹、表皮溃疡及其他皮肤病（如疥疮、性病）等，入境的外籍人士或外籍劳工健康检查还需检查是否有癞病的皮肤表征。

一般皮肤疾病并不影响身体的健康，但是需要进一步诊断或治疗的皮肤问题，便需要求助于皮肤科或家庭医学科医生。

## 三、外观理学检查

### 体检情报站：平时皮肤自我检查的重点

1. 皮肤颜色的变化，特别是痣的颜色改变最为重要。
2. 新出现的疹子或斑点，特别是痣的数目增加。
3. 不明原因的皮肤发痒。
4. 不明原因的皮肤溃烂或不愈合的伤口。
5. 不正常的疤痕组织，如蟹足肿。

### 小百科：常见皮肤病有哪些?

皮肤病是严重影响人民健康的常见病、多发病之一。常见的皮肤病有疱疹、酒渣鼻、脓疱疮、牛皮癣、妇科疾病、化脓菌感染、皮肤瘙痒、疤痕、毛周角化、癣、鱼鳞病、毛囊炎、腋臭、白癜风、青春痘、硬皮病、斑秃脱发、男科炎症、鸡眼、灰指甲、雀斑、汗疱疹、螨虫性皮炎、湿疹、前列腺炎、脱毛、黄褐斑等。

男性皮肤还有一个特点就是敏感，容易发红、脱皮、发痒等等，这些与需要刮胡子、不正确保养方式、不良饮食习惯、吸烟、心理压力等有关。

# 10. 下肢静脉曲张

约有25%的女性与15%的男性有下肢静脉曲张的问题，静脉曲张的主要原因有70%以上是因为年龄增长所致，但是怀孕、肥胖、需长期站立工作的人也是主要的危险族群。

静脉曲张主要是因为静脉瓣膜损伤导致闭锁不全所引起，于下肢的皮下部位，肉眼便可见到蚯蚓般的表浅静脉血管浮现起来。

静脉曲张是下肢肿胀、郁血性皮肤炎、瘘痛、小腿抽筋的主要原因，当健康检查发现有静脉曲张时，应善加保养，严重的则需求助于心脏血管外科手术处理。

## 静脉曲张

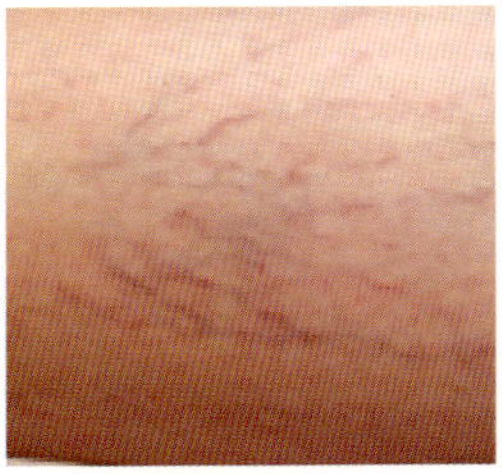

红色蜘蛛状静脉曲张

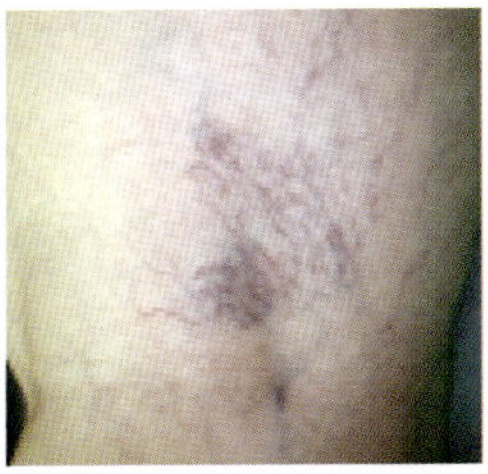

蓝紫色蜘蛛状静脉曲张

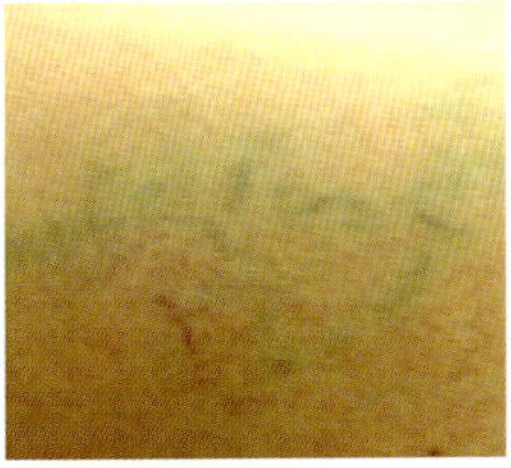

绿色网状静脉曲张

## 体检情报站：静脉曲张一定要开刀吗?

静脉曲张是一种很常见的现象，因为长期久站或其他因素（如怀孕、遗传等）使腿部血液无法顺利送回心脏、血管压力增加，造成静脉瓣膜破坏、血液淤积，以致浅部静脉扩张、扭曲变形成为青青紫紫、弯弯曲曲的血管，也就是静脉曲张。

根据统计，中国约有20%~25%的女性、10%~15%的男性患有静脉曲张 ，其中以老师、外科医生、护士、发型师、专柜人员、厨师、餐厅服务员等“需长时间站立”的职业居多。

静脉曲张如果出现下肢浮肿、发痒、疼痛或红肿，或是受伤血流不止时，便应就医。如果有美观考量，也可考虑进行手术，大型医院心脏外科均设有专门处理静脉曲张的特别门诊。

不过，若是轻微的浅层静脉问题，可以穿弹性袜预防或避免恶化，非得手术时，有传统血管抽取手术、表浅激光治疗、皮下硬化剂注射及血管腔内闭合治疗（激光）等方式可以选择。

静脉曲张外科治疗的比较

| | 传统血管抽取手术 | 硬化剂 | 血管腔内闭合治疗（激光） |
|---|---|---|---|
| 适用条件 | 严重扩张的大隐静脉 | 中型以下表浅静脉 | 大隐静脉 |
| 手术时间 | 长 | 短（约30~60分） | 短（约50分） |
| 住院 | 需要 | 不需 | 不需 |
| 麻醉 | 全身麻醉 | 局部 | 局部 |
| 疼痛 | 很痛 | 痛 | 不痛 |
| 恢复期 | 长 | 短 | 短 |
| 复发率 | 低 | 高 | 低 |

**POINT**

静脉曲张缓解方法：

1.养成每日穿弹力袜运动腿部一小时的习惯，如散步、快走、骑脚踏车、跑步或跑步机等。

2.养成一日数次躺下将腿抬高高过心脏的姿势，如此可促进腿部静脉循环。

3.避免长期站或坐，常让脚做抬高、放下运动，或小走一番。

4.保持正常体重不超重，过重会使腿部静脉负担增加。

5.避免提超过约10千克的重物。

6.不可使用40℃以上的高温水长时间泡脚。

7.保持脚及腿部清洁，并避免受外伤造成皮肤破溃。

8.如果腿部皮肤已呈干燥情形，请遵照医师嘱咐涂药。

9.每晚自我检查小腿是否有肿胀情形。

## 11. 肛门

☆相关病症：痔疮、直肠癌、前列腺肥大（男）、前列腺癌（男）

肛门检查是一个小小的检查，不必昂贵的仪器或抽血，却可以同时侦测两至三种疾病，既经济又实惠。

在进行肛门检查时，护理人员会请你躺到床上，采侧躺姿势，褪下裤子并背对医生。医生会先涂抹一些润滑剂或凡士林软膏在塑胶手套上，再徒手用食指由肛门外侧将手指缓缓伸入肛门，以手指感觉直肠黏膜的平滑程度以及男性前列腺的大小与软硬程度，由此可以察觉是否有外痔、内痔或直肠有肿块的现象，此外男性的前列腺也可以经由肛门检查，看看是否有肥大或表面不平滑的疑似肿块现象。

### 体检情报站：前列腺的预防与保健

前列腺又称之为前列腺，是男性才有的器官，大约核桃一般大小，随年纪逐渐增大，它的主要功能是产生前列腺液，这是精液的成分之一。

大约四十五岁后，前列腺开始增生，七十岁时约有七至八成的老男人有前列腺肥大的症状。根据研究指出，爱吃肉或高脂食物的群族，尤其是肥胖者，罹患前列腺肥大、前列腺癌的比率比一般同年龄的人高。

前列腺疾病几乎与荷尔蒙、食物和环境脱离不了关系，因此可以通过生活方式的改变和良好的饮食习惯来保养前列腺。

生活方式的改变例如避免食用含利尿作用或影响前列腺分泌的辛辣食物及饮料，如烟、酒、浓茶、沙茶、芥茉、辣椒、咖啡、可可、可乐、精制糖类及香料等；避免熬夜、过度疲劳；每天正常作息、适度且有氧的运动、维持理想体重及大便通畅等，都相当重要。

养成良好的饮食习惯就是均衡饮食，平时可以多摄取富含茄红素的西红柿、含大豆异黄酮的黄豆、或是南瓜子等天然食物，这些含强力抗氧化物的食品，有助于预防前列腺肥大或前列腺癌。

**POINT**

前列腺保健四秘诀：

1.多喝水，不憋尿。

2.改变生活规律、多放松，降低生活压力。

3.忌咖啡、辛辣与酒精等刺激性的食品。

4.食用适量南瓜子保健。

## 12. 神经系统

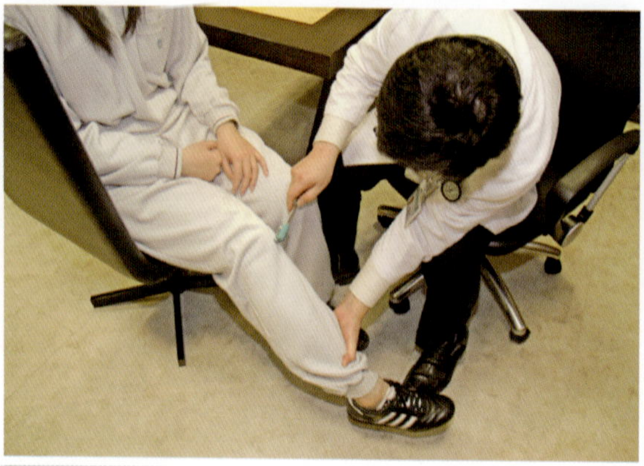

神经系统可以分为中枢神经系统和周围神经系统两大类。通过复杂的神经纤维连结这两个神经系统，我们才能够因外界的环境变化而产生适当的身体反应，并且有思考、记忆、情绪变化的能力。

中枢神经系统可被分为大脑和脊椎两个部分。

一个正常成人的大脑约有1.3到1.4千克重，其中约包含了上千亿的神经细胞以及数兆的神经胶质细胞。而成年人的脊髓重约35~40克，长约43~45厘米，脊髓外围有着坚硬的脊椎骨作为保护以及支撑脊髓的作用，长度约有70厘米。

周围神经系统也可以分为体神经系统及自主神经系统两个部分。

体神经系统中的感觉神经可将身体各部分的感觉器官所搜集到的视觉、嗅觉、味觉、触觉等资讯传送到大脑或脊髓，而运动神经则负责将中枢神经系统所下达的命令传到骨骼肌以产生所需的运动。

自主神经系统包含了交感神经系统及副交感神经系统，主要功能在于调控内脏的平滑肌运动以及内分泌腺体产生内分泌激素。

由结构来分类，大脑可分为不同功能的区域：

| 大脑皮质区 | 功能 |
|---|---|
| 前额皮质区 | 解决问题，情绪反应 |
| 运动联合区 | 调控复杂的运动 |
| 主要运动皮质区 | 启动自主性运动 |
| 主要体觉皮质区 | 接收来自身体各部位的触觉资讯 |
| 感觉联合区 | 处理各种感觉讯息 |
| 视觉联合区 | 处理复杂的视觉讯号 |
| 视觉皮质区 | 侦测较为简单的视讯刺激 |
| 韦尼克氏区 | 语言的理解与辨识功能 |
| 听觉联合区 | 处理复杂的听觉讯号 |
| 听觉皮质区 | 声音大小与音质的侦测 |
| 布洛卡氏区 | 语言的启动中枢 |

| 区域 | 功能 | 说明 |
|---|---|---|
| 大脑皮质区 | 思考<br>自主性运动<br>语言<br>推理<br>知觉 | 大脑皮质由神经细胞组成，厚度大约只有2~6厘米，左右半球的皮质区有胼胝体互相连接。 |
| 小脑 | 运动<br>平衡<br>姿势调整 | 位于脑干的后方。小脑和大脑皮质区一样，也有左右两个半球结构。 |
| 脑干 | 呼吸<br>心跳<br>血压 | 脑干是指位于丘脑与脊髓之间的区域，包含了延髓、桥脑等部分，是人体的生命中枢。 |
| 丘脑 | 感觉<br>运动 | 丘脑负责接收来自感觉器官的讯号，并传达至大脑皮质区。 |

| 区域 | 功能 | 说明 |
|---|---|---|
| 下视丘 | 体温<br>情绪<br>饥饿<br>口渴<br>心跳节奏 | 下视丘是人体内的温度调节中心，可以感应体温变化并适时调整。 |
| 边缘系统 | 情绪反应 | 边缘系统包括了扁桃体、海马回、乳头状体等区域，在情绪反应的控制上非常重要。 |
| 海马回 | 学习<br>记忆 | 海马回属于边缘系统的一部分，在记忆和学习的功能上扮演极为重要的角色。 |
| 基底核 | 运动 | 基底核实际上是很多神经核区域的总称，在运动协调上有重要的功能。帕金森氏症的产生原因即是此区域发生病变所造成。 |
| 中脑 | 视觉<br>听觉<br>眼球运动<br>身体运动 | 中脑与视觉、听觉及眼球运动等功能有关。 |

## 神经细胞的构造

神经系统由数以千亿计的神经细胞（又称为神经元）和神经胶质细胞所组成。

神经元是一种高度特化的细胞，具有感受刺激和传导兴奋的功能。它们专门传递电讯，当位于细胞表面的受体接收到神经传导物质时，神经细胞便会产生动作电位传递讯息。神经元是高等动物神经系统的结构单位和功能单位。神经系统中含有大量的神经元，据估计，人类中枢神经系统中约含1000亿个神经元，仅大脑皮层中就约有140亿。

神经系统中还有数量众多（几十倍于神经元）的神经胶质细胞（neuroglia），如中枢神经系统中的星形胶质细胞、少突胶质细胞、小胶质细胞以及周围神经系统中的施万细胞等。由于缺少钠离子通道，各种神经胶质细胞均不能产生动作电位。

神经细胞与一般身体细胞的同异处

| | |
|---|---|
| 相同处 | 神经细胞的最外层被细胞膜所包覆。 |
| | 神经细胞内有包含基因的细胞核。 |
| | 神经细胞有细胞质、粒线体、内质网和其他的胞器。 |
| 不同的特点 | 神经细胞会从细胞本体长出触手状的组织，称为轴突和树突。树突负责将资讯带回细胞，而轴突则是负责将讯息传递出去。 |
| | 神经细胞会利用化学和电讯与其他细胞沟通。 |
| | 神经细胞有特化的组织（如突触）及化学物质（如神经传导物质）。 |

POINT

胶质细胞的主要功能：

1.支持作用。

2.绝缘作用。

3.屏障作用。

5.修复和再生作用。

6.营养性作用。

7.维持神经元周围的钾离子平衡。

## 神经传导检查

神经冲动的传导过程是电化学的过程，是在神经纤维上顺序发生的电化学变化。神经受到刺激时，细胞膜的透性发生急剧变化。

神经就像电线，连接大脑与肌肉、皮肤、关节，使得身体可以执行动作，或是接受外界的感觉、刺激，让大脑判断，而其间的传导就称为神经传导。

周边神经病变就像施工时挖断管线、电缆，结果就不能传递讯息。大部分的神经都位于身体的深部，看不见也摸不着，只能靠检查身体各部分肌肉的力量及对冷、热、痛的感觉，来推测哪一部分的神经系统出了问题。

不过有一部分的神经位在表皮下，可以用短暂（不到千分之一秒）的电刺激来检查神经的功能，称为神经传导检查，就像检查电线是否断了、断在哪里、电线皮有无剥落等等。

神经传导检查时，因为会施与电刺激，因此会感受到“瞬间触电”的感觉，与一般人手肘撞到桌脚会感受到手臂或指间发麻的现象类似，但是对神经不会造成伤害。

一般而言，神经病变可分成两大类，一类就像前述“电线断了”，称为“神经轴突退化”；另一类就像“电线皮剥落”，称为“脱髓鞘变化”，二者发生的原因和治疗方向有很大差别，因此用神经传导检查来区分，对于神经科或复健科医生而言，是很重要的治疗参考。

## 神经细胞的构造

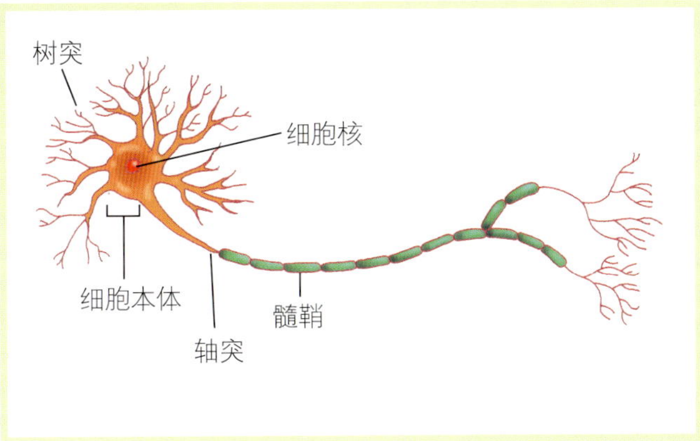


### 体检情报站：什么人需要做神经传导检查？

健康检查中，不是每个人都需要做神经传导检查，一般而言，有颈椎神经、腰椎神经压迫导致手臂麻痛、坐骨神经痛，或是长期糖尿病可能引发末梢神经病变时，可以安排神经传导检查。

# 四、眼科检查

1. 一般视力　2. 辨色力

3. 眼压

项目：视力检查、辨色力检查、眼压检查

功能：通过仪器检查可以了解裸视或戴眼镜时的视力状况，并检验是否有辨色力异常、色盲或眼压过高的现象。

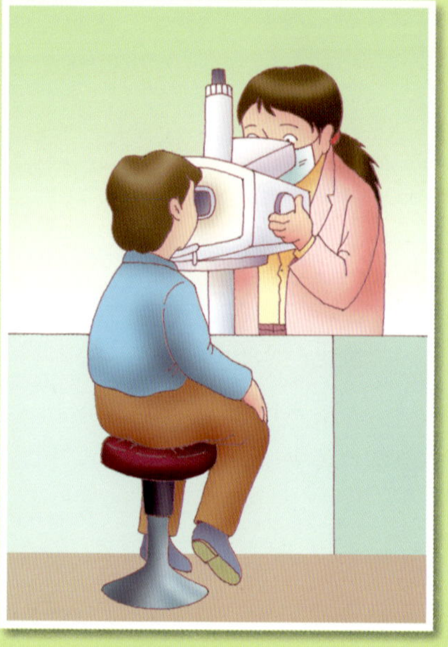

## 1. 一般视力

视力检查不一定要依靠很复杂、很高级的仪器。简易的视力检查表，C型或E型，藉由是否能辨认缺口的方向，可以粗略的测出视力。但这项简易检查并不能取代眼科医生的功能，它只不过是帮助你及早发现眼疾，让你及时预防或及早接受治疗而已。

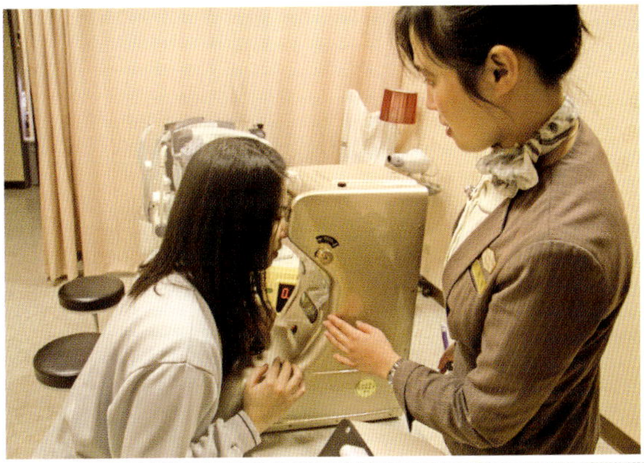

视力箱视力检查

正常来说，三四岁的小孩，应该可以达到0.6的视力；五岁时应达到0.8；六岁以上的小孩或成人则应该有1.0的视力。若达不到标准，则应找眼科医生诊治。

在体检时，通常会针对有戴眼镜及没有戴眼镜的不同情况下检查视力：

**裸视：未配戴眼镜时所测得之视力**

正常人的裸视视力至少应达0.9以上，低于0.9即表示视力异常，以近视或散光为最常见，但也有可能是其他的眼疾，应进一步到眼科门诊做矫正。

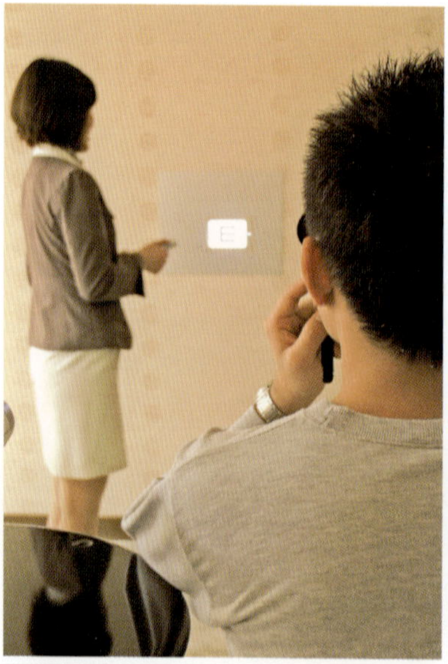
标准视力测量（E chart）

**戴眼镜视力：配戴眼镜时所测得之视力**

若平日即已配戴眼镜，健康检查时应检查戴眼镜时的视力，若戴镜视力无法达到0.9以上，大部分是由于眼镜度数不适合所致，应进一步到眼科门诊复检，精确电脑验光判断目前之度数及所戴之眼镜是否合适。

**POINT**

保护视力的方法：

1.远方凝视。找一处10米以外的草地或绿树，不要眯眼和总眨眼，集中精力凝视25秒，辨认草叶或树叶的轮廓。接着把左手掌略高于眼睛前方30厘米处，逐一从头到尾看清掌纹，约5秒。然后再凝视远方草地或树叶25秒，再看掌纹。10分钟反复20次，一天3次。

2.晶体操。双手托腮，让眼球按上、下、左、右的顺序转动10次，接着再逆时针、顺时针各转动10次。

3.推拿操。采取坐式或仰卧式，两眼自然闭合，依次按摩眼睛周围的穴位。要求取穴准确、手法轻缓，以局部有酸胀感为度。

## 2. 辨色力

色盲其实是通俗的说法，医学的名称应该是先天性辨色力异常。辨色力异常跟近视眼一样，有程度上的差别，从轻度色弱、中度色弱到全色盲皆有，因此不能把所有有辨色力异常的人都称为色盲。

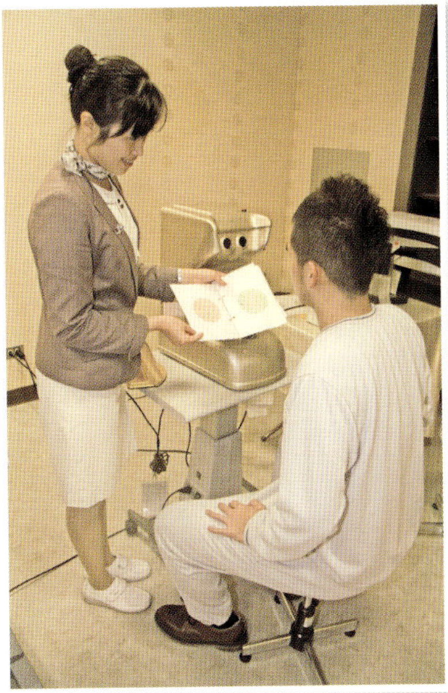

辨色力测试

### 先天性辨色力异常：

人类的网膜锥体细胞内含有三种不同的感光要素：感觉红光的红要素、绿光的绿要素及蓝光的蓝要素。如果缺少一种感光要素，就成为色盲。

色盲为性联隐性遗传疾病，临床上有红、绿两种色盲，蓝色盲非常少，同时缺少红、绿两种要素时，称为全色盲。

色盲因受遗传因子控制，故无法用药物或其他方式治疗，有色盲者应做遗传咨询，结婚对象如具有色盲家族病史，未来可能生下正常、色盲或带色盲基因的下一代。

色盲不影响日常生活，但对某些工作可能有影响，如医学、药学、化学、工程师等与色彩有直接相关的行业。

## 色弱

色弱或色盲是指辨色过程中有环节出了毛病，人眼辨别颜色的能力发生障碍，多半因视锥状细胞异常所致，大部分为家族遗传，也有部分为后天疾病所致。

色弱和色盲一样，包括全色弱和部分色弱（红色弱、绿色弱、蓝黄色弱等）。但色弱与色盲的性质不同，并没有缺乏红、绿、蓝三种感光要素，只是红色要素或绿色要素的机能较差，所以红色弱时看红色会变成较淡的红色，不像红色盲会将红色看成灰色。色弱可藉由配戴色盲矫正镜来加强色觉。

色盲矫正镜的原理为根据补色拮抗，在镜片上进行特殊镀膜，产生截止波长的作用，对长波长者可透射，对短波长者发生反射。戴色盲眼镜，可使原来色盲图本辨认不清的变为能正确辨认，达到矫正色觉障碍的效果。

有人试用针灸或中药治疗，据称有一定效果，但仍处于临床研究阶段。由于色盲和色弱是遗传性疾病，可传给后代，因此避免近亲结婚和婚前调查对方家族遗传病史，及采取措施、减低色盲后代的出生率，不失为有效的预防手段。

## 3. 眼压

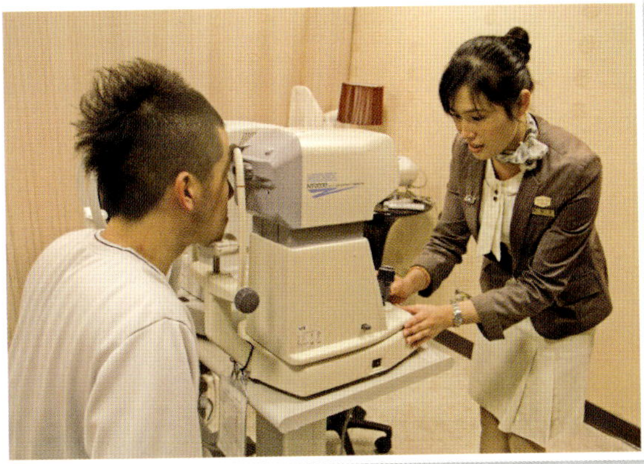

眼压是指眼球内的压力，主要是眼内容物对眼球壁施加的均衡压力。眼内容物有房水、晶状体、玻璃体，但对眼压有很大影响的是房水。

眼压是维持眼球形状及眼睛健康很重要的因素，过多与不足都可能会伤害眼睛，所以健康检查时，务必要测量眼压，而四十岁以上成年人更应每半年测量一次。

眼压正常值为10~21毫米汞柱。

眼压太高对眼球造成的伤害，主要是对视神经的压迫，导致视神经的萎缩、视野的缺损及视力的丧失，若有上述的伤害产生，就是我们常听到的青光眼。眼压过高如果持续太久，可能会导致眼球萎缩及视网膜剥离。

不过，眼压高并不等于是青光眼喔！只是眼压高的人比正常眼压的人，有更高的机会导致视神经的伤害，发展为青光眼，所以高眼压是造成青光眼的主要因素之一，但却不是唯一因素，不能机械地以眼压高低判定是否青光眼。临床上有一种青光眼直至失明，眼压还在正常范围内，称之为“低眼压性青光眼”，这是因为其本身基础眼压就低，即使在正常人眼压波动范围内，也足够造成对其眼底的损害。还有一种表现为高眼压，但却没有青光眼的任何临床表现及眼压破坏，我们称之为“高眼压症”，这类人只有10%发展为青光眼。眼压对青光眼的诊断是重要的不可缺少的重要依据，但却不是唯一根据。通过定期检测眼压，才能预防青光眼及其他眼球疾病的发生。

目前，青光眼是位居全球第二号不可逆致盲性眼病，据统计，全世界约有原发性青光眼患者6700多万人，我国目前至少有500万名青光眼患者，其中79万人双目失明。青光眼的患病率为0.21%～1.64%，这种眼疾的患病率随年龄增长而增长。调查表明，40岁以上人群患病率明显高于年轻人，为1.4%，50岁以上人群每百人中至少有两人患有青光眼，青光眼致盲人数占全体盲人的5.3%～21%，有的地区甚至高达30%。

## 体检情报站：青光眼的治疗

青光眼的分类依解剖学及治疗方针不同而分为隅角开放性、隅角闭锁性及先天性三种。此三种分类又分别包括原发性及续发性青光眼。

一般而言，青光眼造成的损伤是无法恢复的，目前的治疗方式以眼药水、药丸、激光以及手术为主。

**以药物控制眼压**

青光眼通常是以眼药水或合并口服药来控制眼压，减少前房水的产生或加速前房水的排出。治疗青光眼的药物通常要持续使用，以免药效中断，无法得到适当的控制。

**以激光促使房水流通**

激光可以有效治疗青光眼，针对隅角开放性青光眼，激光可以增加房水排出管路，使眼压降低；而对隅角闭锁性青光眼，激光则是在虹膜上打一个洞，以促进房水的前后流通。

**手术防止视神经恶化**

青光眼的手术治疗，是以显微器械在眼球壁上开一个新的房水排出管道，以使眼压降低。但目前只有在不开刀视神经可能会持续萎缩时，才会建议手术治疗。

青光眼如同糖尿病、高血压，属于慢性病，不管哪一类型青光眼，药物治疗、激光或手术都只能控制病情，所以记得一定要定期检查，以免在不知不觉中恶化，影响视觉功能。

# 五、听力检查

纯音听力

项目：纯音听力检查

功能：通过标准的听力箱及听力仪检测，可以了解听力是否正常或有减退的现象。

# 纯音听力

大部分听力障碍的发生是无形且渐进的，发生初期并非人人都会注意到。当您觉得和别人说话或讲电话时要求对方重复的频率愈来愈高、看电视时家人常反应电视音量过大、有耳闷及持续性耳鸣时，就应该至医院检查，以免延误治疗的最佳时机。

## 哪些人需要做听力检查呢？

**儿童：**耳咽管较平直，较容易患中耳炎。

**青壮年：**因工作环境的噪音污染、意外事件或疾病导致听力受损。

**老年人：**听神经老化使听力变差。

**其他疾病：**先天性听力障碍是在出生时肉眼看不到的问题，所以新生儿应该在出生后早日接受“新生儿听障筛检”，听障的问题愈早发现，及早接受听能及语言的训练，效果愈好。

纯音听力检查是最基本、最常做的一种听力检查，检查方式是在标准的听力箱中，以纯音（一个频率的声音）刺激，检测对不同频率（500、1000、2000、3000、4000、6000、8000赫兹）纯音的阈值（耳朵所能听到的最小音量，单位为分贝）。听力的检查，一定要注意检查环境的背景噪音值，在吵杂或背景噪音较大的环境中，听力的检查结果会受到影响。

| 正常 | 25分贝以下 |
|---|---|
| 轻度 | 26~40分贝 |
| 中度 | 41~55分贝 |
| 中重度 | 56~70分贝 |
| 重度 | 71~90分贝 |
| 极重度 | 90分贝以上 |

## 听力检查结果可以听力图呈现

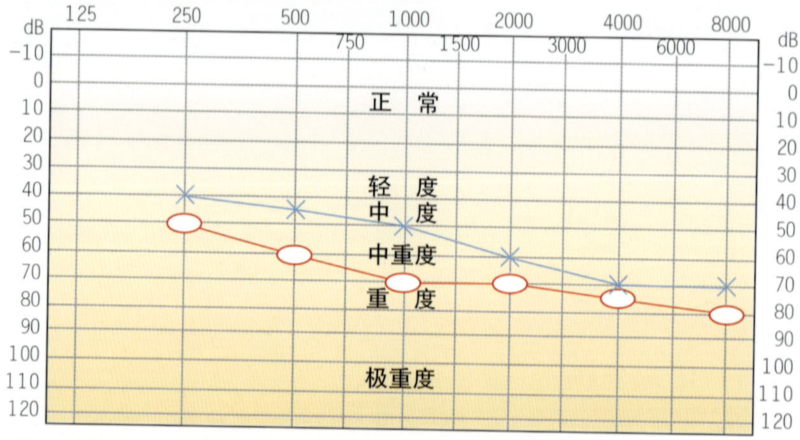


藉由听力图可以得知听力或听损状况。听力图有二个参考数值，横轴为频率，单位为赫兹（Hz），纵轴为音量，单位为分贝。

三种听力障碍类型

| | 传导性听力障碍 | 感音性听力障碍 | 混合性听力障碍 |
|---|---|---|---|
| 原因 | 外耳或中耳疾病 | 内耳发生病变，影响感音组织 | 传导性与感音性听力障碍同时存在 |
| 常见疾病 | · 先天畸形：小耳症、耳道狭窄<br>· 怀孕母亲照射X光或服用药物<br>· 感染及发炎：外耳炎、中耳炎、耳部外伤 | · 先天性疾病：遗传、怀孕母亲酗酒、感染德国麻疹及生产过程不当<br>· 内耳感染<br>· 药物副作用<br>· 噪音 | |

## 标准听力箱内听力检查

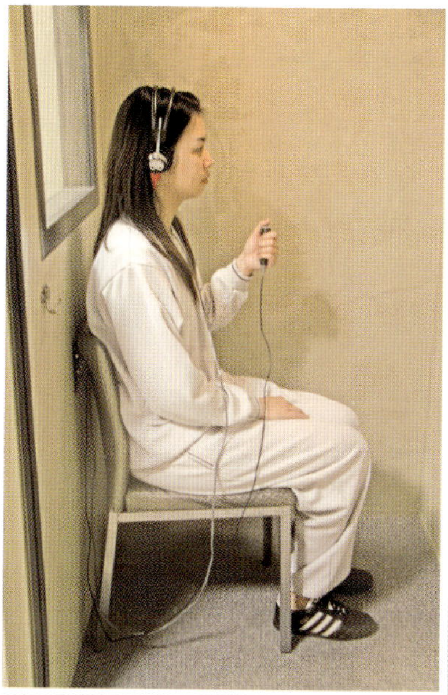

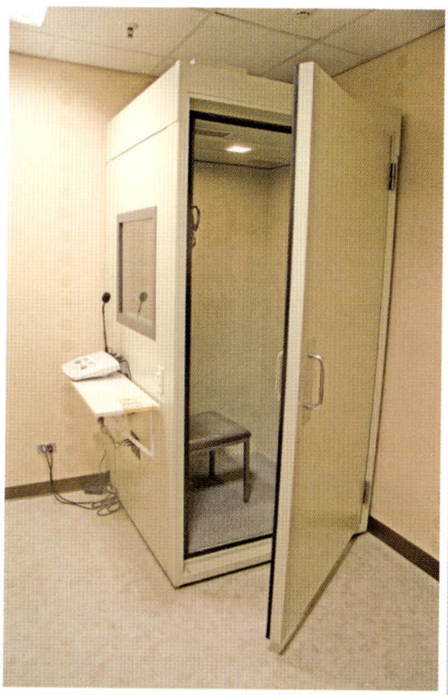

# 六、尿液检查

## 尿常规检测

项目：尿酸碱度、尿糖、尿蛋白、尿隐血等十项检查与沉渣镜检

功能：肾炎、尿路感染、肾病变、尿路结石及糖尿病等疾病的筛检。

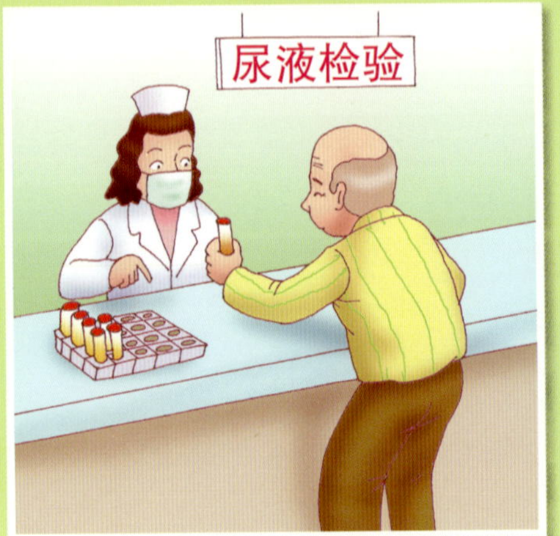

# 尿常规检测

尿液检查可以协助医生诊断糖尿病、尿蛋白、肾炎、泌尿道感染、血尿、泌尿道结石等疾病。

女性的尿液检查，易受阴道分泌物和月经前后之干扰，出现轻微尿潜血和尿白细胞异常。为减少误差，留小便检体前最好先将会阴部冲洗擦干或尽可能擦拭干净，然后留取“中段小便”检查。

尿液的检查包含以下三类：目测检查、尿常规分析以及沉渣镜检：

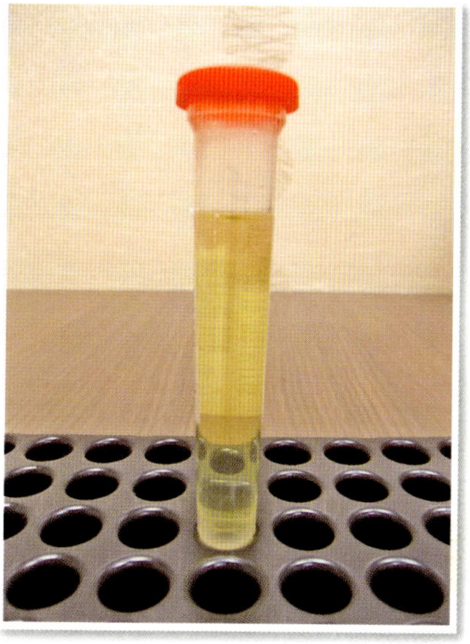

尿液检体应留至八分满高度

## 一、目测检查：直接观察尿液的颜色及外观

1. **颜色**：正常的尿液颜色呈黄色或淡黄色，主要少量胆色素与尿胆素原的颜色。尿液的颜色会受到食物、药物、维生素、疾病等影响。红色的尿可能是血尿所造成；黄褐色或茶色尿可能是黄疸所引起；橘红或橘褐色尿则可能是药物所造成。异常的尿液颜色，需配合其他临床状况做诊断。
2. **浊度**：正常尿液呈透明状，有时会有磷酸盐或尿酸沉淀，或受尿道口和生殖道粘液影响，稍呈混浊状，不一定有病理意义。

## 二、尿常规分析：

1. **比重**：反应尿中溶质浓度，比重大表示溶质浓度高。但因尿液比重会随着喝水量而变化，正常约在1.003~1.035之间。尿液比重过高的情况常见于脱水、呕吐或糖尿病、充血性心脏衰竭等；比重过低则常见于水分摄取过多、使用利尿剂或尿崩症、多囊性肾病等。
2. **酸碱值**：反应肾脏维持血浆和细胞外氢离子浓度的能力，正常值约在5.0~8.0之间。酸碱度高于8表示尿液呈碱性，可能有尿路感染或发炎、肾功能不良。酸碱度低于5时表示尿液呈酸性，可能正处于饥饿状态或有酮酸症现象，需配合其他证据判断。
3. **蛋白**：若肾脏的功能正常，尿液中应仅有极微量蛋白，甚至是零，但当泌尿系统功能障碍时，会出现蛋白尿现象，常见原因如下：
    (1) 生理性蛋白尿：食入过多蛋白质、肌肉运动过度、姿势性蛋白尿（长时间站立）。
    (2) 病理性蛋白尿：肾功能受损、高烧、肾脏发炎、肾病症候群、妊娠毒血症。
4. **葡萄糖**：正常情况下尿液中的葡萄糖浓度每100毫升尿液约为220毫克，小于侦测敏感度，所以测试结果应为阴性。但当体内血糖超过一定值时，糖分便有一些会被排到尿液中，使尿糖检测呈阳性。一般血糖超过180时，葡萄糖就会出现在尿中。糖尿现象多发生在糖尿病患者，也可见于其他内分泌失调、脑病变、烧烫伤、感染、肥胖、心肌梗塞、尿毒、肝病、怀孕、药物等原因引起的情况，偶尔吃多了甜食后，也有可能发生短暂性糖尿的情形，需要仔细判别。

5. **酮体**：当体内糖类代谢出现障碍，尤其是酸中毒时，身体会优先分解脂肪作为能量来源，过多的脂肪不完全分解就会形成酮体。正常情形尿液中不应该有酮体产生，但是饥饿过久有可能产生短暂酮体阳性反应现象。

6. **胆红素**：胆红素为衰老红细胞中血色素分解后的代谢产物，当血液中接合胆红素升高时，胆红素即会出现在尿中，正常人尿液中胆红素量约为0.02mg / dl，尿液检查不出来，若大量出现在尿液中，可能是胆道阻塞或肝脏疾病。

7. **尿胆原**：尿胆原是正常代谢下的产物，正常人的数值为1.0mg / dl。尿中尿胆原过高表示可能有溶血性黄疸、急性肝炎或肝硬化等疾病；但尿中若全无尿胆素原也非正常，可能有胆道阻塞等问题，因此需综合判断。

8. **隐血反应**：当尿中有血、血色素、肌红蛋白时，都可以由隐血反应测出。血尿最常见于肾结石，其他如肾丝球肾炎、肾脏或泌尿道感染、肿瘤等，都可能出现血尿。血红素尿多因溶血症所产生，如蚕豆症，而肌红蛋白则源自肌肉纤维的破坏。

9. **亚硝酸盐**：常见的尿路感染细菌（如大肠杆菌）会将硝酸盐还原成亚硝酸盐，因此当尿中亚硝酸盐测试阳性时，即可推测尿中具有相当数量的细菌存在，表示可能受到细菌感染，需进一步确认。

## 三、显微镜尿沉渣镜检：

以显微镜做进一步尿液分析，在高倍显微镜下分析尿液的内容成分。尿液中含有少数固形物，可以利用离心的方式取得，称之为尿沉渣，其来源主要为肾脏或泌尿道的细胞或外来，甚至是微生物、寄生虫、肿瘤细胞等。

## 六、尿液检查

尿沉渣镜检是非常有价值的检查，可以观查尿中是否有红细胞、白细胞、肾小管上皮细胞、扁平上皮细胞、移行上皮细胞、圆柱体或结晶体的存在。

依发现判断相关的临床意义：

1. **红细胞：** 正常人数值为0~3 / HPF。尿路系统自肾脏、输尿管、膀胱至尿道，其中任一部位出血都可能使尿液中出现红细胞，包括尿路感染发炎、结石形成、肿瘤生成、前列腺炎或外伤导致尿路系统受伤等。
2. **白细胞：** 正常人数值为0~3 / HPF。镜检下若有白细胞聚集现象表示尿路系统有感染可能。
3. **上皮细胞：** 正常人数值为0~3 / HPF。正常肾小管上皮细胞有修补新生的功能，故上皮脱落及新生乃正常现象。但过多上皮细胞聚集时，可能显示肾小管上皮受损严重，应考虑因肾炎、类淀粉症、重金属中毒或其他人为干扰因素所致。
4. **圆柱体：** 正常人数值为0 / HPF。一般而言，正常人的尿液只会偶尔出现圆柱体，若数目增加太多则为异常，是肾脏病变相当重要的指标。常见的圆柱种类有透明圆柱体（Hyaline casts）及颗粒性圆柱体（Granular casts）。
5. **结晶体：** 正常人数值为0 / HPF。晶体存在是正常的现象，但若有半胱氨酸结石、草酸钙、白氨酸、胆固醇结石、药物结石等出现，应进一步检查。
6. **微生物：** 尿中出现微生物可能是尿路感染的现象。

## 体检情报站：尿液采集的方式有好几种

尿液分析检查有非侵入性、简单、快速等优点，但是因为检查的原理，容易受食物、药物、氧化还原剂等干扰。

此外，正确的尿液采检也非常重要，错误的检体采集有可能造成伪阴性的结果。

因此，尿液检查结果一定要与临床状况一同判断。

尿液采集的时间及方式，可提供不同的诊断参考，一般体检多是采中段尿液：

1.随机尿液：

门诊时立即采检尿液作检查，好处是方便而省时，但因尿液成分变化较大，一般只应用在筛检时使用。

2.中段尿液：

可减少尿道杂菌或细胞污染，适用于细菌培养。

3.早晨初次尿液：

早晨初次尿液是最好的尿液检体，可以反映肾脏浓缩功能，提高泌尿道感染诊断率，但是除非住院，一般很难留取。

4.二十四小时尿液：

由于尿液中某些物质在一天当中变化不定，因此收集二十四小时尿液测定排出总量，较有临床意义，例如二十四小时尿蛋白量、二十四小时尿肌酸酐量等。

# 七、粪便检查

粪便常规检查

项目：颜色、细胞、寄生虫、潜血反应检查（免疫分析法潜血检查，FOBT）等

功能：消化状况、发炎、出血（如结肠炎、细菌性痢疾、结肠癌、息肉或痔疮出血）、感染等疾病型态的判断。免疫分析法潜血反应（FOBT）适用于结肠直肠癌、下肠胃道肿瘤微量出血的筛检，具较高之特异性，不受食物干扰。

# 粪便常规检查

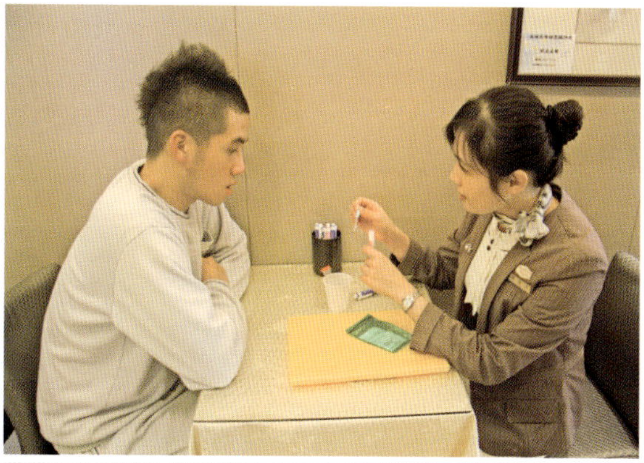

采集粪便做检查是消化道的一项简易筛检，可以了解消化道有无炎症、出血、寄生虫感染、恶性肿瘤等情况，并可根据粪便的性状、组成，间接判断胃肠肝胆系统的功能，此外，也可以藉此了解肠道中菌群的分布，或是有无致病菌的存在。

一般的粪便检查大多会包含以下检查：

| 检验项目 | 正常 | 不正常 |
|---|---|---|
| 颜色 | 成人呈黄褐色；婴幼儿呈金黄色 | 不同颜色代表不同状况 |
| 细胞 | 高倍显微镜下检查应该没有上皮细胞和细胞 | 出现大量红细胞时，可能是肠道下段发炎或出血，如结肠炎、细菌性痢疾、结肠癌、息肉或痔疮出血等；大量白细胞则多见于细菌性痢疾等感染。 |

## 七、粪便检查

| 检验项目 | 正常 | 不正常 |
| --- | --- | --- |
| 食物残渣 | 少量淀粉颗粒、肌肉纤维、脂肪滴、植物残渣 | 当碳水化合物消化不良时粪便中可能出现较多的淀粉颗粒，而出现大量脂肪滴多为脂肪消化不良，大量肌纤维表示蛋白质消化不良。 |
| 寄生虫 | 无 | 蛔虫、钩虫、蛲虫等寄生虫或虫卵 |
| 大便潜血试验 | 阴性 | 阳性 |

值得一提的是粪便潜血反应，所谓潜血就是肉眼看不到血，但检查可以发现血液的存在。一般正常人的粪便呈黄褐色，若消化道有出血状况，例如胃溃疡出血、十二指肠溃疡出血、大肠癌出血、息肉出血或痔疮出血等，粪便潜血检查将呈现阳性反应。

以往粪便潜血反应是使用化学反应法，只要有红细胞，不分是人体或食物产生的，都可以侦测出来，所以常出现伪阳性的现象，例如受检前数日食用红肉、鲑鱼、猪肝、猪血糕、花菜、铁剂、阿司匹林等，都会影响结果，而受检前数日服用维生素C类药剂达每日500毫克者，粪便潜血反应则可能出现伪阴性，这些因素都会影响判读。

新一代的检验是利用免疫法来侦测血红蛋白，它只对人类血红素、球蛋白及一些早期的分解物有反应，因为是抗原抗体反应的原理，特异性比较高，不受其他动物的血或肉所干扰，也不会受蔬菜和药物影响，因此不必限制饮食三天，当然检验成本也比较高。

当粪便潜血反应出现阳性时，一定要复检，或是进一步安排大肠镜检查，以免延误发现与治疗的时机。

至于寄生虫则大都是在虫卵或幼虫期进入人体，其中一部分虫卵会混在粪便排出，于粪便检查中被发现。过去几十年来寄生虫防治成果斐然，随着外籍劳工人数慢慢增多，因此寄生虫检查变得十分重要。

### 体检情报站：采集粪便检体要正确

新式免疫法粪便潜血试验专一性高，但是检体采集方法相当重要，不正确的检体采集可能无法得到正确的检验结果，采集粪便时应注意下列事项：

## 粪便采检盒

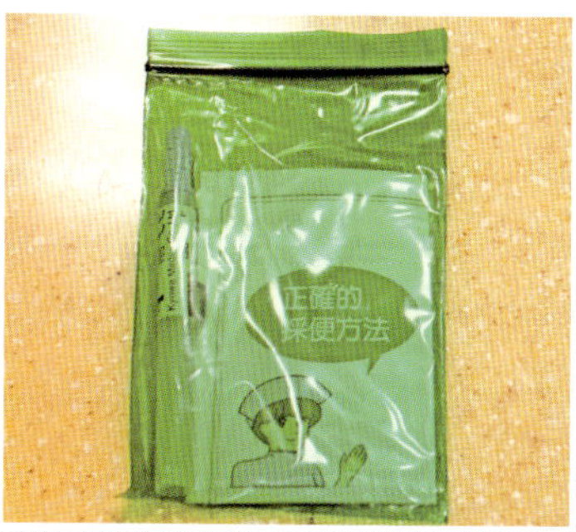


套装的粪便检体采检盒内有正确采检方法介绍

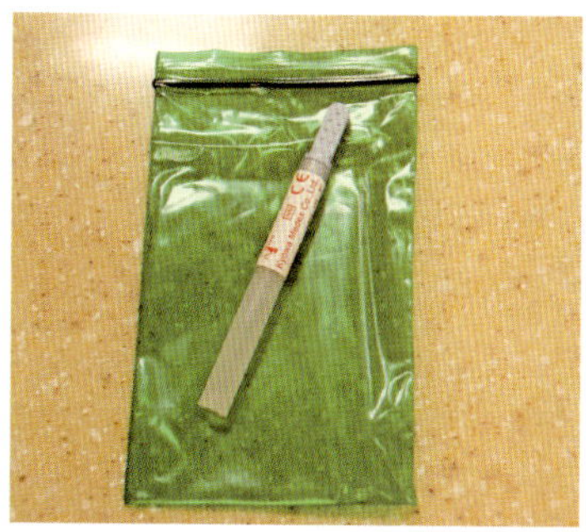

粪便采检盒的外观

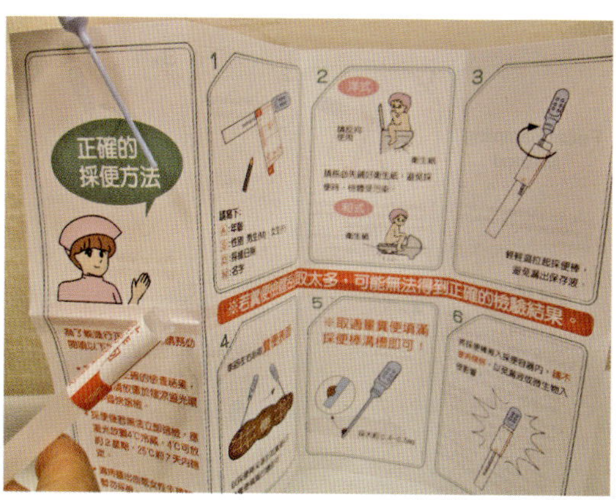


粪便采检盒的细观

## 七、粪便检查

1. 不需特别限制食物，但是有痔疮出血、血尿或月经期间不适合做此检验。
2. 酒及一些药物如阿司匹林、类固醇、止痛药物等，可能造成肠胃刺激性的不间断出血，这类物质应于受检日前四十八小时起停用。
3. 检体需为新鲜粪便，且应使用特定采便容器于粪便排出后立即采集，检验才会准确。

以采集棒碰触穿刺，采集三到六处不同部位的粪便检体，采便容器内有定量的保存剂，室温保存下尽快送到医院实验室，没有存放在保存液的粪便，其中的血色素将快速被破坏而丧失抗原性。

### 便便的颜色大有来头

粪便的颜色会因为身体状况而改变，以前经验丰富的医生，看粪便就能诊断出疾病，一般健康检查比较少见感染性问题，但是便便的颜色，可内含不少意义喔！

| 粪便颜色 | 可能的状况 |
| --- | --- |
| 脓血便 | 细菌性痢疾感染 |
| 巧克力色便 | 阿米巴痢疾感染 |
| 柏油样便（黑而富有光泽） | 常见于上消化道出血，或食用铁剂 |
| 红色血便 | 结肠以及直肠病变，如肿瘤、息肉、大肠溃疡、胃癌等，但是在食用甜菜及蕃茄没有消化的情况下亦会造成；痔疮出血亦会出现点状血斑。 |
| 灰白色 | 胆道阻塞或黄疸 |
| 棕黑色 | 食用太多肉类食物 |
| 绿色 | 食用大量绿色蔬菜 |
| 淡棕色 | 饮用过量乳类 |
| 黄色 | 食用过量脂肪及大黄梗叶 |

# 八、血液检查

什么是抽血检查?

1. 全细胞　2. 白细胞　3. 血小板　4. 红细胞

5. 糖尿病筛检　6. 血脂肪　7. 电解质

项目：抽血检查、全细胞检查：白细胞、血小板、红细胞、血糖检查、糖化血色素检查、血脂肪检查、电解质检查

功能：了解是否贫血、受感染、白血病、血液凝固功能等是否正常。通过全套血液检查可让医生评估是否感染滤过性病毒或结核菌、免疫缺乏疾病、再生不良性贫血、急性感染的恢复期、过敏、恶性肿瘤或寄生虫感染、细菌或病毒感染、炎症反应或骨髓增生症、药物作用、红细胞增多症、慢性骨髓性白血症、骨髓纤维化、脾脏机能不全等；而血糖、糖化血色素是糖尿病的诊断参考，血脂肪是血中胆固醇、甘油三酯等动脉硬化及代谢症候群的评估因子，电解质则是评估体内钠钾等离子是否处于平衡状态。

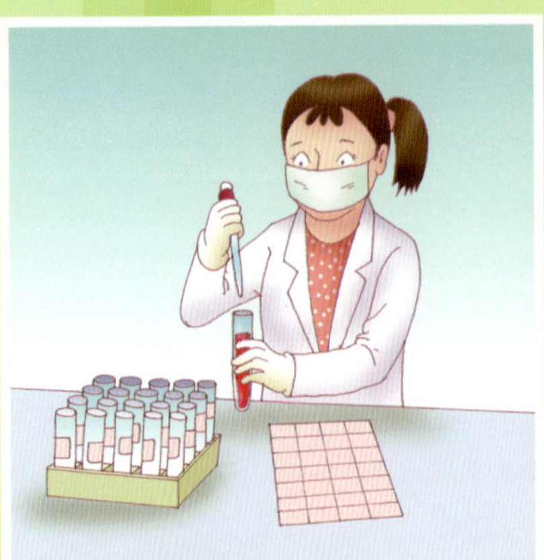

## 什么是抽血检查？

血液在心脏的作用下，将氧气和养分运送到身体的各个细胞，并将二氧化碳和体内废物带出细胞。血液成分经常会反映全身内脏器官和组织的健康状态，身体某处出现异常时，血液成分也会受到影响。

检查血液可以了解到全身的组织及脏器的状态，健康检测很多都是要靠血液分析来检查的，所以健康诊断或检查时，一定会进行抽血检查。

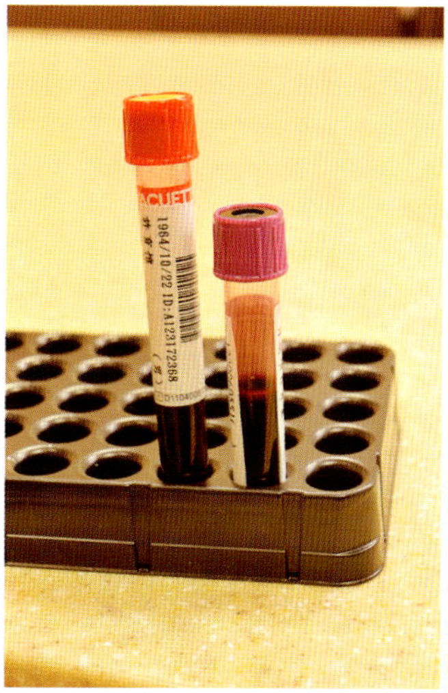

这支血液管内的血可以检验出很多健康资讯

血液检查有全细胞检查（红细胞、白细胞等）、生化检查（肝功能、肾功能等）、免疫血清检查等。因为实验室使用的检查仪器各不相同，所以健康检查时常会看到医检师或护理师在抽血时会分三至四个管子收集血液，然后送往实验室检查。

经常听患者说："抽了这么多的血需要多少营养才能补回来呢？"其实这完全没有必要担心和紧张，因为这只占人体全部血量的3%~5%，不需要任何补充和特殊营养，人体完全可自动进行调整和适应。

### 进行检查前应注意事项：

抽血进行血糖、血脂肪等检查时，通常应该禁食八小时左右，因此抽血检查前八小时应该禁止饮食，如果口渴可以含一口白开水慢慢吞下，一般碳酸饮料、果汁等均不可以食用。

运动会影响到一些肌肉酶检测的结果，因此抽血检查前三天应避免长跑、过度运动、攀爬大山等运动。

### 令人屏气凝神的抽血

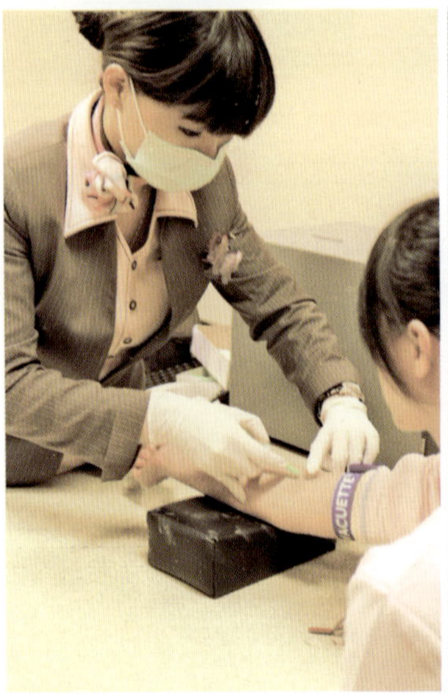

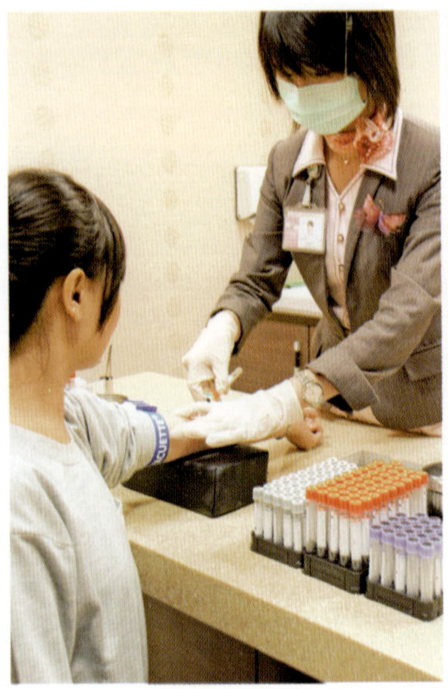

## 1. 全细胞

全细胞检查是最基本、最普遍的一种血液检查，最主要是检查细胞（包括白细胞、红细胞及血小板）的数量及机能，一般都是从手肘内侧采集静脉血检查，单纯检查细胞不需要空腹准备。

红细胞、白细胞、血小板各有不同功能，如输送氧气、二氧化碳、抵抗外来病菌、止血功能等，身体组织出现异常时，血液成分也会受到影响。

各种细胞及其功能运作

| 细胞种类 | 功能 | 功用 |
| --- | --- | --- |
| 红细胞 | 运输养分 | 含血红素，可将氧气送到全身，并将二氧化碳送出。 |
| 白细胞 | 消灭细菌 | 消灭病毒、防止疾病。 |
| 血小板 | 止血 | 当人体有伤口出血时，将血液凝固止血。 |

### 白细胞计数（WBC）

白细胞是身体重要的免疫系统，负责细菌或外来病原体侵入体内时的主要防御工作。当白细胞检测值过高时，可能是因为压力或身体某部位受感染、发炎，甚至是白血病（血癌）、组织坏死等严重疾病；当白细胞值过低则可能是因病毒感染（感冒）、再生不良性贫血及自体免疫疾病等原因所导致，也可能与某些药物的使用有关。

**红细胞计数（RBC）**

红细胞中含有血红素，具有运送氧气的功能。红细胞寿命大约为120天，每天大约有四到五万个红细胞在脾脏或肝脏破坏、回收，同时制造新的红细胞。

红细胞过多可能是红细胞增多症、脱水或慢性肺阻塞肺病的现象，如果补充水分后复检时仍然过高，则应进一步到血液科检查。至于红细胞值过低可能是因失血或贫血所造成，应配合其他细胞指数再诊断。

**血红素（Hb）**

血红素存在于红细胞中，是输送氧气的物质。女性因受到怀孕及月经期的影响，血红素一般较男性低。血色素值过高可能是红细胞增多症，过低则代表贫血，应进一步检查贫血原因再进行治疗。

**细胞容积比（Hct）**

细胞容积比是指红细胞占血液体积的百分比，可作为贫血程度与原因的参考和告诉我们红血球的质量如何。细胞容积值过高可能是脱水症或红细胞增多症，过低时则可能有贫血现象。

**平均细胞容积（MCV）**

平均细胞容积是指红细胞的平均体积。过高时表示红细胞过大，常见于缺乏维生素$B_{12}$或叶酸的贫血、巨红细胞症；过低时表示红细胞较小，常见于缺铁性贫血、海洋性贫血及慢性疾病造成之贫血。

**平均红细胞血红素量（MCH）**

平均红细胞血红素量指红细胞中血红素平均的含量，供临床参考。

**血小板（Platelets）**

血小板主要与血液凝固机能有关。血小板数目过高可能是红细胞增多症、慢性骨髓性白血病、骨髓纤维化、脾脏机能不全、慢性感染症或急性感染的恢复期等，过低则可能与再生不良性贫血、慢性肝炎、肝硬化，或与某些病毒感染（如登革热病毒）有关，应复检追踪。

**淋巴细胞比率（Lymphocytes %）**

淋巴细胞是白细胞的一种类型，淋巴细胞数增多可能代表感染滤过性病毒或结核菌，减少则可能有免疫缺乏疾病、再生不良性贫血等问题。

**单核细胞比率（Monocytes %）**

单核细胞也是白细胞的一种类型，单核细胞增多可能是罹患单核白血病，或是处于急性感染的恢复期。

**嗜伊红性球比率（Eosinophils %）**

嗜伊红性白细胞也是白细胞的一种类型，嗜伊红性球过多可能与过敏、皮肤病、恶性瘤、白血病或寄生虫感染等疾病有关。

**嗜中性球比率（Neutrophils %）**

嗜中性白细胞也是一种白细胞类型，过高可能是细菌感染、炎症反应或骨髓增殖症；过低则可能是药物作用或再生不良性贫血，需参考临床及其他数据综合判断。

## 2. 白细胞

白细胞数异常时，必须再做复检，复检的结果若是在基准值范围内，也没有不适感觉，就不需再担心；而像是扁桃腺炎及肾盂炎等细菌感染所引起的白细胞增加，必须靠抗生素治疗，才可以让白细胞数恢复正常。如果有持续性的不适与指数异常，为避免白血病等相关可能，应与医生讨论是否需进行进一步的检查。

### 白细胞很容易受生理变化的影响而升高

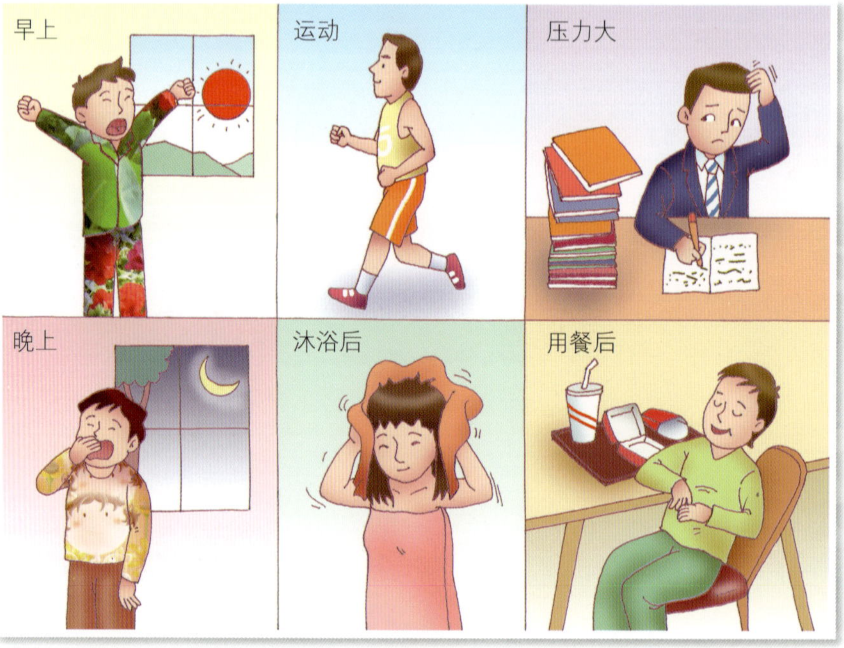

成年人白细胞数为每立方毫米5000～9000单位，婴幼儿稍高于成人。其中中性粒细胞占0.50～0.70，嗜酸性粒细胞占0.005～0.05，嗜碱性粒细胞占0.005～0.01，单核细胞占0.03～0.08，淋巴细胞占0.20～0.40。幼儿血液中白细胞数高于成年人。不同生理状态（如妊娠期）会引起白细胞数量的变化。有炎症时，血中的白细胞数明显增加。各类白细胞的防御保护作用各不相同。

白细胞是一个庞大的血细胞家族，它们的形态结构和生理功能是多样的，但是，它们之间不是相互孤立的，在机体的防护、免疫和创伤愈治过程中起协同作用。尽管它们是血液中的一类细胞成分，但它们功能的发挥，更多地体现在循环管道外的器官组织中。在功能方面它们与这些器官组织中的许多细胞成分如巨噬细胞、肥大细胞、成纤维细胞等密切相关。白细胞是机体防御系统的一个重要组成部分，它通过吞噬和产生抗体等方式来抵御和消灭入侵的病原微生物。

**白细胞（嗜中性球）的吞噬作用：**

细菌入侵体内→白细胞进入战斗状态→伸出伪足、攻击细菌→将细菌吞到细胞内→将细菌消化→任务结束，白细胞死去，化为脓排出体外。

# 3. 血小板

血小板是人体血液中三种主要细胞之一，是血液中负责血液凝集及修补作用的细胞，它会和血液中的凝集因子合作，在血管受伤时，能及时帮助止血。而血小板数目的正常值男女生都一样，为150000~ 400000／μ1。

## 什么是血小板减少？

血小板减少的定义是血液中的血小板低于正常值，它是引起不正常出血最常见的原因。当血小板低于20000／μ1时，则可能会产生自发性的出血，即未受到伤害或撞击也会有出血的现象。血小板减少的症状，通常会出现牙龈出血不止、流鼻血、月经不止、身上有瘀斑、胃肠道出血、血尿等，最严重时，甚至会造成脑出血、肺出血而致生命危险。引起血小板减少的原因相当多，最重要的是要请血液科医生确定发生原因，再针对疾病做适当的治疗。

## 血小板减少症的原因

**1.血小板制造减少：**

放射性或化学治疗药物造成的骨髓抑制，或骨髓本身的疾病，如再生不良性贫血症、白血病、其他恶性肿瘤的侵犯皆可引起血小板制造减少，缺乏维生素$B_{12}$时也会有血小板减少之情形。

**2.血小板的破坏增加：**

某些先天性疾病如Wiskott-Aldrich症候群，引起血管内皮受伤或血管内栓塞（包括血管内凝集、血栓性血小板减少性紫斑）都会造成血小板减少。

**3.不正常的分布或堆积：**

主要发生在脾脏肿大的病人。超过三分之一的血小板，堆积在脾脏内，进而造成血小板数量的减少（脾脏在正常时含有全部血小板的三分之一）。由于现在肝硬化的人增多，故很多血小板减少症的病人，是因为肝硬化造成脾肿大或脾脏功能过盛而造成。

## 血小板减少时可能引发的病症

**1.紫斑症**

紫斑症指的是血液从微血管渗漏出来，造成皮肤或黏膜的出血症状，紫斑可能很小像针点一样称为瘀点，或是较大片称为瘀斑，因为是紫红色故称为紫斑。引起紫斑症的原因很多，最常见的是血小板减少所引起的。另外有凝集因子缺乏、血管壁脆弱（老年性紫斑、药物性紫斑）及过敏引起的紫斑等。

**2.自体免疫性血小板减少性紫斑症**

可分急性或慢性。急性常发生于小孩或年青人，发作期间少于六个月，通常不需治疗，就可以自然痊愈。慢性者通常发生于成人，一般需要药物治疗以改善血小板减少症。

此种紫斑一般是体内产生了对抗血小板的抗体，抗体会和血小板结合，并被体内的网状内皮系统清除而造成减少症，大部分的病人会出现皮下黏膜组织或皮肤的出血，而女性病人则有月经过多的现象。

一般来说，出血的严重度、频率和血小板的数目有密切相关，血小板数目愈少，失血的现象愈严重。

## 4. 红细胞

身体组织需要氧气，有赖葡萄糖等燃料代谢而产生能源供应。然而氧气要如何才能有效的运送到组织呢？氧气并不容易溶在水（血浆）中，因此生物发展出能够携带较大量氧气的分子来进行这项运输作用，这种分子便是血红素。红细胞中含有的血红素，具有运送氧气的功能，红细胞随着血液运行至身体各部，在肺脏，氧气大量进入血红素，使血红素之携氧量接近饱和；当血液流至其他组织时，血红素即可释出氧气供组织使用。

### 贫血

贫血是指血液中的血红素过低或红细胞数目过低。贫血时会出现无精打采、倦怠、脸色苍白、心跳快、喘气、运动能力差等症状。这些症状与贫血程度、年龄及发生贫血的快慢有关。长期严重贫血甚至会引起心衰竭，严重的话更可能导致死亡。

三种贫血的比较

| 缺铁性贫血 | 恶性贫血 | 再生不良性、溶血性贫血 |
| --- | --- | --- |
| 出血或饮食中的铁不足(注) | 肝脏、脾脏肿大或黄疸、缺乏叶素、维生素$B_{12}$ | 骨髓无法制造红细胞、红细胞被破坏 |

(注)胃部全摘除手术引起的铁质吸收障碍或胃癌、胃溃疡、尿路伤害引起的持续性出血，过度减肥引起的营养不良等，女性因子宫肌瘤而月经量多，这些原因均可以导致严重的缺铁性贫血。

**多血症**

红细胞数男性超过600万个、女性超过550万个时称为多血症。此时会出现脸部潮红、头昏、头痛、发汗等症状、容易头昏、高血压、脸部潮红的人最好检查一下红细胞数量。

### 体检情报站：从检查数值判断是哪一种贫血

贫血诊断分两步骤：

1. 血红素值，当男性小于14gm / dl，女性小于12gm / dl时，就可诊断为贫血。
2. 细胞的体积大小（MCV），当MCV太高时为大球性贫血、MCV正常为正常球性贫血，MCV太小时则为小球性贫血。

大球性贫血的原因：维生素$B_{12}$或叶酸缺乏，如萎缩性胃炎、饮酒过量、饮食营养不足等导致。

小球性贫血的原因：缺铁性贫血、地中海型贫血。

正常球性贫血的原因：包括再生不良性贫血、溶血性贫血、白血病或其他血液疾病等。

## 5. 糖尿病筛检

**血糖检查**

☆参考数值：空腹血糖100 mg / dl以下

饭后血糖140 mg / dl以下

葡萄糖是维持人体生命活动的基本能源，而体内有一个控制系统维持血糖的衡定，让血糖保持在一定的范围。胰脏分泌的胰岛素可以降低血糖，当胰岛素先天缺乏或后天逐渐分泌不足时，血糖会过高，造成糖尿病。

健康检查时，血糖测量可以分为饭前血糖及饭后血糖，另外还有一个指数称为糖化血色素，可以作为血糖控制是否稳定的参考。

糖尿病是无法根治的，但病情可通过饮食、运动和药物配合控制。当血糖值有略为偏高的异常现象时，可先以饮食与运动控制；若无法有效控制时，则应施予药物治疗。

### 体检情报站：空腹血糖高就等于糖尿病吗？

糖尿病的诊断以空腹血糖、餐后血糖及糖化血色素等数值加以判断，有时会用口服葡萄糖做葡萄糖耐受试验辅助诊断，因此单用空腹血糖指数高就断定有糖尿病，不十分妥适。

也就是说，空腹血糖超过100，餐后血糖超过140，都是血糖过高的现象，但并不代表一定得了糖尿病。

例如，抽血的时间真的遵守空腹八小时的规定，这样检查出来的空腹血糖才有意义。同理，餐后血糖要在吃饱饭后二小时抽血，当遵守了这样的规定，血糖值仍然过高的情形下，才会是罹患糖尿病的可能。

如果遵守抽血空腹的规定下，空腹血糖超过126，则糖尿病的可能性将大大提升。

**糖化血色素检查（HbA1C）**

☆参考数值：糖化血色素6.0%以下

部分血液中的葡萄糖会黏结在红细胞的血色素上，糖化血色素可以反映有多少葡萄糖黏结在血色素上。

糖尿病者的血糖值比较高，所以黏结葡萄糖的血色素就会比较多，但是如果血糖控制的好，糖化血色素的指数应该就会跟正常人一样。

重要的是，糖化血色素代表的临床意义是长期（近三个月）血糖控制状况，也就是说，三个月的血糖都没有控制好，只有在抽血前一天饮食控制很严格、多饿了两个小时下抽血，所得到很好的饭前血糖值，只是一个假象，不代表血糖控制得好。

**POINT**

检查前禁食或绝食，并不能够隐藏糖尿病的事实。

所以，糖化血色素可以当作是否有糖尿病的参考，更是糖尿病的重要控制指标，一般而言，正常人的糖化血色素指数应在6.0以下，而在已服药控制糖尿病的情况下，糖化血色素指数至少要控制在7.0以下才算成功。

自从糖化血色素这个检验项目发明以后，很多健康检查都把此检查项目列入，以便分辨出假阴性的糖尿病现象，例如为了健康检查，饿了十二个小时没吃东西，抽血时饭前血糖可能正常，让人误以为没有糖尿病，但是如果糖化血色素过高，代表有糖尿病的可能性仍然很高，应该仔细判断。

### 体检情报站：血糖控制好帮手

糖化血色素的发明，让血糖控制得好不好成为一个比较容易评估的指标，血糖正常但糖化血色素高于7%以上，表示血糖控制不好，仍需积极考虑治疗方法的调整。

值得注意的是，当贫血时，血色素比较少，因此糖化血色素会相对偏高，所以判读上应该加以考虑。

然而，除了靠药物外，注意日常保健，也能够避免糖尿病的恶化，以下便是几个糖尿病患者日常的保健方法，提供给大家参考：

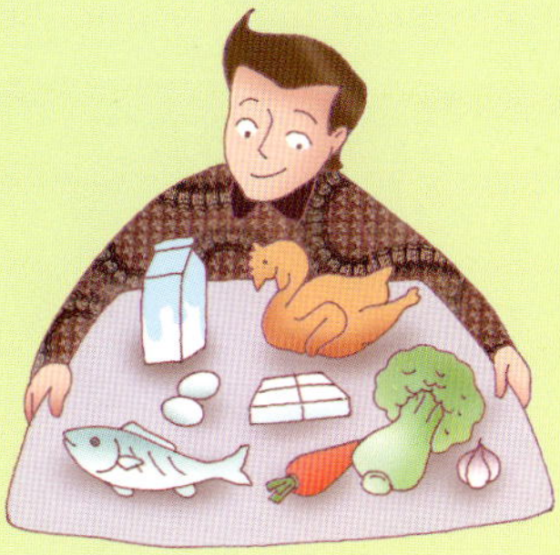

均衡摄食、定时定量。

避免喝酒。

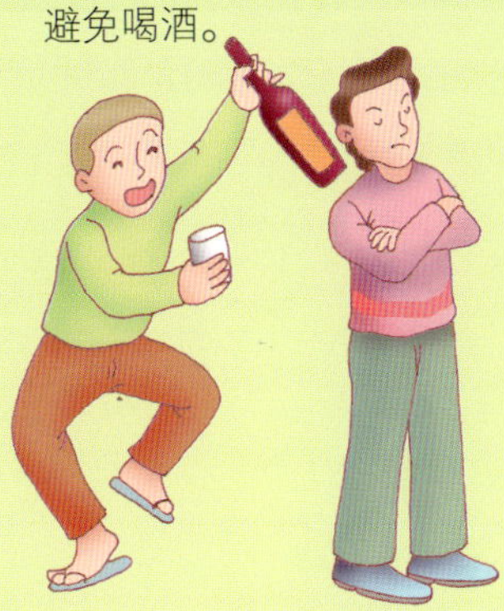

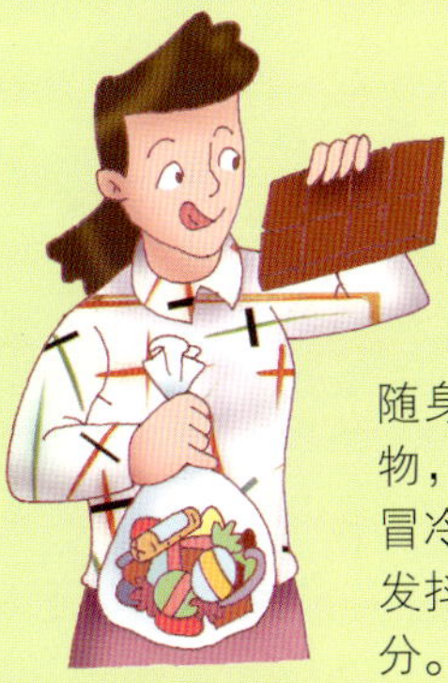

随身携带方糖或含糖食物，低血糖症状时（如冒冷汗、心悸、头晕、发抖等），立即补充糖分。

适度运动。

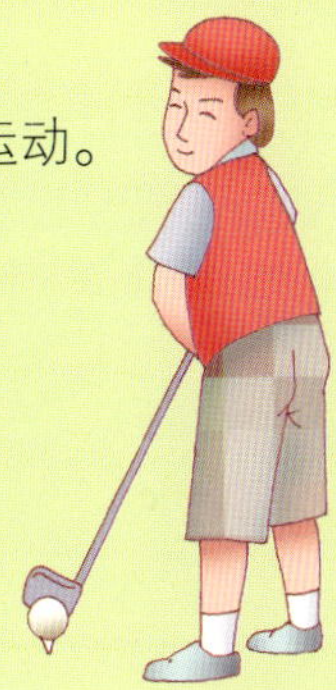

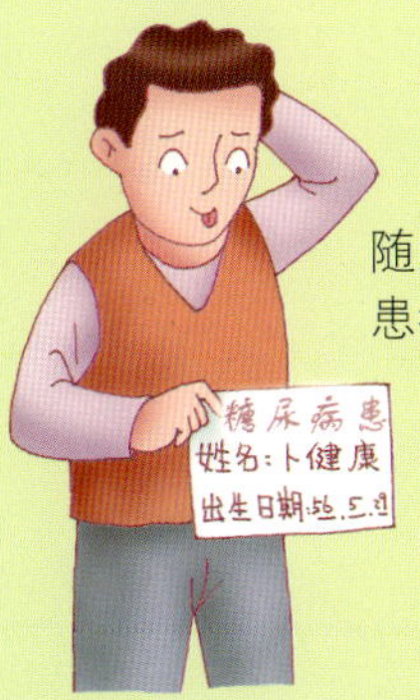


随身携带糖尿病患者识别卡。

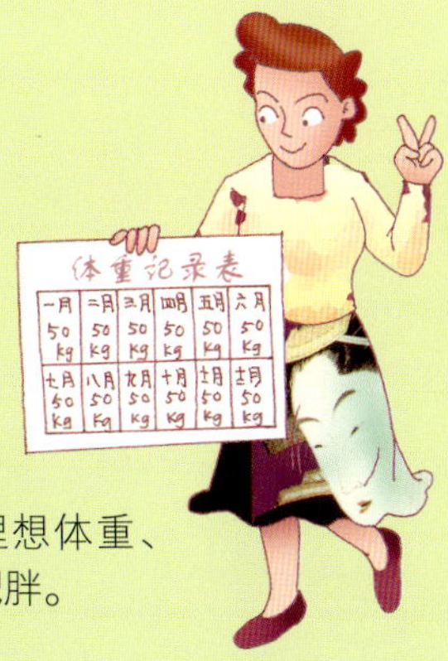


维持理想体重、避免肥胖。

## 6. 血脂肪

血液中共有五种脂质：胆固醇、胆固醇脂、中性脂肪（甘油三酯）、磷脂质与游离脂肪酸，其中胆固醇、中性脂肪、游离脂肪酸三者与动脉硬化有关系，是心血管疾病的危险因子，血脂肪检查主要在预测心血管疾病的危险。

**总胆固醇**

☆参考数值：<200 mg／dl

目前胆固醇的标准值是以200mg／dl为上限。总胆固醇过高与遗传、饮食习惯、运动习惯等均有相关，长期胆固醇过高容易造成动脉硬化，引发高血压、心肌梗塞、脑中风的发作；胆固醇过低则可能与贫血、营养不良、慢性疾病等有关。

**甘油三酯**

☆参考数值：<150 mg／dl

过量的甘油三酯与胆固醇一样，会形成粥状黏液堆积于血管壁内膜，使血管壁变厚、血管腔变窄，降低血管的弹性。正常的甘油三酯指数不宜超过150mg／dl，甘油三酯大多来自发酵类及碳水化合物类的食物如米饭、面包、甜食等。

**高密度脂蛋白**

☆参考数值：>40 mg／dl

俗称高密度胆固醇、好的胆固醇，是对身体有益处的胆固醇，会清除附着在动脉内壁的不良胆固醇，防止动脉硬化，故又称“血管的清道夫”。正常值是40mg／dl以上，指数愈高愈好，过低时则较易罹患心血管疾病。

### 低密度脂蛋白

☆参考数值：<130 mg／dl

俗称低密度胆固醇或坏的胆固醇，正常值不要超过130mg／dl，有冠状动脉心脏病或糖尿病的人，最好能控制到100mg／dl以下。低密度脂蛋白指数愈高则冠状动脉硬化及心脏疾病的危险性愈高，所以是预防冠状动脉心脏病及治疗高血脂症的重要指标。

健康检查时，常会进一步分析胆固醇与高密度脂蛋白的比值（胆固醇／高密度脂蛋白）、低密度脂蛋白与高密度脂蛋白的比值（低密度脂蛋白／高密度脂蛋白），目前照两个比值也都被用来作为预测心血管疾病的风险度指标。

**POINT**

常见高胆固醇食物有：奶油、冰淇淋；牛、猪等固状油类；包括鸡蛋、椰油或牛油制成的面包或饼干；五花肉、香肠、鸡、鸭、动物内脏；炸薯条、薯片；蛋黄、鱼卵、蟹黄。

体检情报站：有心血管疾病时，日常生活中应该如何保养？

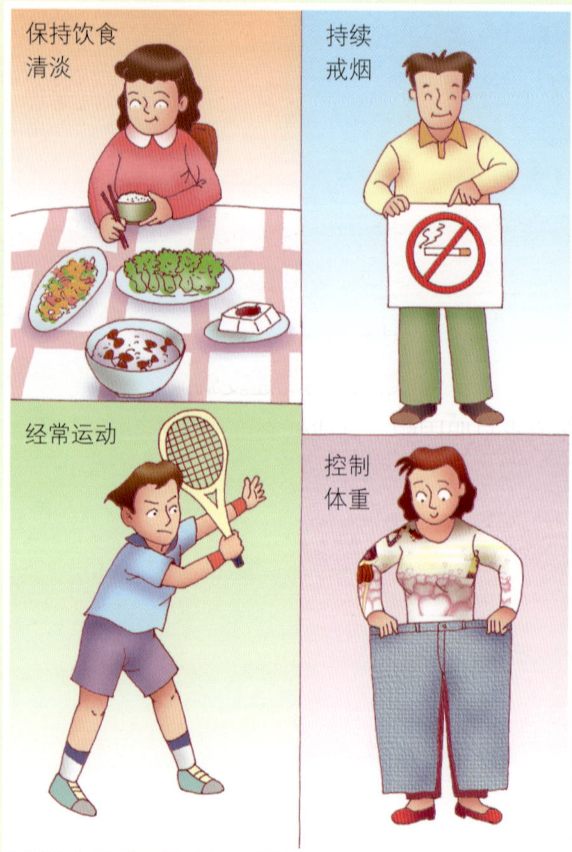

## 高危险群胆固醇最好控制在180以下

血脂肪应该控制在正常范围，才不至于增加心脏血管或脑血管的危害，一般正常人血脂肪的控制值是胆固醇200以下、甘油三酯150以下，高密度脂蛋白要多于40，而低密度脂蛋白要少于130。如果已经有冠状动脉心脏病或糖尿病的人，控制标准要更严苛，胆固醇要控制在180以下，低密度脂蛋白要在100以下比较安全。

## 胆固醇与高密度脂蛋白的比值要小于5最好

近年来研究发现，胆固醇的品质是一种重要的健康指标，即使总胆固醇指数偏高，若与高密度脂蛋白的比值小于5.0，则动脉硬化的风险就会降低；另外有研究结果指出，如果已经出现动脉硬化，但是保持这个比值在3.0以下，则血管发生阻塞的速度就减缓。

因此，在追求总胆固醇、高或低密度脂蛋白能符合正常范围下，也要注意这个比值是不是在5以下，甚至在3以下最理想。

## 甘油三酯理想水平应低于1.700mmol/L

甘油三酯是人体内含量最多的脂类，大部分组织均可以利用甘油三酯分解产物供给能量，同时肝脏、脂肪等组织还可以进行甘油三酯的合成，在脂肪组织中贮存。理想的甘油三酯水平应低于1.70mmol/L，超过1.70mmol/L则需要改变生活方式，控制饮食，增加运动，高于2.26mmol/L则表示甘油三酯偏高，需要吃药，以防病变。

## 7. 电解质

血液中的电解质代表身体内的微量元素，是人体新陈代谢的重要评估依据。一般常见的、与身体比较相关的电解质项目有钠、钾、氯、钙、磷等。人体的电解质通常是维持稳定的状况，如果有重大的疾病，就会失去平衡，可能会出现症状，甚至有生命危险，应该进一步检查。

**钠**

有调节身体水分的功能，当严重脱水、大量出汗、高热、烧伤、糖尿病性多尿、肾上腺皮质功能亢进、原发及继发性醛固酮增多症时，血钠值会增加；腹泻、呕吐、水肿、肾脏病、服用利尿剂或长期营养不良时血钠会降低。高血钠症会引起脱水、糖尿病等疾病；低血钠症则会引起呕吐、下痢等症状。

**POINT**

血钠高时，并非是前一天的盐分摄取太多的缘故，因为我们的身体会自动调节钠的浓度。

**钾**

钾和肌肉、神经传导有关。钾在维持细胞内外渗透压和酸碱平衡、维持神经肌肉的正常应激性、维持心肌的正常应激方面的作用极为重要。当尿毒症、烧伤时钾离子会升高；营养不良、代谢性碱中毒、急慢性腹泻或使用某些药物（如某些利尿剂）时，钾离子会减少。高血钾症会出现肌肉张力低下、手脚及嘴唇发麻等症状，低血钾症则会出现多喝、多尿、无力感及便秘等症状。

**钙**

钙和骨骼牙齿的生成、神经刺激的传达等功能有关。当罹患副甲状腺机能亢进、维生素D中毒、恶性肿瘤时，血中的钙会升高；罹患副甲状腺机能低下、维生素D缺乏、佝偻病时，血钙会降低。钙离子常与磷同时判读。

**磷**

磷升高可能因为副甲状腺功能低下或慢性肾功能不全，磷下降可能因为副甲状腺功能亢进或维生素D过多。若磷与钙同时升高，则可能为恶性肿瘤，若磷与钙同时下降，则可能为软骨症或维生素D缺乏症。

**氯**

氯是体内重要的离子，对渗透压的维持与水分调节有很大的功能，与钠离子的功能基本一致。血中氯高于正常值，可能与严重脱水、尿崩症、肾上腺功能亢进、呼吸性碱中毒、高钠血症及尿道梗阻有关；血中氯低于正常值，可能与利尿剂使用、严重呕吐、腹泻、低钠血症、肾功能减退及阿狄森氏症有关。

# 九、肾脏检查

肾功能、尿酸

项目：尿素氮、肌酐、尿酸、肾丝球过滤率估计值

功能：肾病变、肾炎、肾衰竭等疾病之筛检与评估，而尿酸值会受肾功能影响，也会使肾功能受损，是评估痛风、关节炎的重要指标。

## 肾功能、尿酸

除了尿液的检查可以粗略了解肾功能外，血液中的肾功能指数，也可以作为肾功能是否完整的参考。

**尿素氮：**尿素氮是肾脏代谢的最终产物，数值会受到蛋白质摄取量、蛋白质代谢及肾脏机能的影响。当肾脏机能不良、脱水时，尿素氮会升高。健康检查时常见因喝水不足而使尿素氮变高的现象，若只是单独尿素氮过高，没有合并肌酸酐升高，并不影响健康，只要多喝点水就可以改善。

正常成人空腹尿素氮为3.5~7.1摩尔/升。各种肾实质性病变，如肾小球肾炎、间质性肾炎、急慢性肾功能衰竭、肾内占位性和破坏性病变均可使血尿素氮增高。多肾外因素也可引起血尿素氮升高，如能排除肾外因素，尿素氮21.4摩尔/升即为尿毒症诊断指标之一。

**肌酐：**肌酐是肌肉所分解的产物，每20克肌肉代谢可产生1毫克肌酐，正常状况应经由肾脏，藉尿液排出体外，故测定肌酐可知道肾脏功能是否良好，也是尿毒症的参考指标。正常人尿肌酐的日排出量相当稳定，成年男性日排出量为1.0~1.8克，女性为0.7~1.0克，而且不受食物蛋白质含量和尿量的影响。

肌酐增高多见于肢端肥大症、巨人症、糖尿病、感染、甲状腺功能减低、进食肉类、运动、摄入药物（如维生素C、左旋多巴、甲基多巴等）。肌酐减低多见于急性或慢性肾功能不全、重度充血性心力衰竭、甲状腺功能亢进、贫血、肌营养不良、白血病、素食者，以及服用雄激素、噻嗪类药等。

**尿酸**：尿酸是普林的代谢产物，食物中以动物内脏含量最多。高尿酸血症可能与饮食习惯、肥胖、饮酒过量或肾功能异常等因素有关。尿酸过高会造成尿酸结晶沉积，于肾脏变成肾结石，于关节腔中造成尿酸结晶或痛风石，引起痛风性关节发炎、红肿热痛等，应该小心防范，避免长期食用高普林的食物，如海鲜、内脏类食物等。

**肾丝球过滤率估计值（eGFR）**：主要是用肌酸酐数值与年龄、性别等资料，通过公式计算，以评估肾脏过滤率eGFR，作为肾脏问题的指标。一般正常人的肾丝球过滤率估计值（eGFR）应在60以上。

肾丝球过滤率是测量肾脏功能并做慢性肾脏病分期的最佳方式。医生会根据血液肌酐值、年龄、种族及其他因素来计算肾丝球过滤率，如果越早发现慢性肾脏病，就越有机会减缓停止其进行。

### 体检情报站：尿酸过高一定会痛风吗?

尿酸是血中的一种代谢产物，痛风是一种关节疼痛的疾病，两者有因果关系，但是尿酸过高不一定就会痛风，而痛风发作时的尿酸值也不一定很高。

所以尿酸过高，称为高尿酸血症，不叫痛风。当关节发炎疼痛，由发炎的关节腔中取得尿酸结晶，或是抽血检查的尿酸指数过高时，则称为痛风性关节炎。临床上常见有些人尿酸高于10，却未发作过痛风，也常见有些人在痛风复发时，检测的尿酸却只有5、6而已，因此尿酸过高还未等于痛风，但是一旦痛风发作过，尿酸值一高，便很容易关节疼痛。

长期的尿酸过高，发生痛风的机会大增，因此平时应注意保养。而有过痛风的人，尿酸指数只要稍微升高，关节炎就容易复发，所以更要保养。

预防尿酸过高，应从食物及生活作息着手，低普林饮食、避免喝酒、减少高脂肪食物、远离肥胖，此外，要养成大量喝水的习惯、注意关节面的保暖，这些都是预防尿酸过高或是痛风发作的好方法。

# 十、肝胆检查

1. 肝功能、胆囊
2. 病毒性肝炎检

项目：谷草转氨酶、谷丙转氨酶、碱性磷酸酶、谷氨酰转移酶、白蛋白、球蛋白、总胆红素、直接胆红素、甲肝检查、乙肝检查、丙肝检查

功能：急慢性肝炎、酒精性肝炎、肝硬化、溶血、黄胆、胆道阻塞等疾病的相关诊断，甲、乙、丙型肝炎则是检验是否曾感染甲、乙或丙肝肝炎、是否为乙肝带原者、是否已有肝炎病毒抗体，或是否需接受甲或乙肝疫苗注射等鉴别诊断的参考。

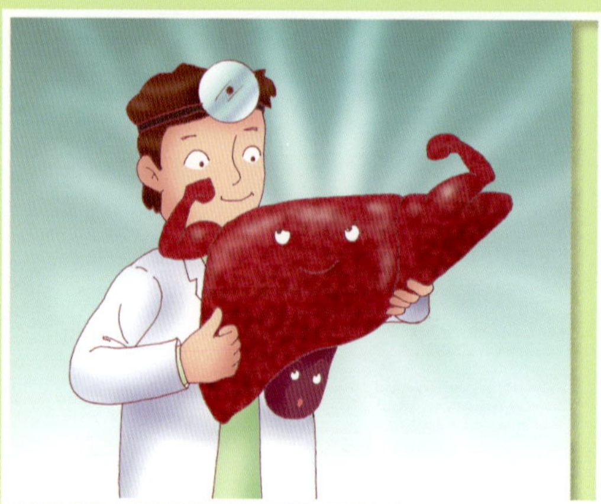

## 1. 肝功能、胆囊

肝脏是人体内最大的化学工厂，肝脏细胞内有许多酶，当肝细胞发炎或因药物受损或坏死时，酶便会被释放，血中浓度也会上升。

临床上常以SGOT及SGPT升高的程度作为肝脏发炎或受损程度的评估。SGPT主要存在于肝脏细胞内，但SGOT则除了肝脏以外，心脏、骨骼肌也有。

**谷草转氨酶（SGOT）：**健康者的SGOT会保持在正常范围，急性肝坏死、肝硬化、阻塞性黄疸、心肌梗塞、脑血管疾病、骨骼肌肉损害，都可能使SGOT升高。

**谷丙转氨酶（SGPT）：**SGPT值过高可能代表有急慢性肝炎、酒精性肝障碍、肝硬化、肝癌等。SGPT大量存在于肝脏，故对肝脏疾病诊断较有特异性，罹患急慢性肝炎、酒精性肝障碍、肝硬化、肝癌、阻塞性黄疸时，SGPT会大量升高。

**碱性磷酸酶：**血清中的碱性磷酸酶主要来源是肝脏、骨骼与小肠等，测定碱性磷酸酶可能得知肝脏到十二指肠的胆汁流出路径是否正常。碱性磷酸酶值升高时可能与急性肝炎、肝功能异常、阻塞性黄疸、肝内胆汁积滞、肝癌及骨头病变有关；过低时可能与前列腺肥大、甲状腺机能低下等有关，运动量不足时指数亦会下降。

**谷氨酰转移酶：**常用于筛检肝脏机能障碍、脂肪肝及肝硬化，特别是酒精和药物引起的肝炎特别敏感。

**白蛋白：**当肝脏发生疾病、腹泻、营养失调或肾脏病、自体免疫疾病时，白蛋白会明显减少。

**球蛋白**：由肝细胞与免疫细胞分泌，当慢性肝炎或肝硬化时，肝免疫力下降，球蛋白会上升。

**总胆红素**：总胆红素值过高时有可能是急性肝炎、溶血性黄疸、胆结石、胆管炎、阻塞性黄疸等疾病，应做进一步诊断治疗。总胆红素值在2.0 mg／dl以上时，眼球白色部分（巩膜）会变黄色，同时胆红素会被排泄到尿中，使尿液变成黄褐色，若胆红素持续增加，皮肤也会出现黄疸现象。

**直接胆红素**：直接胆红素值过高时可能与肝炎、肝硬化、阻塞性黄疸有关，与总胆红素共同综合判断。

### 体检情报站：我又没喝酒，怎么会有酒精性肝炎?

“医生，我又没喝酒，怎么会有酒精性肝炎？”

肝脏号称是人体的化工厂，几乎身体里所有生理代谢都可见到它的影响，它的功能是多方面，因此绝对没有能够百分之百的完整肝功能检查。

被用来检测肝功能的项目非常的多，但若考量到检查的专一性、敏感性，能广为使用的项目就是目前常用的SGOT、SGPT、GGT这几项了。这些检查项目中被发现与喝酒导致肝细胞伤害最有密切关系的是GGT，但它绝不仅代表酒精性肝炎，而有其他意义。

血清中的GGT被用来作为临床诊断工具，是从1960年的Szewzuk and Orlowski 开始。一般对酶的检验，多是利用它在试管中与一些特定物质的作用情况来检测，再以呈现出来的颜色、残余物质等来反映酶的含量。

GGT在上世纪六十年代初被发现有阻塞性胆道疾病时指数会升高，随着认识愈多，渐渐也使用在肝脏疾病的检查。根据过去Orlowski的研究，人体内好几个器官含有大量的GGT，估计肾脏有2,200单位，胰脏180单位，肝脏85单位，脾脏有35单位，小肠20，脑部10，心脏则仅有1，肾胰肝比例约为100:8:4。由于肝与胆管上都有相当高的浓度，因此才能作为肝功能的检查项目。

当胆道发生问题，有了阻塞现象或是胆汁滞留时，GGT就会上升，所以它与碱性磷酸酶一起被归类于胆道相关酶。后来的研究发现肝细胞受损时仅会轻微或呈中等程度上升，在肝脏里有肿瘤类病灶时，也会升高。

虽然对肝细胞受损是一项相当敏感的指标，可惜常见到不明原因的轻微上升，因此GGT单独使用，常无法判定问题所在，要合并其他检验来综合判断才有意义，例如碱性磷酸酶在肝胆疾病与骨骼疾病都会上升，GGT则仅会在肝胆疾病发现异常，可帮助碱性磷酸酶鉴别诊断。

当仅有GGT升高，而碱性磷酸酶与仍在正常范围时，酒精或药物的可能性最高。一般而言，女性的检验值会比男性低，但怀孕时会升高。

总之，不只有在酗酒状况下GGT才会异常，肝功能的判断并非单一项目就可直接解释一切，这个酶需要与其他检验数据综合判读才能下诊断，所以，当GGT过高时，请与医生讨论。

## 2. 病毒性肝炎

引起肝炎的病毒有甲、乙、丙、丁、戊等型，临床及健康检查中以甲、乙、丙三种最常见，也较有意义。

### 经口传染的急性肝炎：甲型肝炎

甲型肝炎病毒通常存在于患者的血液、唾液与粪便中，可经由食物或餐具传染给他人。最初的症状是食欲不振，接着出现流行性感冒的症状，然后是黄疸、皮肤及眼白会变黄，尿液呈茶褐色。

甲型肝炎是一种急性肝炎，因为传染管道是经口传染，因此有集体爆发流行的考量。

甲型肝炎的检查可以分为IgM及IgG两种抗体检验，在临床的意义各不相同。

Anti-HAV IgM：检验目前有没有感染甲型肝炎病毒，如果结果呈现阳性，表示目前有急性甲型肝炎感染，需立即治疗，检验单位也应立即通报卫生单位。供膳人员因为工作性质，团体生活者因为共用器具的几率高，因此有必要检验Anti-HAV IgM。

Anti-HAV IgG：检验以前有没有感染过甲型肝炎病毒，如果结果呈现阳性，表示以前感染过，已产生抗体具备免疫力，不会再被感染。

如果Anti-HAV IgG结果呈现阴性，表示以前未曾感染过，体内没有甲型肝炎免疫力，可以考虑注射甲型肝炎疫苗。对于常往返东南亚地区的人而言，检验甲型肝炎IgG以了解是否需要注射甲型肝炎疫苗，是绝对必要的。

### 健康咨询站：到底要验Anti-HAV IgM还是Anti-HAV IgG?

依检验目的不同，选择不同的项目：

| 检验目的 | Anti-HAV IgM | Anti-HAV IgG |
|---|---|---|
| 现在是否感染? | ✓ | × |
| 是否需注射疫苗? | × | ✓ |

## 最常见的肝炎：乙型肝炎

乙肝广泛流行于世界各国，主要侵犯儿童及青壮年，少数患者可转化为肝硬化或肝癌。它已成为严重威胁人类健康的世界性疾病，也是我国当前流行最为广泛、危害性最严重的一种疾病，因此乙型肝炎检验特别重要。

乙型肝炎是一种慢性肝炎，主要传染方式是血液或体液传染。

乙型肝炎的检查项目很多，根据不同的检查意义，可以分为初步筛检、带原者高危险群筛两种。

**乙型肝炎表面抗原HBsAg：**代表乙型肝炎病毒的病原体，如果表面抗原为阴性反应，表示体内目前未侦测出病毒体，可能未感染过乙型肝炎，或感染过但已复原，必须与其他抗体检查结果一同判读。

若表面抗原为阳性反应，表示体内目前有乙型肝炎病毒，可能刚感染乙型肝炎病毒，或是已经成为终生带原者。

**乙型肝炎表面抗体Anti-HBs：**代表乙型肝炎病毒引起的身体免疫力表现。表面抗体为阳性反应时，表示曾感染或曾注射过乙型肝炎疫苗，体内产生抵抗乙型肝炎病毒侵袭的抗体。

**乙型肝炎核心抗体Anti-HBc**：代表体内针对乙型肝炎病毒核心所产生的抗体，阳性反应表示曾感染过乙型肝炎病毒，阴性则表示体内未曾有乙型肝炎病毒感染过。

**乙型肝炎e抗原HBeAg**：体内有乙型肝炎病毒时才需检验，代表乙型肝炎病毒的复制力与传染力。如果非乙型肝炎带原者，体内不会有乙型肝炎病毒，便无需检查e抗原。乙型肝炎带原者又合并e抗原阳性反应时，代表乙型肝炎病毒的活性较大、传染力高，肝功能异常与后续肝硬化、肝炎的几率较大，称为乙型肝炎带原者的高危险群。反之，有产生e抗体而e抗原阴性时表示复制力低、传染性较低。

健康的乙型肝炎带原者应该每六到十二个月追踪检查，如果肝功能异常或超声波有异常发现时，应该到肠胃肝胆科治疗。

## 健康咨询站：怎么验乙型肝炎？什么时候该打乙型肝炎疫苗？

| 检验分类 | 检验目的 | 检查项目 |
| --- | --- | --- |
| 第一阶段 | 初步筛检是不是乙型肝炎带原，作为是否需施打乙型肝炎疫苗的参考。 | 乙型肝炎表面抗原HBsAg<br>乙型肝炎表面抗体Anti-HBs<br>乙型肝炎核心抗体Anti-HBc |
| 第二阶段 | 确定为乙型肝炎带原者加作检查项目，检查是否为高危险群。 | 乙型肝炎e抗原HBeAg、乙型肝炎病毒量（HBV-DNA） |

乙型肝炎检验结果对照表

| 乙型肝炎表面抗原HBsAg | 乙型肝炎表面抗体Anti-HBs | 乙型肝炎核心抗体Anti-HBc | 乙型肝炎e抗原HBeAg | |
|---|---|---|---|---|
| 阴性 | 阴性 | 阴性 | 阴性 | 未曾感染乙型肝炎 |
| 阳性 | 阴性 | 阳性 | 阴性或阳性 | 刚感染乙型肝炎 |
| 阴性 | 阴性 | 阳性 | 阴性 | 刚感染乙型肝炎空窗期 |
| 阴性 | 阳性 | 阴性 | 阴性 | 已痊愈，并具有抗体 |
| 阳性 | 阴性 | 阴性 | 阴性 | 乙型肝炎健康带原者 |
| 阳性 | 阴性 | 阴性 | 阳性 | 慢性活动乙型肝炎 |

## 经血液、体液传染的慢性肝炎：丙型肝炎

丙型肝炎也是一种慢性、经血液或体液传染的慢性肝炎，近年来因为健康筛检，发现感染的人也不少，中国丙型肝炎带原率约为3.2%。

丙型肝炎的检查方法主要是以丙型肝炎抗体Anti-HCV为主，Anti-HCV若呈阴性反应则代表从未感染过丙型肝炎病毒；若呈阳性，则表示可能已感染过丙型肝炎，Anti-HCV持续半年以上呈现阳性，表示成为丙型肝炎的带原者，应该与乙型肝炎一样定期追踪检查，肝功能异常则需接受治疗。

目前丙型肝炎还没有疫苗可供预防注射，唯有提高警觉，方能避免感染。

### 健康咨询站：验Anti-HCV的目的？

在于确定是否有丙型肝炎的感染，而不是当作是否要打疫苗的参考，因为目前没有丙型肝炎疫苗。

### 健康咨询站：丙型肝炎的相关检查

| 检查项目 | 临床意义 |
| --- | --- |
| 丙型肝炎抗体<br>Anti-HCV | 阳性：表示已感染过丙型肝炎，而且大部分成为丙型肝炎的带原者。<br>阴性：表示从未感染过丙型肝炎病毒。 |
| 丙型肝炎病毒量<br>HCV RNA | 阳性偏高：可以确认血液中是否有丙型肝炎病毒的存在。此项可帮助评估是否应该接受干扰素等特殊治疗，以及治疗的效果。在决定投入干扰素治疗前都一定会做到此项检查。 |

### 体检情报站：我的丙型肝炎检查抗体呈阳性反应，表示我已对丙型肝炎有免疫力吗？

这个观念是错的！

丙型肝炎的病毒本身还无法像乙型肝炎一样可以由血液中测得标记，因此只能用抗体产生与否来判断是不是感染过，感染过就会有丙型肝炎病毒抗体呈阳性反应的现象。

但是感染过丙型肝炎病毒，不全代表对丙型肝炎有免疫力，因为研究指出，大部分的丙型肝炎感染，都会变成带原者，只有一至二成的感染者会把病毒清除，成为对丙型肝炎免疫者。

因此丙型肝炎病毒抗体呈阳性反应时，有百分之八十以上是代表丙型肝炎带原状况，而不是对丙型肝炎有免疫力。

丙型肝炎带原常常会引起肝功能异常，应该定期抽血与超声波检查。

# 十一、其他检查项目

1. 心脏功能血液检查　2. 甲状腺功能　3. 梅毒
4. 艾滋病　5. 类风湿关节炎因子
6. 胃幽门螺旋杆菌抗体

项目：血液检查：CPK、LDH、hs-CRP、homocysteine、甲状腺功能、梅毒、艾滋病、类风湿关节因子、幽门杆菌血液抗体

功能：血液中充满了各种酶、蛋白、氨基酸、荷尔蒙、抗体等物质，可以作为各种器官如心脏功能、甲状腺功能、病菌感染如梅毒、艾滋病、幽门杆菌等疾病的侦测。

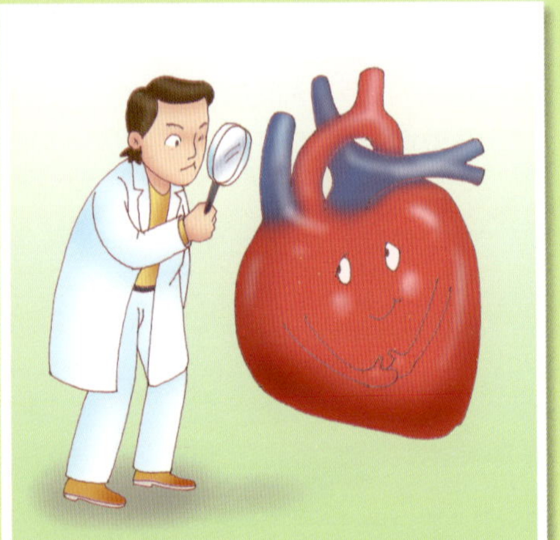

## 1. 心脏功能血液检查

心脏是很复杂的器官，心脏的检查必须从多个方面做检查才能完整评估，如静态心电图、运动心电图、心脏超声波、心脏电脑断层等，至于抽血项目，健康检查项目多以CPK、LDH为主，但仅能作为评估参考，不是很专一性的检查项目。

CPK、LDH都是酶，存在于很多组织器官，如肝脏、心脏、肾脏、肌肉及红细胞之中均有这类酶。当这些组织器官受伤时，CPK与LDH的值会升高，所以心肌梗塞或心肌损伤、肺栓塞、肝脏损伤、肌肉发育不良、白血病、贫血或癌症、大量运动后，都有可能引起指数升高，所以还需配合其他检查项目一起做判断。

最近有两个心脏血管健康指标的检验——超敏C反应蛋白（hs-CRP）与同型半胱氨酸（homocysteine），可更精准地侦测血管壁发炎或发生危险的程度。

C反应球蛋白是一种发炎现象的侦测指标，近年医学研究倾向心肌梗塞或动脉硬化是一种血管的发炎现象，但是这种发炎有别于一般肌肉关节发炎，必须依靠更低浓度的C反应蛋白检测才能发现，因此超敏C反应蛋白的检验，便用来评估血管是否有发炎的现象，若指数过高，则发生心血管疾病的风险便会升高。

同型半胱氨酸是体内自然存在的一种氨基酸，近年被视为心脏血管及脑血管疾病的危险因子之一。血中的同型半胱氨酸过高会导致血中自由基含量增加、血小板凝集能力增强、血管内皮细胞功能受损，造成血管堵塞。

近十年内有多篇论文指出，过高的同型半胱氨酸血症与冠状动脉心脏病、脑栓塞、周边血管狭窄、老年痴呆症等有关。测量血液中同型半胱氨酸的浓度，是协助评估心脏血管变化和脑血管变化的一个重要检验。

## CPK肌酸磷酸激酶

CPK（肌酸磷酸激酶）检查是为了检验肌肉相关的疾病。CPK存在于人体的肌肉组织里，但是细胞中及肝脏几乎找不到CPK的存在，藉由检测血清中的CPK就可以发现肌肉障碍的程度。对于严重的肌肉组织病变，或忽然而来的行动不便及急性心肌梗塞的发现，有很大的帮助。

CPK是由两个多胜肽M与B的结合，包括：

1. CPK-毫米：主要存在于骨骼肌中。
2. CPK-BB：主要存在于脑、肺、膀胱、肠道与甲状腺组织中。
3. CPK-MB：主要存在于心肌中。

正常血清中的CPK-MB量不超过CPK总量的2%~5%，但是在急性心肌梗塞发作后的四到八小时，血清中的CPK-MB与总CPK的浓度开始上升，而于二十四小时达高峰，于两到三天后恢复正常。

### CPK检查时特别注意：

1. 勿激烈运动：激烈的运动后CPK指数会升高。

2. 禁止饮酒及服用镇静剂：常喝酒或使用镇静剂会影响检测指数。
3. 勿在治疗后检查：药物注射、手术、头部碰撞后会影响指数。
4. 孕前产后勿检查：怀孕后期及生产前期会稍高。

## LDH乳酸脱氢酶

乳酸脱氢酶是一种糖酵解酶，存在于人体的细胞组织中，在肝脏、心脏、肾脏、肌肉及红细胞中都有乳酸脱氢酶，其中以肾脏含量较高；体内如有任何细胞被破坏，LDH就会升高，所以是心脏功能的指标。

因为体内许多器官及细胞都会产生乳酸脱氢酶，因此乳酸脱氢酶不能作为临床上明确的鉴别指标，还要配合其他的检查，才能作为进一步的病因判别。例如病人胸闷，加上乳酸脱氢酶升高，极可能是心肌梗塞；如果急性胰脏炎时，则可用乳酸脱氢酶评估胰脏发炎坏死及溃烂的程度。

乳酸脱氢酶虽然也是肝功能的指标，但多在急性肝炎肝细胞被破坏时，数值才会升高，再加上前面提到许多器官被破坏时也会产生乳酸脱氢酶，因此乳酸脱氢酶不正常，不代表肝不好，不过却可能是身体某一部分产生问题的警讯。

存在于心肌中的LDH主要为LDH1与LDH2，心肌细胞LDH活性远高于血清数百倍，尤以LDH1和LDH2含量最高，LDH2占主导地位。急性心肌梗塞时，血清LDH1和LDH2显著升高，约95%的病例的血清LDH1

和LDH2比值大于1，且LDH1升高早于LDH总活性升高。LDH在心肌梗死后上升速度比肌酸激酶慢很多，所以LDH上升在血液中存在时间较长，使得LDH成为诊断心肌梗死发生一周以上的有效工具。

## 超敏C反应蛋白（hs-CRP）

超敏C反应蛋白（hs-CRP）是新的心脏血管健康指标，可更精准地侦测血管壁发炎现象。C反应蛋白是由肝脏合成的一种全身性炎症反应急性期的非特异性标志物，是心血管事件危险最强有力的预测因子之一。

以往C反应球蛋白是一种发炎现象的侦测指标，近年医学研究发现心肌梗塞及动脉硬化也代表一种血管的发炎现象，但是这种发炎有别于一般肌肉关节发炎，必须藉由更低浓度的C反应蛋白检测才能发现，因此超敏C反应蛋白的检验便用来评估血管是否有发炎的现象，若指数过高，则发生心血管疾病的风险便会升高。

当hs-CRP数值过高时，除了可能罹患急性感染及风湿性胶原病之外，也有可能是恶性肿瘤、心肌梗塞、坏血病等，应该配合临床状况综合判断。

## 同型半胱氨酸（Homocysteine）

同型半胱氨酸是体内自然存在的一种氨基酸，是体内代谢过程的产物，正常人的血液中就有少量的同型半胱氨酸存在。当同型半胱氨酸过高时，会导致血中自由基含量增加、血小板凝集能力增强、血管内皮细胞功能受损，造成血管堵塞。检测血液中同型半胱氨酸的浓度，是评估心脏血管病变和脑血管病变危险因子的一个重要检验。

研究指出过高的同型半胱氨酸血症与冠状动脉心脏病、脑栓塞、周边血管狭窄、老年痴呆症等有关。

检测同型半胱氨酸时应该注意以下几个会影响检验数值的情况：

1. 饭后比空腹高。
2. 老年人比年轻人高。
3. 肾脏功能异常时会影响指数。
4. 缺乏叶酸及维生素$B_6$、维生素$B_2$会影响指数。

此外，肾脏功能异常的人，同型半胱氨酸的代谢也会出现障碍。当人体的肾脏代谢功能变差时，血液就会累积较多的同型半胱氨酸。尿毒患者同型半胱氨酸会呈现偏高的情形，是正常人的二到三倍，而且不能使用一般的透析治疗法来降低。医生常会建议患者尝试使用叶酸及维生素$B_{12}$，可以有效改善。

同型半胱氨酸可能没有被列入常规的健康检查项目之中，建议肾衰竭患者、家族里有心血管疾病病史的高危险群可以进行此项检查。

## 2. 甲状腺功能

甲状腺是一种内分泌腺体，分泌的甲状腺素对身体的新陈代谢有很重要的影响，甲状腺功能过高或过低都是一种疾病。

完整的甲状腺功能检查，应该包括甲状腺刺激素、四碘甲状腺素与三碘甲状腺素三种：

1. **促甲状腺刺激素（TSH）**：由脑下腺前叶所分泌，可刺激甲状腺分泌甲状腺素。促甲状腺刺激素可作为筛检甲状腺功能的初步检查，过高时可能是甲状腺功能不足，过低时可能是甲状腺功能亢进，此时必须再进一步检验甲状腺素T3及T4的指数，才能确定诊断。
2. **四碘甲状腺素（T4）**：由甲状腺分泌与释出，约占甲状腺分泌的荷尔蒙的95%。四碘甲状腺素包括结合型四碘甲状腺素（bound T4）及游离型四碘甲状腺素（free T4），其中游离型四碘甲状腺素不受甲状腺素结合球蛋白的限制，直接表现甲状腺功能的活性，是怀疑甲状腺疾病时的必要检验。
3. **三碘甲状腺素（T3）**：也是甲状腺所分泌的一种荷尔蒙，分布于身体周边组织，为游离型四碘甲状腺素的前身与原料。三碘甲状腺素的检查结果必须配合甲状腺刺激素、游离型四碘甲状腺素的检查数值一起判断。

## 体检情报站：甲状腺亢进和甲状腺低下的治疗方式！

甲状腺机能亢进和低下症都有治疗方法。

甲状腺机能亢进的治疗方式有药物、放射性碘及外科手术三种。

1. **甲状腺药物**：一般来说，约需服用一年到一年半的时间，但有再发的可能，服药时需定期检测血中甲状腺素的浓度，以调整药量。
2. **放射性碘（原子碘）**：通常只需服用一次即可，有的人如果第一次效果不佳，半年后再服用第二次。治疗原理是运用放射性碘进入甲状腺后破坏甲状腺，常见的并发症是破坏过多甲状腺，造成甲状腺功能低下，必须终身补充甲状腺素。
3. **手术**：手术切除部分或全部甲状腺，可以改善甲状腺亢进。手术主要的并发症有喉返神经受损造成声音沙哑、手术时伤到副甲状腺引起副甲状腺功能受损等。

甲状腺机能低下可能是先天异常、碘缺乏或过多、甲状腺手术后、放射性碘治疗后、及桥本氏甲状腺炎等造成，除了暂时性甲状腺功能低下症外，都需终生补充甲状腺素。使用剂量必须依不同年龄、体重而定，服药中必须定期六到八周追踪血清的促甲状腺刺激素（TSH）值，以调整剂量。

## 3. 梅毒

梅毒是一种梅毒螺旋体引起的性病，容易因为不安全的性行为或卫生习惯的问题，经由皮肤感染。

梅毒的检查有两个项目：RPR及TPHA，分别是筛检与确诊的指标，也是治疗上的指标。

VDRL（RPR）检查是最常使用的梅毒筛检方法。检查呈阴性反应时表示未感染梅毒螺旋体（少数刚感染、尚处于潜伏期时也会呈阴性），阳性反应时也不代表确定有感染，有可能是因其他疾病或药物所造成，此时需要再进一步抽血检验TPHA（梅毒螺旋菌体细胞凝聚试验），作为确认诊断的依据。

当VDRL与TPHA二者均呈阳性反应时，就确定诊断为感染梅毒。

### 梅毒的分期

根据传染期程和传染性之有无，梅毒分为早期及晚期梅毒。早期梅毒指感染后两年内之时期，包括一期梅毒、二期梅毒、复发性梅毒，以及早期潜伏性梅毒，此期梅毒的传染性比较强。罹患梅毒超过两年，传染性会变弱，这个时期叫做晚期梅毒，也就是三期梅毒，包括晚期潜伏性梅毒，以及心脏血管性及神经性梅毒。

1. **一期梅毒**：感染后二到四星期（平均二十天），有时更久（十星期），接触感染处会出现丘疹，形成小溃疡，无痛感。
2. **二期梅毒**：自感染后六到十四星期进入二期梅毒，这时梅毒螺旋菌已从淋巴腺进入血液并散播在全身，出现包括头痛、倦怠、恶心、发烧、体重减轻，肌肉、骨骼及关节疼痛，尤其在晚上更厉害。二期梅毒还会在手掌及足踮部位出现皮疹，全身性淋巴腺肿也是二期梅毒常见症状之一。症状经过数周到一年左右便会自动消失，进入潜伏性梅毒期。

3. **潜伏性梅毒：**潜伏性梅毒指的是梅毒进入完全无临床症状的时期，可分为早期潜伏性梅毒及晚期潜伏性梅毒。前者是感染后两年内无症状，但具传染力；后者则为超过两年无症状，也较不具传染力。

4. **三期梅毒：**三期梅毒通常发生于感染后三到七年，不少病患未曾经过一期或二期梅毒就进入三期梅毒。

    - **梅毒肿：**多表现在皮肤、上表皮以及骨骼肌肉组织。
    - **心脏血管性梅毒：**约有10%的梅毒病患会在病发后十到二十年产生心脏血管病变，男性患者多于女性，其病变主要是主动脉炎、冠状动脉入口狭窄、动脉瘤等。
    - **神经性梅毒：**约有10%没有治疗的梅毒病患，在感染后十到三十年发生神经性梅毒，同样也是男性患者多于女性，会有头痛、烦躁不安、复视、记忆力消退、癫痫、小便失禁、半身不遂等症状发生。
    - **先天性梅毒：**感染梅毒的母亲所生的婴儿会感染先天性梅毒。

## 体检情报站：梅毒能否根治？

梅毒是可以治疗及根治的疾病，只要用对抗生素就可以有效治疗。

临床上常看到一些人有梅毒血清反应，但评估后发现并没有活性，很多人完全不知道自己何时得了梅毒，也不知何时治好了，这可能是因为平时吃了抗生素，不知不觉中就治好了早期梅毒。

在众多种抗生素中，唯有青霉素（benzathine penicillin）可以杀死躲在中枢神经系统中的梅毒螺旋体，因此有活性的梅毒病患建议应接受青霉素治疗。

梅毒病人如果在生殖器部位发现硬下疳后几周内，能第一时间得到正规医治，其血液汇总梅毒螺旋体能够悉数消灭，临床症状随之非常快消退，即可医治好。如果在一期梅毒阶段得到正规医治，也能医治好，即使在二期梅毒阶段才去医治，医治好率仍然非常高。只要在早期做好完整的治疗，就有可能完全治愈，否则延误过久，病程进入晚期，即使做任何有效的治疗，也会留下后遗症。

## 4. 艾滋病

艾滋病（AIDS，后天免疫缺乏症候群）是因为感染艾滋病毒（HIV，人类免疫不全病毒）所引起，这种病毒会破坏人体的免疫系统，使得免疫力逐渐丧失，造成严重的感染及恶性肿瘤的产生。

HIV抗体（Anti–HIV）的检查可以协助诊断是否感染艾滋病，若Anti–HIV检查结果呈阳性反应时，检查医院会将检体送往卫生主管机关进行复检确认，如果复检还是阳性反应，便确定是艾滋病的感染。

要察知有否感染艾滋病，只要看受检的血清中有否形成对抗艾滋病毒的抗体即可，其检查方式有以下四种：

1. **酶免疫法（ELISA）**

   此法敏感度佳，已感染者大多可筛检出来。缺点是因敏感度太好，以致对爱滋抗体以外的抗体，也会呈阳性反应。

2. **微粒凝集法（PA）**

   此法较酶免疫法敏感度高，且具专一、简易、快速之特性。

3. **免疫萤光法（EIA）**

   此法操作较为复杂，但敏感度及准确性都相当高。

4. **西方点墨法（WBT）**

   此法较酶免疫法详细，敏感度也与之相等。

一般来说，接受艾滋病检查时，都是先以酶免疫法和微粒凝集法筛检，再以免疫萤光法和西方点墨法进行确认试验。若用前两种方法检查两次都呈阳性反应，再用其他两种方法测试也都呈阳性时，即表示感染艾滋病。

### 体检情报站：艾滋病的传染途径为何?

艾滋病的传染途径都与体液的接触有关：

1. 危险性行为：与艾滋病感染者发生性行为而没有保护措施（使用保险套）、直接的体液接触，是目前全世界艾滋病感染的主要途径，特别是肛交或拳交等容易造成肛门或直肠黏膜损伤的性行为方式，让精液中或体液中的艾滋病毒更容易感染。
2. 血液感染：艾滋病毒在血液和精液中的浓度是唾液中的十倍、泪水的一千倍，所以经由输血会直接感染艾滋病。此外，刺青等有血液接触的时尚行为，也都有传染艾滋病毒的可能。
3. 共同针头感染：药物滥用者或吸毒者轮流共用针头，艾滋病毒经由静脉注射直接进入血管。美国吸毒感染爱滋者占艾滋病患的25%、在欧洲更高达50%。
4. 垂直感染：感染艾滋病的妈妈，经由母体及母乳直接将艾滋病毒传给新生婴儿，几率约30%。

至于握手、拥抱、水、食物等不会传染艾滋病，艾滋病毒也不会通过空气、昆虫、蚊蝇等媒介传染。而且，艾滋病毒对温度、强酸、强碱及一般消毒液都相当敏感，所以传统的消毒及一般医院内感控消毒，都可使艾滋病毒无法生存。

# 5. 类风湿关节炎因子

类风湿关节炎是一种免疫性的疾病，在临床上通常会造成关节炎或关节变形，经常伴有关节外器官受累及血清类风湿因子阳性，可以导致关节畸形及功能丧失。

类风湿因子（Rheumatoid arthritis Factor, RF）是体内所产生的一种自体免疫性抗体，常见的类风湿因子有IgM型、IgG型、IgA型和IgE型。人体内普遍存在着类风湿因子，并起着一定的生理作用。75%的类风湿关节炎病患血清及关节中，可发现RF的抗体，但因为这个因子有时也会出现在无类风湿关节炎者身上，因此若检查结果是阳性反应者并非就表示一定有类风湿性关节炎，仍需进一步检查才能确定诊断。

根据统计资料显示，类风湿关节炎因子呈阳性反应者约有5%正常，而肝炎、慢性肝炎（如乙型肝炎带原者）、肝硬化等肝脏疾病患者约50%~60%有RF阳性反应；此外，心肌梗塞、全身红斑性狼疮等疾病亦有RF阳性反应，这些均需加以区别。

## 哪些人易患类风湿关节炎?

任何年龄都有可能发生类风湿关节炎，但以四十到六十岁最多，而且女性的发生率是男性的二到三倍，造成这种趋势的原因不明。幼年型类风湿关节炎（<16岁）也不少见，未经专业治疗常造成严重的畸形。中国人的盛行率约为0.4%，比白种人1%少。

## 怎么确定是类风湿关节炎?

类风湿关节炎的诊断，除了依靠临床症状及血液检查之外，核子医学扫描也是诊断的利器，相关的症状如下：

1. 关节僵硬：尤其是早上起床时特别严重。
2. 一个以上的关节疼痛。
3. 同一个关节肿胀六星期以上。
4. 一个以上的关节肿胀。
5. 对称性的关节侵犯。
6. 关节处产生小结节。
7. X光片上的典型变化，早期在关节的周围常发生骨质疏松的现象，晚期则可见到滑膜侵入髋骨内所产生的空洞，甚至严重变形的关节架构。
8. 血液中类风湿关节炎因子（R.A Factor）阳性反应。
9. 关节滑膜的特殊病理变化，例如特别肥厚的关节滑膜里面，有非常多的淋巴球细胞侵入。

以上的症状有七点符合，就可以确定诊断是类风湿关节炎，若有五点符合则可能是，若是三点符合则也许是类风湿关节炎。

### 体检情报站：类风湿关节炎最新治疗方式

根据欧洲抗风湿病联盟（EULAR）的达标小组最新发表类风湿关节炎治疗的建议，可以用简单的“1．2．3守则”表示：1个月回诊一次、2个治疗目标（使疾病达到缓解及使生活品质最佳化）、3个月后未达目标，需进一步讨论是否调整用药，这是很好的临床指引。

类风湿关节炎治疗上最怕错过用药黄金时机，造成骨头破坏、关节变形。现在对这个疾病的了解愈来愈多，因此治疗方式与药物也日新月异。近期研究指出，合并使用生物制剂治疗，成效远胜单服传统口服药，例如B细胞标靶治疗的生物制剂，对某类风湿关节炎变形的预防更有效。

类风湿关节炎的治疗绝对不是一成不变，应以个人化医疗原则，通过各种评估，因人而异来选用最有效的治疗方式，再通过“1．2．3守则”的具体目标，配合时时了解自己身上二十八处重要关节，有多少处压痛、多少处肿胀，和医生主动讨论病情并配合服药，便可达到最好的治疗结果。

## 6. 胃幽门螺旋杆菌抗体

幽门螺旋杆菌是一种螺旋形、微厌氧、对生长条件要求十分苛刻的革兰氏阴性杆菌，经由口腔感染并在胃黏膜上生长，经数周或数月引发慢性、浅表性胃炎，数年或数十年后发展成为十二指肠溃疡、胃溃疡、淋巴增生性胃淋巴瘤、慢性萎缩性胃炎等，而后者是导致胃癌最危险的因素。

抽血检查幽门螺旋杆菌抗体可以作为是否曾感染幽门螺旋杆菌的一种参考，当幽门螺旋杆菌抗体结果为阳性时，代表体内有幽门螺旋杆菌感染过，因此产生了抗体。

当然，感染过并不代表现在还有菌存在，因为该菌已被根除，检验结果只是一种记忆而已。而且即使幽门螺旋杆菌仍存在，也不一定会致病，因此，胃幽门螺旋杆菌抗体阳性者，合并有肠胃不适症状时，方需做进一步胃镜检查，再决定是否需要服药治疗。

胃幽门螺旋杆菌的菌体检查需经由胃镜取出检体作细菌培养，或是经由同位素碳13的吹气试验检验，培养或吹气试验结果呈阳性反应时，代表体内现存有幽门螺旋杆菌，应视临床症状决定是否应用抗生素根除治疗。

幽门螺旋杆菌在世界各地不同种族的人群中均有感染，可以说是成年人中最广泛的慢性细菌性感染。总的趋势是：幽门螺旋杆菌感染率随年龄增加而上升，发展中国家约为80%，发达国家约为40%，男性略高于女性。我国的感染年龄早于发达国家20年左右，20~40岁感染率为45.4%~63.6%，70岁以上高达78.9%。另外，我国北方地区的感染率高于南方地区。

### 体检情报站：感染感染幽门螺旋杆菌一定要治疗吗?

在得知胃内确实有幽门螺旋杆菌存在后，若合并有以下的情形，就需要立即治疗。

1. 消化性溃疡，包括活动期及非活动期溃疡或因消化性溃疡开刀后仍有溃疡者。
2. 胃（黏膜）淋巴瘤。
3. 慢性胃炎合并萎缩变化。
4. 直系亲属患有胃癌者。
5. 在与医生充分讨论后希望治疗者。

而以下情形则并不强烈建议需要治疗：

1. 功能性消化不良。
2. 胃食道逆流疾病。
3. 使用非固醇抗发炎药物者。
4. 并非强烈建议所有感染幽门螺旋杆菌的病患皆需治疗。

# 十二、癌症筛检项目

什么是血液肿瘤标记?

项目：血液肿瘤标记、肿瘤标记AFP、肿瘤标记CEA、肿瘤标记PSA、肿瘤标记CA125、肿瘤标记CA153、肿瘤标记EBV、肿瘤标记CA199

功能：体内有癌细胞形成时，会分泌某些特殊的蛋白质、酶或荷尔蒙于血液中，这些物质称为血液肿瘤标记，抽血检验这些肿瘤标记的指数，可以作为癌症诊断的参考指标。

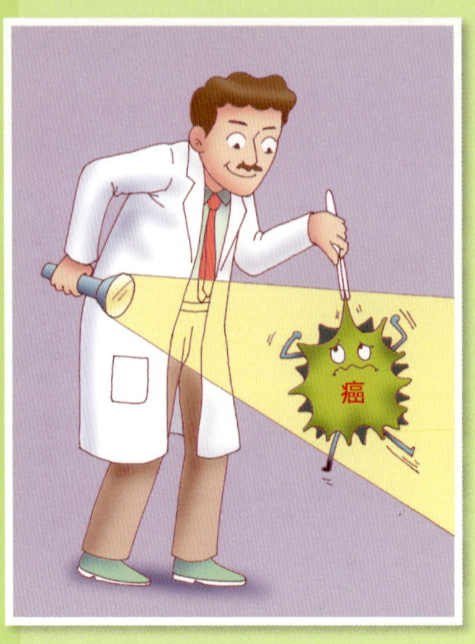

# 什么是血液肿瘤标记?

连续多年，癌症都是十大死因之首，各国皆然。在闻癌色变之际，如果能掌握先机，于癌症萌芽之初就发现，及早治疗，有些癌症的治疗效果相当好。

早在上世纪20年代，医学界即尝试找出癌症病人与正常人有差异的生化物质，来帮助癌症诊断。1965年乔瑟夫医生（Dr.Joseph Gold）自大肠癌患者的血液中分离出癌胚抗原（CEA），开启了肿瘤标记的发展。目前临床上使用的肿瘤标记在预后评估、治疗监测都有相当贡献。

通过血液检查，可以筛检某些癌症，主要原理是利用体内有癌症细胞时，某些特殊的蛋白质、酶或荷尔蒙等会异常增加，这些物质称为肿瘤标记，可作为癌症诊断的参考指标。

一个理想的肿瘤标记，除了需具备高敏感度及高特异性外，必须在癌症早期侦测出来，才能早期治疗以提高治愈率及五年存活率。目前健康检查中常用的肿瘤标记很多，但是敏感度及特异度高的检查项目还是有限，不宜把血液肿瘤标记当为癌症的唯一依靠。

健康检查与临床上有几种比较有意义的血液肿瘤标记，已经广泛被使用：

## 血液肿瘤标记AFP

☆参考值：0~20.0 ng / ml

甲种胎儿球蛋白（AFP）俗称甲胎蛋白，常与腹部超声波合并用于筛检肝癌。

AFP是一种糖蛋白，主要存在胎儿血液中，但在出生约两周后即消失。根据统计，肝癌患者约有70％可测得AFP异常升高，而临床上造成AFP上升的主要原因除了需考虑肝癌之外，少数胃癌、胰脏癌、畸胎瘤、睪丸癌和卵巢癌等生殖细胞肿瘤、怀孕或急慢性乙，丙型肝炎、肝硬化等情况，AFP值也会偏高。

因此当AFP上升时，有可能是肝癌，但并非百分之百，必须配合临床症状判断。

**血液肿瘤标记CEA**

☆参考值：<3.0（抽烟<5.0）ng／ml

CEA是一种糖蛋白，由黏膜细胞所分泌。

造成CEA升高的可能原因为腺癌，尤其是大肠癌，其他如肺癌、胃癌、乳腺癌、卵巢癌、膀胱癌、前列腺癌等都会影响血中CEA的浓度。此外一些非肿瘤的情况，如抽烟、发炎性大肠疾患、胰脏炎、肝硬化、慢性肝炎、阻塞性黄疸、消化性溃疡、乳房纤维性囊肿等，血中CEA值也会上升。

所以，CEA值在良性疾病及恶性肿瘤均有可能升高，而早期的大肠癌大约有25%CEA会上升，故CEA在健康检查中比较常被用于大肠癌的筛检。

值得一提的是，抽烟会影响CEA的正常参考值范围，一般CEA指数不超过3ng／dl，但抽烟的人正常值范围则以不超过5ng／dl为标准。

CEA最常被用于追踪大肠直肠癌患者的治疗结果。一般建议经治疗后的大肠癌患者，四到六周CEA应降至正常。根据美国临床肿瘤协会（American Society of Clinical Oncology）建议，第二及第三期的大肠直肠癌患者可以每两到三个月追踪一次CEA指数，以作为是否有复发的参考。

### 血液肿瘤标记PSA

☆参考值：<4.0 ng / ml

血液肿瘤标记PSA只存在于前列腺。血中PSA过高表示可能罹患前列腺癌、良性前列腺肥大或是前列腺发炎等。美国癌症学会建议，超过五十岁的男性，每年应做肛门指诊及PSA常规检查，以早期发现治前列腺癌。

值得一提的是，尽管目前血液肿瘤标记很多，但是美国FDA核准的仅有PSA，经由PSA检验筛检前列腺癌敏感度及特异度都相当好。当PSA高于4ng / ml，对前列腺癌的阳性预期值为20%~30%，但若PSA高于10ng / ml时，则阳性预期值可高达50%。

PSA也可用于监测治疗的结果，一般建议治疗后的前列腺癌患者，前5年应每半年追踪一次PSA，若无异常则改为每年追踪一次。

### 血液肿瘤标记CA-125

☆参考值：<35 U / ml

肿瘤标记CA-125是癌细胞所含的一种细胞膜糖蛋白，具有抗原性，所以可作为血液中的肿瘤标记。

但是因为CA-125源自胚胎的上皮组织，而上皮组织在胚胎发展中，包覆了卵巢也形成腔室内皮，所以除了卵巢癌外，子宫内膜癌、胰脏癌、肝癌及子宫内膜增生、卵巢囊肿、骨盆腔发炎、憩室炎、肝炎，以及滤泡期或怀孕前三个月时，血清CA-125均有可能上升。

对于有卵巢癌家族史的人而言，CA-125是一项很好的肿瘤标记，若直系亲属中有人患有卵巢癌，建议每年安排妇产科超声波及CA-125检查作为筛检。

CA-125也常用于停经妇女骨盆腔肿瘤的辅助诊断，对于有骨盆腔肿瘤的妇女，若CA-125大于65U / ml时，卵巢癌的几率可高达九成。

此外，CA－125的数值与预后有关，可用于监测治疗结果，甚至比影像更早侦测癌症复发，一般在治疗后前两年，每3个月需追踪一次CA－125。

**血液肿瘤标记CA15-3**

☆参考值：<30 U／ml

乳腺癌的危险因子包括荷尔蒙相关危险因子（hormone－related factors）、饮食、运动、体重或身体质量指数（BMI）、遗传易感受性等，而Epstein－Barr virus（EBV）在近年也被认为可能是乳腺癌的危险因子。

肿瘤标记CA15－3是一种高分子量的糖蛋白。部分乳腺癌患者可测得CA15－3增高，所以在健康检查中被用来当作筛检乳腺癌的辅助检查，临床上则常被用于乳腺癌治疗后的复发或转移与否的追踪参考。高数值的CA15－3与肿瘤的大小有关，且表示手术治疗后的预后会不好，所以重复地侦测CA15－3可及早诊断肿瘤复发或转移，且可作为治疗效果的监控参考。此外，更有研究显示CA15－3与CEA合并检查时，敏感度可达80%以上。

不过因为CA15－3也不是专一性高的检验，除了乳腺癌外，其他如卵巢癌、肺癌、肝癌等疾病，CA15－3也会上升，甚至5%的正常人CA15－3也偏高，因此建议乳腺癌的完整筛检，应该要配合乳房触诊、乳房超声波、乳房摄影或乳房核磁扫描等一起综合判断，不宜把CA15－3作为筛检乳腺癌的唯一参考。

**血液肿瘤标记EBV**

EB病毒（Epstein－Barr virus）是环境中常见的一种病毒，与人类多种恶性肿瘤有密切之相关性，包括巴克氏淋巴瘤（Burkit,s Lymphoma）、免疫缺失引起之B细胞瘤、T细胞淋巴瘤、鼻咽癌

（nasopharyngeal carcinoma）、以及霍金氏病（Hodgkin s disease）、胃癌、乳腺癌等，因此检查EB病毒抗体（EBV-IgA），可以作为鼻咽癌筛检及诊断的方法之一。

血清中的EBV-IgA若呈现阳性表示曾被此种病毒感染过，但这绝对不代表已经得了鼻咽癌或癌症，只能解读为被病毒感染过或是得癌症的几率比一般人高一些而已，因此不必以为是世界末日，不过为慎重起见，应该到耳鼻喉科做鼻咽腔及颈部淋巴结的检查，以确定有无需要进一步处理的问题。

### 血液肿瘤标记CA19-9

☆参考值：<37.0 U / ml

肿瘤标记碳水化合物细胞表面抗原（CA19-9）是一种追踪“腺癌”的肿瘤标记，除了可以用来追踪胰脏癌之外，也可以用来追踪大肠直肠癌手术后是否复发，并作为评估预后的参考。

相较于CEA，CA19-9预测大肠直肠癌的敏感性较低，然而CA19-9于胰脏癌及胆道癌患者指数升高的几率较高，而部分胃癌、肝癌、胆道癌，甚至一些非恶性疾病也会出现CA19-9升高的现象，因此，CA19-9对胰脏癌并不具有很好的特异性，所以于临床上不能用CA19-9来作为胰脏癌筛检的唯一诊断，仅能作为参考的依据。

# 十三、心血管检查

心脏与血管系统检查

1. 静态心电图检查　2. 心率变异分析　3. 血管弹性分析

4. 周边血管硬化　5. 心脏超声波

6. 立体导航式电脑断层扫描仪

7. 心肌灌注扫描（铊201）

项目：静态心电图检查、心率变异分析、血管弹性分析-APG检查、周边血管硬化检查-ABI、心脏立体电脑断层-VCT、心肌灌注扫描检查（铊201检查）

功能：从小血管的弹性到心脏的微小构造，都是影响心脏血管系统整体健康的因子，通过完整的心脏血管检查，侦测血管弹性到有没有狭窄及血管斑、测量心脏构造、大小、瓣膜活动、氧气供应状况、心肌是否受损、心跳的规律、速度快慢，甚至经由心跳变异资料提供身心压力、过劳程度的参考等，可以提供整体心脏血管功能与风险度的评估。

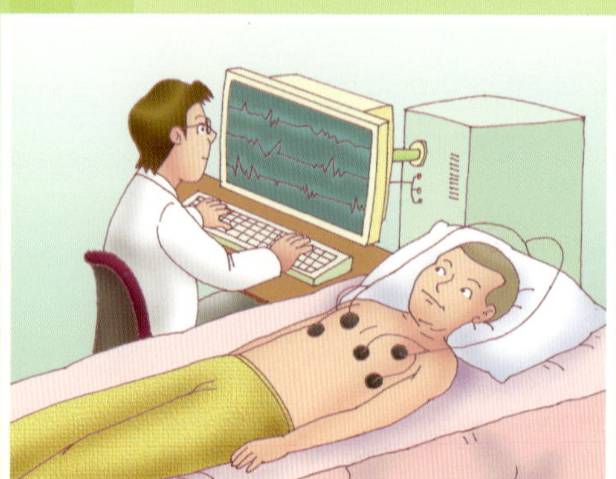

# 心脏与血管系统检查

心脏的检查必须从许多不同的面向进行，血液中的指数、构造的评估、血管的侦测等，都是重要的资讯。

基本的腰围、血压等代谢症候群评估、血液中的胆固醇及甘油三酯等血脂肪、hs-CRP（超敏C反应球蛋白）、CPK（肌酸磷酸激酶）、LDH（乳酸脱氢酶）等心脏危险因子与酶的指数；静态心电图、运动心电图检查，以至于更高阶段的心脏超声波、心脏立体电脑断层或同位素铊201的检查等，都是心脏检查的项目。

## 心脏健不健康？——从一般简单检查到高科技仪器检查

血压、脉搏、心音听诊、腰围

↓

血液中血脂肪、超敏C反应球蛋白、CPK、LDH、同型半胱氨酸

↓

心电图：静态心电图，必要时做24小时心电图、运动心电图

↓

周边血管动脉硬化检查（ABI）

↓

心脏超声波

↓

心脏立体电脑断层（多切面心脏立体电脑断层检查）、同位素铊201检查

## 疼痛评估量表

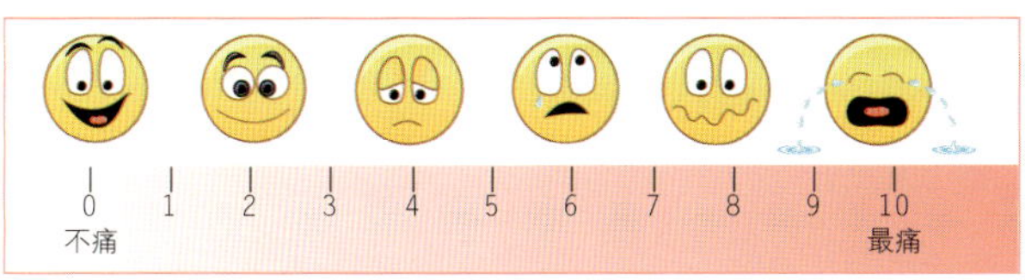


0.不痛　2.有点痛

4.稍痛　6.很痛

8.痛得难受　10.非常痛

注：本章所使用之疼痛指数，为医院级使用之疼痛指数量表参考（Wong-Banker 面部表情量表）

## 1. 静态心电图

**检查时间**：2~3分钟

**疼痛指数**：0

**检查方式**：平躺，拉起上衣露出胸部，将手表与手脚上的相关金属物暂时拿下来，检查师会用四个侦测夹与六个侦测球分别夹在四肢与胸前固定位置。过程间自然呼吸，不可以说话及翻动。

**检查条件**：不必空腹准备。

心电图是利用心脏电气收集原理，以图形描记与心脏搏动有关的电位传导变化，以此判断是否有心房或心室肥大、心肌梗塞、心肌缺氧、心律不整、传导阻滞及其他疾病造成的心脏变化。

心电图检查分为静态心电图、运动心电图与二十四小时心电图三种。一般健康检查常采用静态心电图当作健康状态的筛检。

静态心电图检查是指躺在床上所做的心电图，而心律不整或冠状动脉缺氧症状常在做运动时出现，因此有必要时，需要在一定的运动后才做心电图，这一种检查就叫运动心电图。此外，因为心律不整或冠状动脉缺氧症状并不一定在什么时候出现，一天二十四小时的任何时候都有可能，为了要抓住随时发生的变化，就把仪器装在身上，全天二十四小时撷取变化，这一种二十四小时心电图检查，又称Holter监视器。

不过，运动心电图及二十四小时心电图均属于进阶的临床检查，多是门诊或住院时才会安排，不是一般健康检查的项目安排。

静态心电图检查时，受检者需平躺，然后用四个夹子分别夹在两手与两脚，再用六个塑胶吸球吸在前胸心脏区域，然后启动机器，约两分钟完成，机器会列印出一张心电图图形（如附图），医生会根据这张图图形判断是不是有心脏构造、心跳与血管等相关的问题。

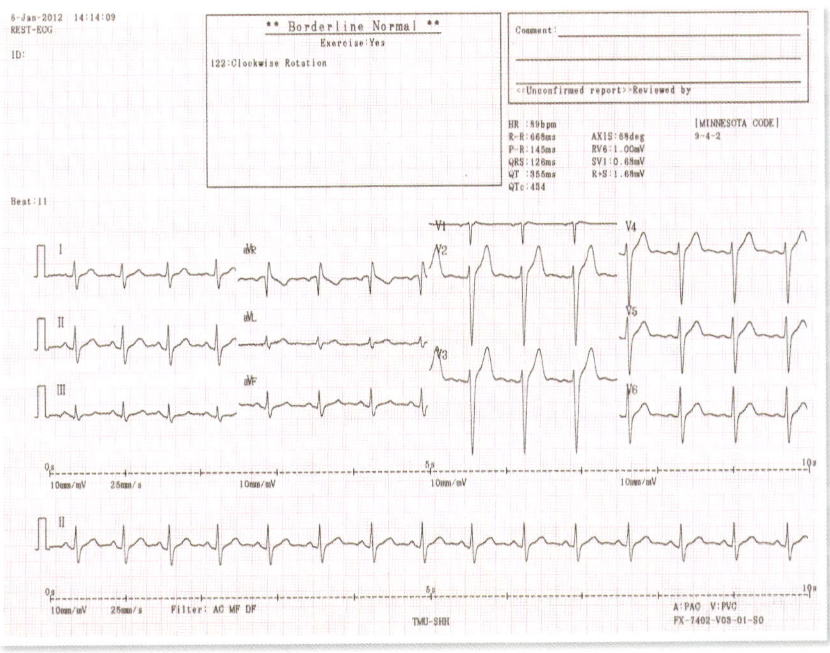

心电图检查结果可以提供心脏基本功能的诊断参考

## 动态／静态心电图检查图

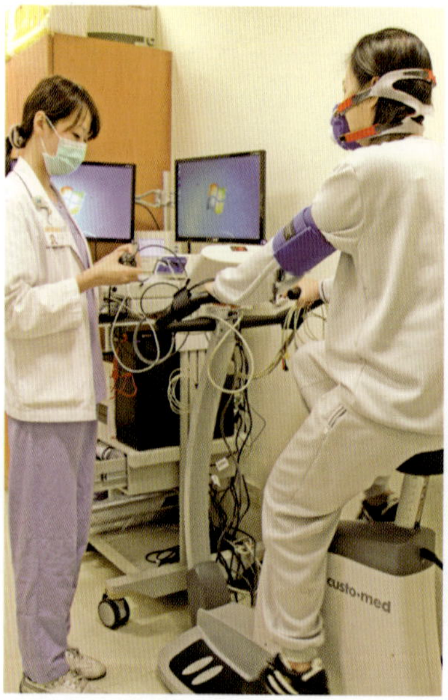


①运动心电图

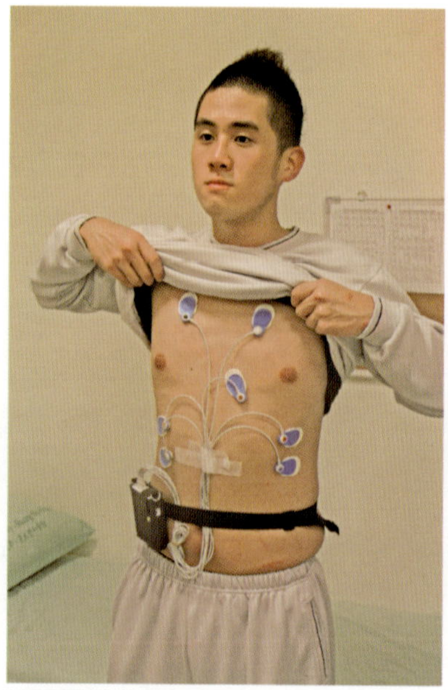

②运动心电图检查时身上贴满侦测片

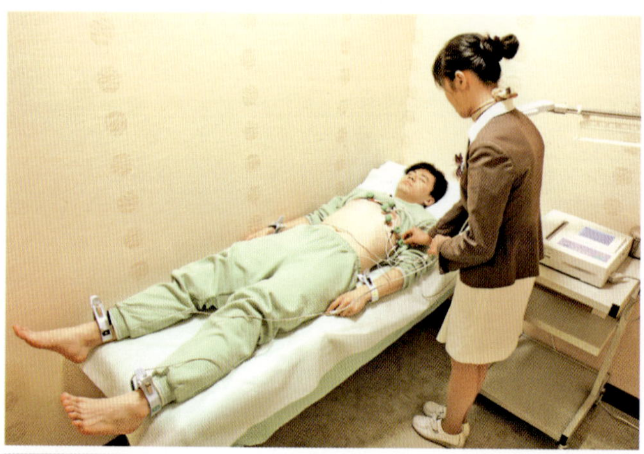

③静态心电图检查

## 2. 心率变异分析

**检查时间**：约5分钟

**疼痛指数**：0

**检查方式**：在一个安静优雅的空间中坐着，检查师会将一个夹手指的侦测器夹在您的食指尖端上，在平静的心情下开始侦测，过程中您可以做任何的冥想，可以稍微变换坐姿或身体微微动一动，但不可以取下手指上的侦测夹，仪器会自动纪录心跳与血压的资料，然后进行分析。五分钟后检查师会进来停止检查，然后印出报告图形。

**检查条件**：不必空腹准备。

自律神经失调时，维持身体内平衡的机制就会出现问题，但是以往对于自律神经系统并没有很好的检测方式。心率变异（Heart Rate Variability, HRV）频谱分析的出现，被广泛地用来探讨自律神经的调节作用，可以提供诊断的辅助。

过劳是现代人普遍的问题，但是过劳引起的健康问题，早期并无法由血液或影像中测量出来。造成过劳的主要因素不外乎压力，压力会刺激大脑神经下丘脑，通过自律神经系统和内分泌系统产生反应，以维持身体平衡，但是过久或长期的压力下，自律神经会逐渐出现异常。

工作时间长、夜间工作、心理压力大的人比较容易产生自律神经的失衡，表现在心跳速度的差异上。各种研究指出，心率变异愈少，表示自律神经失衡的可能性愈大，与心血管疾病、糖尿病等疾病的发生有很大的关联。

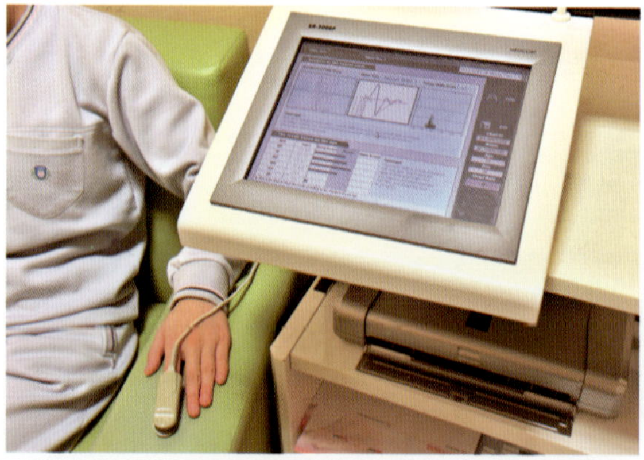
心律变异分析与血管弹性检查仪器APG+HRV

自律神经检查仪可以检查出人体心率变异的高低频谱功率比值（LF / HF Ratio），这是交感神经与副交感神经交互作用的有效测量值，偏低的心率变异值（Low HRV）是自律神经相关疾病的重要生理状态指标。

所以，从心率变异的分析检查，可以了解身体自主神经系统的平衡状况，在许多常见慢性疾病如糖尿病、慢性疲劳、冠状动脉疾病、神经性疾病等早期就能发现，再综合各项健康检查结果进一步判断，及早预防。

自律神经可以通过生活作息调整、充足睡眠与适度运动等，短期达到改善效果，因此完成第一次自律神经功能评估及报告书后，可以根据建议事项，拟定治疗计划，并在第二周、第四周、第八周及第十二周复检，追踪改善结果。一般而言，正确的诊断加上治疗，95%的失调情形均可痊愈。

## 3. 血管弹性分析

**检查时间**：约3分钟

**疼痛指数**：0

**检查方式**：在一个安静优雅的空间中坐着，检查师会将一个夹手指的侦测器夹在您的食指尖端，平静的心情下开始侦测，过程中您可以做任何的冥想，可以稍微变换坐姿或身体微微动一动，但不可以取下手指上的侦测夹，仪器会自动纪录脉动的资料，然后进行分析。三分钟后检查师会进来停止检查，然后印出报告图形。

**检查条件**：不必空腹准备。

有一种血管弹性的检查，称为APG（Accleration Plethysmograph），主要原理是利用血管脉动产生的波形加以分析，也就是测量血液循环的速率变异，并以二次微分方式将波形转换成数据与图形，进而评估血管弹性与老化的程度。

心脏搏动时，不管是胸壁跳动或大血管搏动，都会有波形，脉动从由左心室右侧传到大动脉，再传到小动脉，一直传到身体末梢，再传到手指，所以从手指可以取得所需的脉波图。

这种脉波基本图（PTG）可以反映末梢血液循环状态，例如脉波高度可以反映心脏搏动力量与心跳数；脉波升降时间延长表示心跳慢，可能有大动脉狭窄、动脉硬化、高龄等情形，时间缩短则表示心跳快，可能是二尖瓣狭窄、二尖瓣关闭不全、甲状腺亢进等情形。

将基本脉波波形进行二次微分后，得到APG图形，可以反映血管的弹性度和硬化度状态，辅助动脉硬化、末梢循环障碍等各种心血管疾病的早期诊断。

一般基本脉动波型基线不稳定，而且波形起伏不够，对于曲点准确的评价比较困难，而微分后的APG图比较容易理解和测定，与生理机能的判断较有关联，也比较适合用于血液循环动态的研究。

APG图形中虚线的斜率（如图）如果是正的表示血管年轻、弹性好，如果斜率是负的，表示血管老化、没有弹性，根据图形的类型，可以将血管状态分为七级：

第一级：正常状态。

第二级：表示血液黏稠度增加及血栓形成，但仍属正常。

第三、四级：表示血栓增加及血栓黏着，已属不正常状态。

第五级：血管内部受伤及弹性下降，不正常状态。

第六、七级：血液循环功能低落、血管疾病发生，为最严重状态。

APG图形还可以计算出微分脉搏指数DPI（Differential Pulse wave Index），代表血管老化程度的强弱，DPI值愈大，代表血管状态愈好。

总之，通过APG仪器检查，可以得到三个向面的资讯：

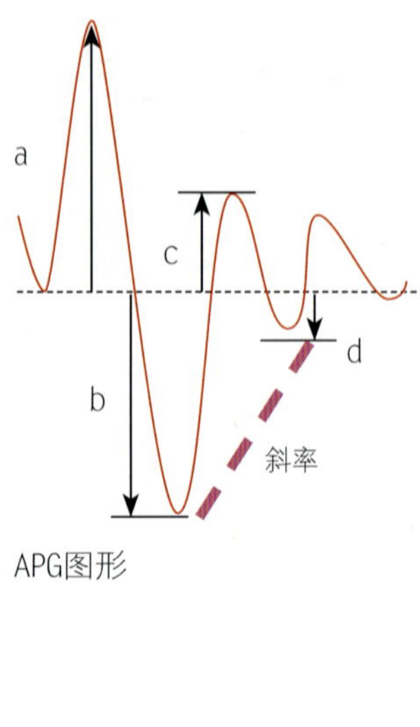


APG图形

**一、脉波分析：显示波形形态。**

1. 基本波形：脉搏波形
2. 分析波形：指两次微分后的APG波形

**二、血管状态分析**

血管状态类型：以斜率程度把血管状态分为第一级到第七级。

血管等级指数：以分数表示血管状态，分数愈高愈好。

**三、年龄对比分析**

1. DPI：代表血管老化程度的强弱，若DPI值愈大，就代表血管状态愈好。
2. BVT：代表血管的张力性，BVT（blood vessel tension）值愈大，代表血管张力愈好。
3. RBV：表示血管中残留血量，RBV（remained blood volume）值愈小愈好。

临床上，APG可以当作心血管与脑血管疾病的参考，因为APG没有侵入性，检查方便，如果要看看健康促进的效果，可以每三个月检查，检查结果若血管弹性进步，表示改善有成效。

**体检情报站：预防血管老化的方法**

1. 持之有恒的运动：每天花10分钟运动，与习惯久坐的人相比，发生心脏病的几率可以降低一半以上。有氧运动可以增加代谢，每星期两次的间隔训练（短时间的高强度运动）也可以减少心脏病的风险。

2. 地中海式饮食：可以保护心血管健康。地中海饮食是非常具有地域性特色的饮食结构，以水果、绿色蔬菜、深海鱼、橄榄油、坚果为主，辅以少量肉类以及红酒的地中海式饮食被研究者认为是最适宜推广用于逆转心血管病的非药物手段。地中海饮食食物含丰富的抗氧化剂、健康脂肪（omega-3脂肪酸）及葡萄多酚，可以预防血管老化。
3. 减少饱和脂肪的摄取量：饱和脂肪对动脉有害，摄取量不宜超过每日热量的百分之十，想要保持血管年轻，应尽量避免食用含反式脂肪的食物。
4. 年过50，一天减少200卡路里的热量摄取：身体新陈代谢率每十年约减慢5%，身体热量燃烧减少，卡路里的摄取量也要减少。
5. 戒烟：抽烟会导致HDL降低，增加血管硬化风险，是血管老化的主要凶手，瘾君子要预防血管老化，一定要戒烟。

## 4. 周边血管硬化

**检查时间**：约5~10分钟

**疼痛指数**：0

**检查方式**：平躺，将手表与手脚上的相关金属物暂时拿下来，检查师会用4个脉压袋分别夹在两上臂及两小腿处，然后开始检查。脉压袋会自动加压侦测四肢的血压与脉动，然后记录与分析。过程间检查员会逐项完成检查，可以自然呼吸，但不可以说话及翻动。

**检查条件**：不必空腹准备。

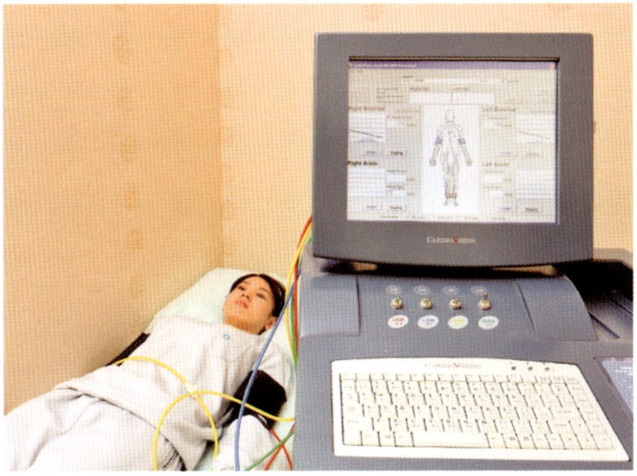

周边血管检查动脉硬化检测ABI

周边动脉阻塞疾病（Peripheral arterial occlusion disease，PAOD）是全身动脉粥状硬化的主要表现，它常与其他动脉粥状硬化疾病，如冠状动脉疾病及脑血管疾病有关。这三种动脉粥状硬化疾病，是造成五十岁以上患者死亡及行动不便的主因。

研究显示，没有心肌梗塞或缺血性中风的周边动脉阻塞病患，心血管疾病死亡率和心、脑血管疾病患者近似。

现代社会速食普及、生活紧张忙碌，饮食多高油脂、高糖、高热量，抽烟人口日渐增加且年轻化，再加上糖尿病、高血压、高血脂等危险因子，周边动脉血管阻塞疾病的发生率逐渐攀升。

周边动脉疾病引起的组织缺血多发于下肢。常见症状为缺血性疼痛，尤其常发生于小腿肚附近的区域。最重要的危险因子是抽烟、糖尿病及年龄大于四十岁，其他如高血压、高血脂也都是重要的因素。

有许多指标可辅助诊断，如上下肢血压比（ankle brachial index, ABI），目前被认为是最有效的筛检，ABI≦0.9时即可判断为周边动脉疾病。ABI愈低，罹患心血管疾病的危险性愈高。

| Stage | 症状 |
|---|---|
| Stage I | 无症状 |
| Stage II | 间歇性跛行 |
| Stage III | 休息时疼痛 |
| Stage IV | 皮肤溃疡、组织坏死、坏疽 |

摘自：Am Fam Physician 2000;61：1027-36.

### 上下肢血压比（ankle brachial index, ABI）

| ABI | 阻塞程度 |
|---|---|
| ＞1.30 | 无法压缩的血管（Noncompressible） |
| 0.91－1.30 | 正常（Normal） |
| 0.41－0.90 | 轻度至中度阻塞（Mild-to-moderate disease） |
| 0.00－0.40 | 严重阻塞（Severe disease） |

摘自：N Engl J Med 2001;344：1608-21.

## 5. 心脏超声波

**检查时间**：约10分钟

**疼痛指数**：0~2（0：不痛；2：轻微痛）

**检查方式**：左侧卧在床上，保持自然呼吸。医生或检查师会用超声波探头在您的左前胸及上腹部固定位置进行扫描，然后将影像储存在超声波仪器上。检查过程可以说话，有时检查医生会请您配合呼吸动作（憋气、深呼吸等）。

**检查条件**：不必空腹准备。

心脏超声波具有不必空腹、非侵入性、没有放射性，以及可以重复检查的优异性，相较于其他的检查如传统的X光、心电图等等，对于各种心脏病的诊断更深入，可以提供瓣膜性疾病、狭心症、心肌梗塞后、高血压、心脏衰竭、先天性心脏病等疾病的诊断。

检查时，医生或助理会请你左侧卧在床上，保持自然呼吸就好。医生或检查师将超声波探头放在左前胸及上腹部位置进行检查。这时候荧幕上就会显现心脏的形状、大小、结构及收缩等影像，另外也可以看到血液在各腔室内的流动情形与流动速度。常见的二尖瓣脱垂、二尖瓣逆流等问题，都是通过心脏超声波检查出来的。

心脏超声波的诊断功能：

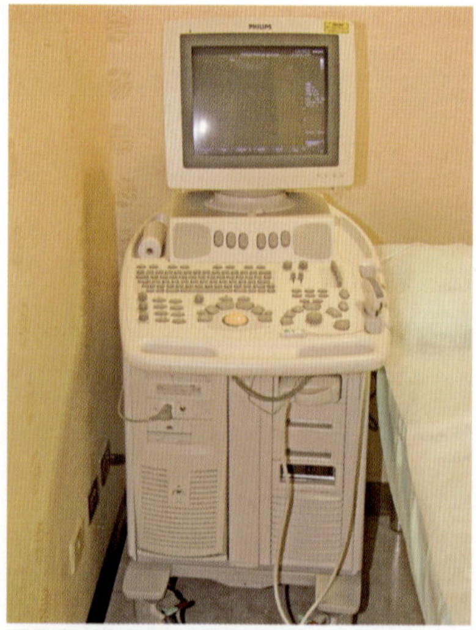


(1) 心脏腔室的大小
(2) 瓣膜是否异常、通过瓣膜的血流及速度
(3) 心脏肌肉的厚薄
(4) 心脏收缩舒张功能的好坏
(5) 心脏各腔室压力的评估
(6) 心壁运动的正常与否
(7) 心包膜是否积水
(8) 心脏腔室内是否有血栓
(9) 心脏内是否有赘生物
(10) 主动脉是否剥离、主动脉瓣狭窄状况及闭锁不全
(11) 心脏内是否有不正常的通路
(12) 先天性心脏病缺损。例如心房室中隔缺损
(13) 心脏性高血压、二尖瓣脱垂、瓣膜病变、脱垂等现象。

### 体检情报站：瓣膜闭锁不全的治疗方法

(1) 内科疗法：轻微的瓣膜闭锁不全如果没有症状，可以不必治疗，也可以进行一般的活动，但应该避免剧烈的运动。若有不适症状，可视情况服药改善。
(2) 外科疗法：单纯瓣膜狭窄而有症状者，可进行瓣膜整形手术，但如有瓣膜狭窄及闭锁不全严重，而且合并有心收缩力异常、运动耐力不足时，应考虑人工瓣膜置换手术。

## 6. 立体导航式电脑断层扫描仪

**检查时间**：约10分钟

**疼痛指数**：0~2（打针的疼痛）

**检查方式**：检查师会先帮您打上留置针头，以便检查时打显影剂之用（如果仅做第一阶段的钙化分析就不需打针）。上针后检查员会请您躺上电脑断层仪器的检查床，并帮您调整位置与姿势、将您送入仪器轨道中，然后离开检查室到操作室中，通过麦克风继续帮您完成检查。检查过程中要放轻松、配合检查师的指导，如果心跳过快，检查师会给您服用降心跳药物，等心跳减缓到一定程度才会进行检查。

**检查条件**：不必空腹准备。

电脑断层（CT）检查曾经造成医学划时代的进步，但毕竟只是二度空间的影像，对于某些器官例如心脏与心脏血管的评估并没有办法满足实际的需要。

近年来，立体电脑断层的技术带来更大的进步，所谓的立体导航式电脑断层扫描仪（简称VCT），是利用数位化的影像处理，辅以3D立体重建的技术，可清晰目睹冠状动脉的血管堵塞程度，可具体建议后续该做药物治疗、心导管进一步检查，或是已经到需要放支架的程度，以

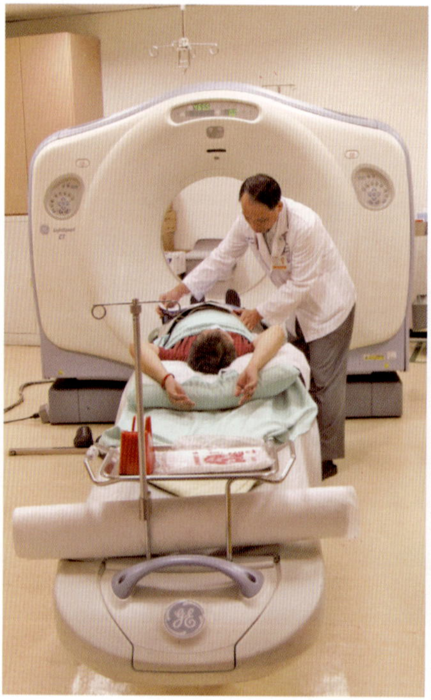

立体电脑断层检查VCT

前只要有怀疑冠状动脉疾病，便需使用侵入性的心导管检查，现在有心脏VCT检查，可以当心导管检查前的筛检，减少心导管检查的痛苦。

心脏VCT的立体成像就像一张体内地图，逼真的三度空间影像可以任意旋转各种角度，让医生迅速找到冠状动脉血管钙化、狭窄部位。此外，VCT还可以应用在肺脏的检查，以及当作虚拟大肠镜的检查，经由几分钟的扫描，就可以呈现如真实大肠镜般的动态画面，省去做大肠镜的痛苦。

检查的方法分两方面，第一个重要的数据是冠状动脉血管钙化的分数呈现，称为冠状动脉钙化指数（Smart Score），这个检查不需要事前准备或显影剂的注射，约十分钟就可以完成检查，快速而简便。

第二个部分是冠状动脉的影像撷取，利用多切面的影像检查，再以电脑后处理心脏血管的影像重组、分析，就能同时显现心脏各部分和大血管的详细解剖构造，提供最详细的诊断资讯。如果心跳条件符合，大约十秒钟就可完成检查，而电脑后处理需花一点时间，但是检查结果可以知道哪一条血管狭窄，狭窄在哪一段、狭窄程度，以及有没有血管斑存在等资讯。

**POINT**

心跳条件符合是指：心跳数稳定维持在每分钟60~70次左右。

## 心脏VCT可以清晰呈现心脏冠状动脉立体的影像

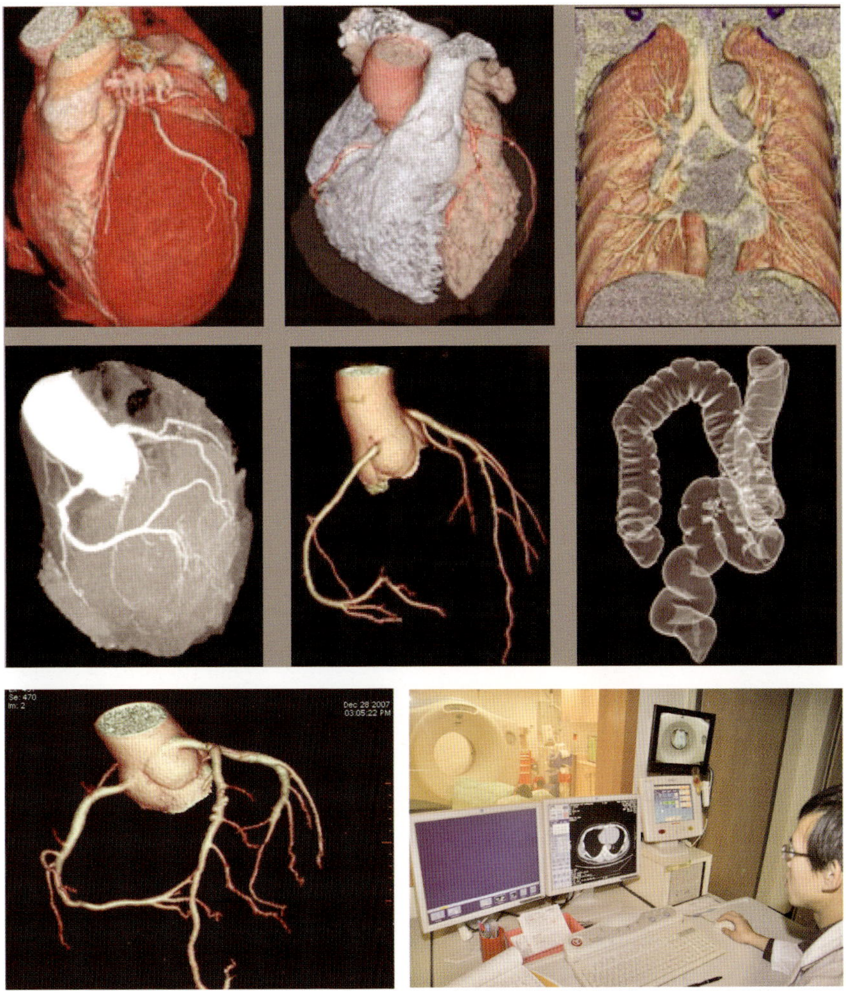

心脏VCT具备有非侵入性、低风险、准确性高等特色，早已被许多先进国家视为早期诊断心血管疾病的利器。藉此方法来检查冠状动脉，可以在发生狭窄但尚未造成阻塞前就侦查出来，免除不必要的心导管手术，而曾做冠状动脉分流手术或置放血管支架的人也可藉此检查追踪。所以担心罹患心肌梗塞与脑中风、想尽早发现问题并采取有效预防方法的人，心脏VCT是一项非常好的选择。

### 体检情报站：哪些人是心血管疾病及脑血管疾病的危险群？

胖子不是心血管疾病的唯一族群，老年人也不全都会罹患心血管疾病，以下十一个族群，才是真正心血管疾病的高危险群，若你也是其中之一，就一定要养成定期检查的好习惯。

1. 年龄：男性55岁或女性65岁以上，这个年龄段身体的各项健康指标都在慢慢下降。
2. 有早发性冠心症家族史：相关研究指出，如果父母亲或兄弟姊妹中有人曾经心脏病发作，罹患早发性心脏病的风险将比普通人高数倍。
3. 高血压：血压愈高，发生心肌梗塞、中风的危险性也会愈高。
4. 糖尿病：糖尿病患者罹患冠心症的风险较高、死亡率也较一般人高。
5. 血脂肪过高：血脂肪长期过高，会造成动脉硬化，引起冠

状动脉疾病

6. 肥胖：肥胖早已被证实和冠状动脉疾病的发生有关系。
7. 风湿性心脏病、冠心病、心律失常者：如果心脏有继发心房纤颤，更容易形成血栓而造成急性脑血管病。
8. 代谢症候群：有代谢症候群的人，罹患冠心病的风险较一般人高。
9. 抽烟：抽烟会增加冠心症、心肌梗塞、主动脉瘤、周围血管疾病、以及猝死的危险。
10. 工作压力大者：研究发现，长期从事精神紧张度高的职业者发生高血压的可能性大，轮班工作者、空姐、飞机驾驶员、作家、记者等人群，作息不正常的族群要留意患上心血管疾病。
11. 应酬太多者。工作应酬常要大吃大喝，且饭菜都是大鱼大肉，烟酒不断。所有这些都是维持血脂健康的大忌。

## 7. 心肌灌注扫描（铊-201）

**检查时间**：分两阶段检查，每阶段约30分钟，中间相隔4小时

**疼痛指数**：0~2（打针的疼痛）

**检查方式**：检查师会先帮您打上留置针头，并注射检查药物。上药后检查员会请您躺上仪器的检查床，并帮您调整位置与姿势、将您送入仪器轨道中，然后离开检查室到操作室中，通过麦克风继续帮您完成检查。检查过程中要放轻松、配合检查师的指导。

**检查条件**：检查前需空腹8小时以上。

心肌灌注扫描主要应用于冠状动脉疾病的诊断及痊愈后的评估。这项检查始于20世纪70年代，至今已有超过四十年的临床使用经验。据统计，1990年一年之内，只在美国就有超过两百万病接受这项检查，由此可见其普遍性。在发达国家，心肌灌注扫描已经成为一项非常普遍的常规检查。

心肌灌注扫描检查是使用放射性药剂铊-201（Thallium-201）注射在血管后，观察药剂在心脏的分布情形，判断心脏肌肉是否受损。

铊-201与钾离子特性类似，经由静脉注射后，铊-201会随着血液

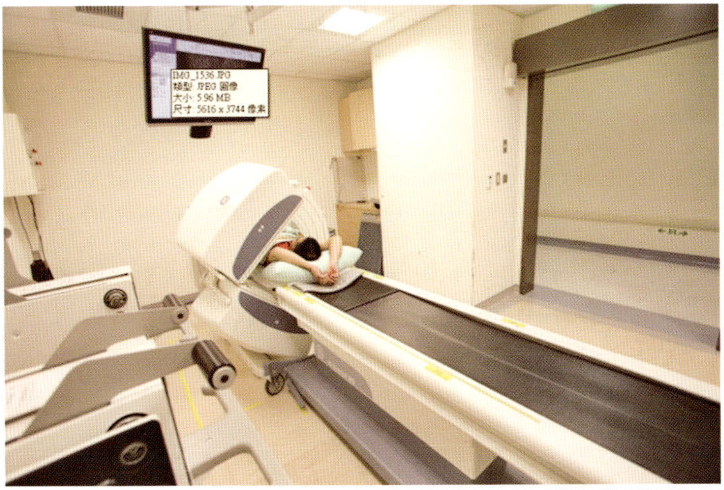


心脏肌肉血流灌注铊201检查

循环流经冠状动脉，再进入心肌细胞内。铊-201被心肌细胞摄取的比例与血流量成正比，所以摄取量可以反映冠状动脉的血流量。

当铊-201被心肌摄取，再流出细胞外时（约2~4小时后），达到进入和流出心肌之速率平衡点，称为再分布（redistribution）。

铊-201被心肌摄取的量，受冠状动脉血流量的影响。若冠状动脉没有阻塞，血流正常，铊-201在心肌的分布就会呈现均匀的状态，检查结果称为正常；若冠状动脉阻塞超过75%以上，则在有其他压力下（如一些运动），血流量就会减少，铊-201在心肌的分布就会减少，检查就会呈现冷区病变。而根据病变的位置，就可以知道是哪一条冠状动脉发生阻塞。

### 体检情报站：铊-201是什么，有副作用吗？

铊-201是一种类似钾离子生物特性之放射同位素，上世纪70年代经由回旋加速器产制出来，带一正电离子，是临床应用上最早、最广泛被使用于心肌灌流检查的同位素药物。

铊-201的能量低，本身既无毒性，也不会引起过敏，其放射性经人体自然排泄及物理性衰退，约一天后便所剩无几，整天的累积辐射剂量虽比照一次X光略高，但因为是极缓慢的放射出来，所产生的辐射生物效应，反而比X光来得小。

截至目前为止，铊-201心肌血流灌注检查还没有对人体产生危险及副作用之案例报告，再加上接受的辐射剂量甚小，对于身体几乎没有什么影响。

接受铊-201放射性药物治疗的哺乳期妇女，应限制哺乳3周以上。

心肌灌注扫描检查通常需要合并一点压力测试，主要是因为一般无压力下，阻塞的冠状动脉血流量功能还足够供应心肌所需，所以看不出有缺血的影像。一旦稍微运动下，心肌需要更多氧气，冠状动脉血流量就需要增加，而阻塞的冠状动脉办不到，就会显现异常的心肌影像。

一般压力测试的方法有运动或药物注射如Persantin、Adenosine、Dobutamine等，以Persantin最常被使用，Persantin的主要作用是使冠状动脉扩张。

检查前需空腹八小时，以减少胃部的血流量干扰心脏影像。检查时先做压力测试（运动或注射药物），再静脉注射铊-201，五分钟后进行扫描，检查时间约二十五分钟，这是第一个影像结果（称为压力像）。

四个小时后，会再进行一次心肌灌注扫描，得到第二个影像（称为休息像）。根据前后两组心脏影像及电脑分析的数据，就可判读结果。

现在的心肌灌注扫描，全都使用断层扫描检查辅助。因为断层扫描检查（SPECT）比平面检查有较高的敏感度，检查时间相同，可以得到更好的结果。

### 心肌灌注扫描的临床应用

心肌灌注扫描检查最常被应用于冠状动脉疾病的诊断。冠状动脉血管阻塞超过75%时，即可能会有心肌缺血的发生。心肌灌注扫描检查对于诊断冠状动脉疾病的敏感度平均为90%以上，是相当精确的检查。

心肌灌注扫描检查也用于评估冠状动脉疾病的愈后情形。根据统计资料临床上有心绞痛表现的病人，若心肌灌注扫描检查正常，一年内会发生急性心肌梗塞或死亡的几率只有百分之一，也就是愈后较好。而若心肌灌注扫描检查呈现多种异常现象，则有三分之二的比例会在五年内发生急性心肌梗塞甚至死亡，也就是愈后较差的指标。

是否有存活的心肌，对缺氧性心脏病的病人相当重要。而只有存活的心肌才能摄取铊-201，因此可以依据心肌摄取铊-201的程度来检测心肌是否存活，以此作为病人是否可以接受手术的一项指标。

急性心肌梗塞做心肌灌注扫描检查时，不需要做压力测试，直接做休息像的检查即可，急性心肌梗塞的病灶于心肌灌注扫描时是呈现冷区病变，其诊断率平均约为82%。心肌灌注扫描还可用于评估急性心肌梗塞病人经过血栓溶解剂治疗后，血流和心肌恢复的情形。治疗前先做一次心肌灌注扫描检测受损区域的范围和评估病人的危险性；治疗后再做一次检查，用以检查治疗效果，评估成效。

心肌灌注扫描还可用来评估做冠脉搭桥术和经皮冠状动脉腔内血管成形术的病人血流和心肌恢复的情形，其敏感度大约为85%。据统计，患缺氧性心脏病的病人，在接受经皮冠状动脉腔内血管成形术的个月后，发生再阻塞的情形越有15~30%。而这种再阻塞现象也可经由连续的铊-201心肌血流灌注扫描追踪检查。

心肌灌注扫描检查是一种安全而准确的检查，不过建议应用于有临床症状（如怀疑心绞痛）、心电图检查怀疑有冠状动脉疾病、有冠状动脉疾病或急性心肌梗塞病史等情况。

### 心脏高阶检查：心脏立体电脑断层和铊-201的比较

| | 心脏立体电脑断层（Heart VCT） | 核子医学心肌灌注扫描（铊-201） |
|---|---|---|
| 适应症 | 有高血压、高血脂症、糖尿病、抽烟、胸闷、胸痛及心脏病家族病史。 | 有高血压、高血脂症、糖尿病、抽烟、胸闷、胸痛、心肌梗塞病史及心脏病家族病史。 |
| 禁忌症 | 1. 对显影剂过敏。<br>2. 肾功能不全。<br>3. 心律不整。 | 1. 怀孕。<br>2. 支气管痉挛（如气喘、慢性阻塞性疾病）。<br>3. Dipyridamole药物过敏、Aminophylline之类药物过敏。<br>4. 严重心律不整、郁血性心衰竭、低血压（收缩压低于80毫米汞柱）、其他心肺疾病等。 |

| | 心脏立体电脑断层<br>（Heart VCT） | 核子医学心肌灌注扫描<br>（铊-201） |
|---|---|---|
| 优点 | 1. 检查可以明确知道心脏血管狭窄的部位和程度。<br>2. 非侵入性的检查。 | 1. 可以得到生理性的资料，了解心脏的功能状况。<br>2. 属于一种非侵入性的检查，不会对人体造成伤害，而且可以反复检验，因此适合作为发病前后的筛选或追踪检查。<br>3. 受检者所接受的辐射剂量小。<br>4. 利用药物方式给予压力，可使检查有效率及标准化。 |
| 缺点 | 1. 放过心脏支架的病人会产生假影。<br>2. 容易因心跳太快影响检查结果。<br>3. 辐射剂量稍大。 | 1. 花费时间较长。<br>2. 对冠状动脉疾病的诊断伪阳性偏高，尤其在肥胖及女性乳房的组织衰减效应下，更容易造成干扰。 |
| 检查时间 | 需花费30分钟至2小时不等 | 约4小时左右 |

# 十四、骨质密度检查

什么是骨质密度检查?

1.脚踝超声波式骨密检查

2. 双能X射线骨密度仪骨密检查

项目：脚踝超声波式骨密检查、双能 X 射线骨密度仪骨密检查

功能：这是能了解是否有骨质流失、骨质疏松症的检查。简单的仪器筛检可以使用超声波检查脚踝，若是较精密的仪器则可采用双能 X 射线骨密度仪检查腰椎以及两侧股骨头。

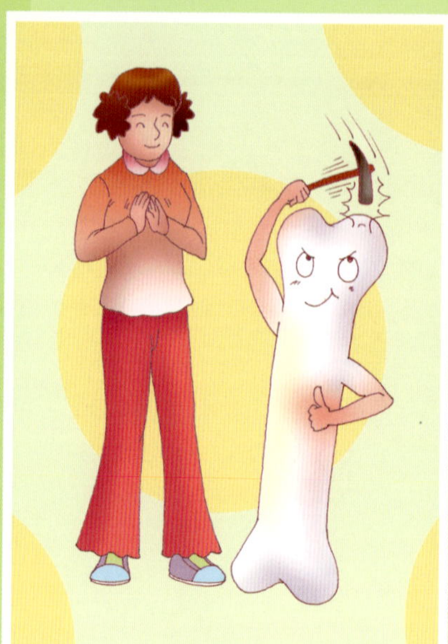

# 什么是骨质密度检查?

近年来，骨质疏松症的预防逐渐受到重视，周边骨质检查更几乎成为各个义诊场合必备的项目之一。

骨质密度侦测仪是测量骨质结构正常与否的工具，有超声波及X光两种型式。

所谓骨质密度，主要是指单位体积内所含有的骨质量。当骨质密度过低，而且达到病态现象的时候，便称为骨质疏松症。一般以BMD（Bone Mineral Density，骨矿物质密度）作为骨质密度的参考数据。

人类的骨质密度约在三十岁左右达到高峰，之后逐年流失，因此BMD会逐年减少，流失严重的便导致“骨质疏松症”。而骨质密度检查就是利用超声波或X光射线穿透骨骼，以了解骨质密度是否改变，以便及早预防与治疗。

骨头是由皮质骨（cortical）及小梁骨（trabecular）所组成。外层的皮质骨质地坚硬，内层的小梁骨构成许多小梁形状类似海棉，故又称海棉骨。骨头内99%之含钙量均存在于小梁骨。

全身各部位骨骼的皮质骨及小梁骨含量各有不同。其中长骨负责身体的负重功能，所以皮质骨会较厚，小梁骨集中在两端；而短骨的皮质骨较薄，小梁骨分布较平均；扁平骨如头颅骨等则是皮质较厚，肋骨则很薄。

三十岁以后人体开始老化，骨骼再造过程中，钙从骨骼移出比流入的量多，骨质就开始减少。妇女在停经后因雌性激素停止分泌，骨质流失速度加快，所以停经后妇女及老年人都是骨质疏松的高危险群。

## 十四、骨质密度检查

常见之骨质密度检查方法有：

**1.常规X光检查：**

骨质大量流失后（流失23%以上时），可从常规X光片中初步诊断为骨质疏松，主要原因是骨骼对X光的可透性增加，可作为侦测骨质密度的辅助诊断。

**2.全身型骨质密度侦测仪（DEXA）：**

大型的骨质密度侦测仪可侦测全身任何部位的骨质结构，现阶段通常是以腰椎及髋关节作为诊断依据，因为腰椎小梁骨比率高，而髋关节虽然皮质骨及小梁骨各占一半，但因需支撑全身重力，骨折机会相对较大，所以被用为筛检骨质疏松的部位。

不过，机型大、具少量辐射性、检查时间较长，无法做大团体短时间的筛检，是全身型骨质密度侦测仪的缺点，而且如果骨骼有骨刺、退化或炎症反应、人工关节置入或手术后，会影响骨质密度之诊断，所以侦测腰椎时，应先以常规X光作为辅助诊断，而侦测髋关节时必须注意是否有缺血性坏死及骨关节炎、手术后等情形。

**3.跟骨超声波骨质密度仪检查：**

在众多的骨质密度超声波检查部位中，脚跟的超声波骨质密度仪与双能量X光吸收仪间，有比较好的相关性，而且体积小，携带方便，可以适用在大量的筛检，是目前在团体健康检查中最常使用的骨质密度检查方法。

跟骨为全身小梁骨含量最高的区域（高达95%），所以骨质是否流失，可以先从跟骨骨质密度筛检，从预防的角度来看，可提早发现，及早注意。但跟骨骨质异常，并不代表其他骨质结构也一定异常，需再一步检查腰椎及髋骨之骨质密度，以作为治疗与否的依据。

世界卫生组织已制定骨质密度诊断的标准值，年轻成人骨质密度平均值以下的一个标准偏差内（T值>-1.0）为正常，T值在-1到-2.5间为骨质减少，T值小于-2.5时为骨质疏松，上述的超声波或全身型骨质密度侦测仪均可用这个标准作为诊断依据。

身体各部位骨头的皮质与骨小梁比例各不相同

| 部位 | 皮质 | 骨小梁 |
| --- | --- | --- |
| 腰椎 | 34% | 66% |
| 股骨颈 | 50% | 50% |
| 股骨头 | 75% | 25% |
| 前肢 | 95% | 5% |
| 手腕 | 75% | 25% |
| 脚跟 | 5% | 95% |

### 体检情报站：骨质疏松除了多吃含钙食物外，还有什么治疗方法？

骨质疏松症较严重的并发症是骨折，而最有效的预防方法，是在骨折发生前能通过骨质密度的测量，得知骨质疏松且及早治疗。

均衡的饮食，多食用含钙量高的食物以及每天适度地晒太阳，可以增加体内合成维生素D，进而帮助体内吸收足够的钙；适度的运动可以强化骨骼的耐受力等，均是预防骨质疏松症的方法。

药物的治疗也是一种选择，目前临床尚常使用的药物有：

1. Bisphosphonates双磷酸盐类：如福善美保骨锭。福善美是目前最常被用来治疗骨质疏松症的药物，其主要机转是抑制蚀骨细胞的活性，减少骨质的流失，增加骨密度，减少骨折的发生率。福善美的服用方式是一星期服用一次，在早晨起床后空腹以一整杯白开水送服，服用后至少30分钟内不能躺下，以免刺激食道。
2. 副甲状腺素类：如Forteo®骨稳。此类药物是应用人类基因重组副甲状腺素，可刺激造骨细胞促进骨质新生，属于注射剂型，适用于因严重骨质疏松而造成两个以上脊椎或1个髋骨骨折之患者，但是使用期限不能超过18个月。
3. 抑钙素：如Miacalcic®密钙息。有针剂与鼻喷剂，药理作用为抑制蚀骨细胞，增加骨质密度，同时也可以减缓骨折引起的疼痛。
4. 荷尔蒙补充疗法：雌激素可抑制蚀骨细胞作用，亦可刺激造骨细胞释出生长因子，使骨质密度增加，这也是为什么女性在停经时因缺乏雌激素，骨质大量流失而较易出现骨质疏松症的原因。
5. 其他：骨质疏松症需要长期的预防，因此平时就应注意均衡的饮食，并多吃含钙的食物如大骨汤、豆类、小鱼干等；每日需摄取钙质1000~1500毫克，少吃酒、烟、咖啡及高蛋白、高盐的食物。

## 1. 脚踝超声波式骨密检查

**检查时间**：2分钟

**疼痛指数**：0

**检查方式**：坐姿，检查师会帮您在脚踝处涂上润滑剂，然后请您将脚放入超声波检查仪中，进行检查。

**检查条件**：不着袜，双脚清洁后。

骨质密度的测量是诊断骨质疏松症的主要方法之一。

目前骨密测定方式分为超声波方式与中轴型X光式（DEXA）两种，超声波式仪器检查不管双光子或单光子吸光检查均属于周边型的骨质密度测定仪，目前被广泛使用于初步骨质筛检。

测量时以脚踝为测量部位（坐着检查，如附图），若发现骨质数值有异常现象时，应进一步以中轴型的双能X射线吸光仪（DEXA）再施行腰椎或髋部检查确认。

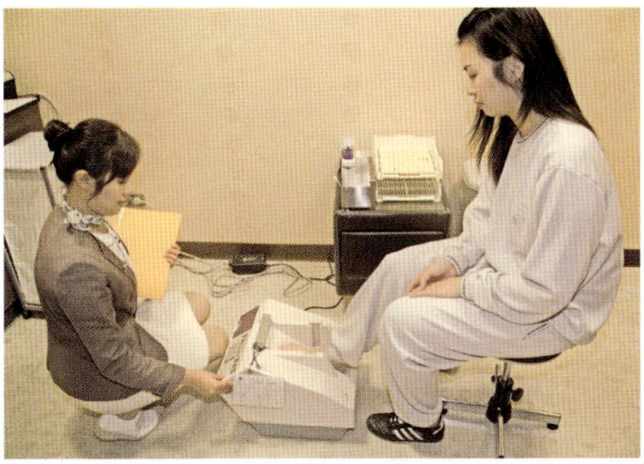

超声波式骨质密度检查

## 骨质密度检查T值（T–Score）

将骨质密度检查结果与三十岁健康成年人的最佳骨质密度进行比较，可以计算出一个比较值，称为T评分。T评分为0，表示您的骨质密度等于健康年轻人的平均值。如果T评分低于0，则用负数表示。这个负数的值（以标准差为单位）愈大，表示您的骨质密度愈低，那么您未来发生骨折的风险也愈高。

如下列表格所示，T评分如果在+1与－1之间，表示您的骨质密度正常或骨质健康。T评分如果在－1与－2.5之间，表示您的骨质密度低，但尚未低到为骨质疏松症的程度。T评分如果是－2.5或更低，表示您患有骨质疏松症，而且，T评分的负数值愈大，表示骨质疏松症愈严重。

世界卫生组织根据骨质密度水平对于骨质疏松症的分级方式

| | |
|---|---|
| **正常** | T值＝－1以上：骨质密度与健康年轻人相比差异小于1个标准差。 |
| **骨量减少** | T值＝－1至－2.5之间：骨质密度低于健康年轻人1至2.5个标准差之间。 |
| **骨质疏松症** | T值＝－2.5以下：骨质密度低于健康年轻人2.5个标准差以上。 |

## 骨质密度检查Z值（Z–Score）

另外一种骨质密度的表示法是将骨质密度与同年龄人的平均骨质密度比较，称为Z评分。30岁、40岁与50岁、60岁的年龄层各有不同的Z值，所以30岁的人如果检查结果Z值是60岁族群的Z值，我们就说这个30岁的人有60岁的骨头，应该检查是否有其他潜在的疾病导致骨质疏松。

## 体检情报站：导致骨质疏松的疾病有哪些？

骨质疏松症是在遗传因素和环境因素的共同作用下，影响高峰骨量以及骨量丢失并最终发展至骨质疏松。这些因素包括药物、饮食、种族、性别以及生活方式。

骨质疏松症的产生可分为两大类，第一类是原发性骨质疏松，第二类是继发性骨质疏松。

原发性骨质疏松与年龄有直接关系，继发性骨质疏松则可能与疾病有关，例如：

- 酗酒症
- 甲状腺功能亢进
- 副甲状腺功能亢进
- 长期使用类固醇：长期类风湿关节炎、哮喘、红斑狼疮等疾病治疗
- 子宫内膜异位症：长期使用促性腺激素释放激素治疗
- 男性低睾固酮症

## 2. 双能 X 射线骨密度仪骨密检查

**检查时间**：10分钟

**疼痛指数**：0

**检查方式**：检查师会请您躺在检查床上，并帮您调整好位置与姿势，然后离开检查室到操作室中，通过麦克风继续帮您完成检查。检查过程中放轻松，可自由呼吸，但不可任意移动身体。

**检查条件**：不需空腹，服装口袋不可有金属物。

双能 X 射线骨密度仪是在20世纪70年代发展的X线分光光度测定法的基础上研制的，其优点在于X线球管能产生更多的光子流而使扫描的时间缩短，并使图像更清晰。

中轴型的双能 X 射线骨密度仪（DEXA）常规测量部位有前臂远端、全身、腰椎正侧位和骨尾近端，尤其以后两者更为重要（躺着检查，如附图）。因为这两个部位富含松质骨，比较容易因为骨质疏松而造成骨折，是能较早预示骨质疏松的敏感部位。但由于金属物会干扰骨质密度的测量结果，因此如果腰椎或股关节处曾手术过、有金属物植入时，则不适合测量。另一个不适宜测量的情形是严重脊柱侧弯或脊柱后凸症（驼背）、无法躺平者。

DEXA可以说是现在测量骨质密度最广为接受而精确的技术。但此

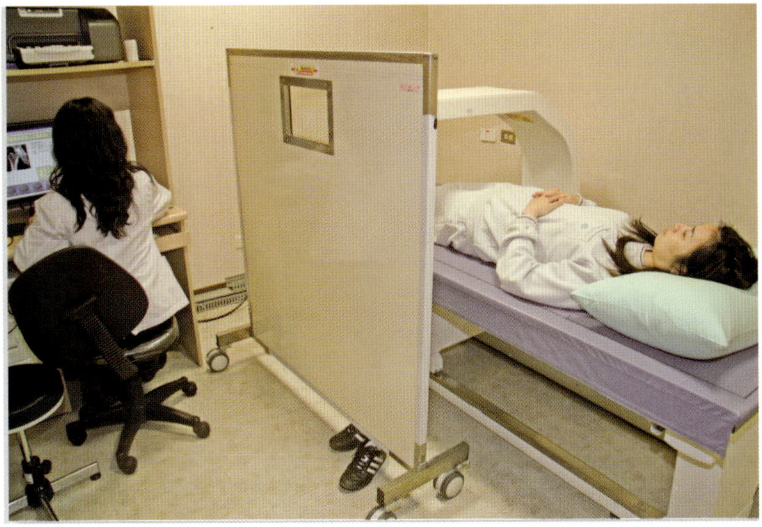

全身骨质密度检查DEXA

项检查会有少许X光暴露，虽其辐射剂量仅是一般放射线检查的五十分之一到千分之一（约1~5微西弗），比起整天暴露在自然环境中的辐射量（5~8为西弗）还低，但如果已知怀孕或可能怀孕的情况下，仍不建议检查，以降低不必要的风险。

根据世界卫生组织所订定的骨质密度标准，骨质密度检查结果的T值超过−1表示骨质正常，T值介于−1~2.5属于骨质不足；如果T值小于−2.5，或者已有髋关节或脊椎骨折者，就可诊断为骨质疏松症。

# 十五、肺功能检查

1. 什么是肺功能检查?
2. 肺功能检查的方法

项目：通气功能检查、肺容量测量、最大呼气流量-容积曲线、肺弥散功能检查、支气管舒张试验、支气管激发试验

功能：肺功能的检查可以检查肺脏有无限制性换气障碍、阻塞性换气障碍，或是混合性换气障碍等肺部功能问题，以作为气喘、肺气肿、肺支气管扩张症等肺部疾病治疗前与治疗后的参考或预防。

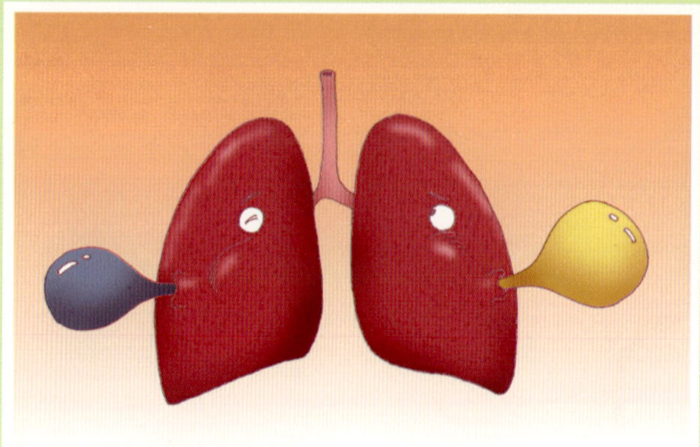

## 1. 什么是肺功能检查?

肺功能就是呼吸时肺部的生理变化。肺的功能无法从胸部X光或抽血、电脑断层检查得知，必须依赖肺功能检查仪器，由吸气与吐气的动作中测试气流量，也就是肺部的通气能力，才能了解肺部的相关功能。

肺功能检查结果可以作为疾病的诊断（如哮喘、慢性阻塞性肺疾）、严重度评估、病程进展或治疗疗效的追踪等参考，有时还可以作为外科手术的决定与危险性评估的参考。

肺功能检查是一个相当灵敏的检查，只要有肺部疾病、换气障碍、支气管扩张剂效果、气体交换、开刀危险性、心肺功能、隐藏性气喘、过度肥胖、呼吸肌衰弱等问题，或是长年的烟枪族群，都可以做肺功能检查来评估。

肺功能检查只显示肺脏生理与病理生理的改变，而不能提示病原性诊断与病变发生的部位，只能显示相当广泛病变的病理生理改变，而不能对轻微的局限性病灶提示功能上的改变，因此不能代替病史、体检、肺X射线检查、化验检查，只能在这些重要数据具备的情况下起到相辅相成的作用。

## 2. 肺功能检查的方法

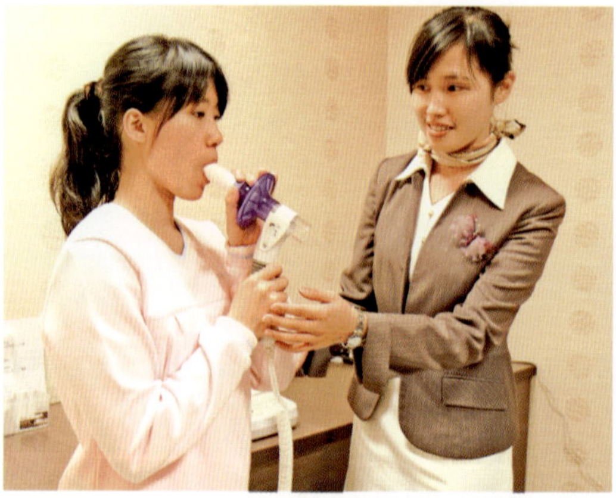

肺功能检查：吸饱气后含着管子用力吹气

常做的肺功能检查项目包括通气功能检查、肺容量检查、最大呼气流量-容积曲线检查、肺弥散功能检查、氮廓清试验、支气管舒张试验及支气管激发试验等。

健康检查中最普遍使用的肺功能检查是通气功能检查，检查步骤是在平静规律呼吸后，以最大力气吸饱气，达到肺总量（TLC）后，再使力吐出气体剩肺余容积（RV）。而使力吐气的过程为用力时的肺活量（FVC），开始用力吐出的第一秒容量，称为第一秒用力吐气体积（FEV1），正常的FEV1／FVC比值应大于80%。仪器会记录这些数据，依此可把肺疾病概略分为阻塞型肺疾病（如哮喘、肺气肿、慢性支气管炎等）与局限型肺疾病（如肺纤维化）。

| 通气障碍 | 可能原因 |
| --- | --- |
| 阻塞性（obstructive） | 肺气肿、慢性支气管炎、哮喘 |
| 局限性（restrictive） | 气胸、肋膜积水、纤维化、尘肺、肥胖、妊娠、肌无力 |

阻塞性通气障碍通常是因为气管阻塞，使气体无法顺利排出，导致肺活量减少而且肺部内仍留有大量气体，所以肺总量及肺余容积会增加；而局限性通气障碍是因肺部空间受限，所以肺活量减少，肺总量及肺余容积也会减少。FEV1／FVC的比值（%）在阻塞性者会降低，而局限性者则可能正常或增加。

其他有关肺功能的检查还有以下数种，但健康检查不常用：

1. **肺容量测量：**对于全肺容积与肺残余容积是重要的检查项目，但由于肺容积无法直接以吹气方式取得，所以需用特殊的全人体箱计来测量。所谓肺残余容积是指吐气完后，还残留在肺里的气体容积量。如果是阻塞性的肺疾病如肺气肿，由于小支气管提早闭锁，使得较多量的气体留在肺内，肺残余容积便明显增加，而当肺容积降低时，则应为局限性通气障碍。
2. **最大呼气流量–容积曲线：**由吐气至吸气，若气流减少表示在吐气时有气道阻塞。
3. **肺弥散功能检查：**是利用一氧化碳容易与血红素结合的特性，将一氧化碳作为指标，检查肺泡与微血管间气体的交换功能。如果肺间质组织受到伤害，呈现纤维化的现象，则肺弥散能力降低，肺泡气体交换的能力降低。对于肺间质组织受损的评估，是一种相当好的检查。
4. **支气管舒张试验：**针对支气管哮喘症的特殊诊断检查。先做一般肺活量测定后，如果有呼吸道通气阻塞现象，可给与支气管扩张剂喷雾治疗，使支气管舒张后，再测一次肺活量，如果呼吸道通气阻塞的情况有改善，就表示是支气管哮喘症，如果没有改善，则可能是慢性阻塞性肺疾病。
5. **支气管激发试验：**此项通常用于证实气喘或区别慢性咳嗽的原因。让怀疑有哮喘或过敏性肺疾的患者吸入支气管刺激剂后，过敏患者会有明显支气管收缩的反应，这时呼吸道通气也会有明显的阻塞现象。临床应用主要为协助哮喘诊断、作为哮喘治疗的参考指标、研究哮喘等疾病的发病机制等。

### 体检情报站：肺功能出问题会引发哪些疾病，该怎么治疗？

肺功能检查结果异常表示肺部有潜藏的问题，应该注意或治疗，否则会引起更严重的异常。

例如肺活量异常时，可能与下列的疾病有关：肺结核或肺炎、肺纤维化气胸、胸水、胸廓扩张受阻、重症肌无力症、胸膜炎、或胸膜粘连等，没有后续治疗，可能演变成更严重的感染或呼吸困难。

阻塞型肺功能障碍的原因如肺气肿或气喘，由于肺的弹性减弱，换气量不足，如果不治疗，有可能会日渐恶化。

所以，肺功能检查异常时，应该与医生讨论异常的可能原因，然后根据异常原因进行后续治疗。

## 体检情报站：哪些人需要做肺功能检查?

肺功能检查是采用先进的计算机技术、运用现代呼吸生理通过肺功能仪器来测定受检者的通气和换气功能的方法。

一、有以下慢性肺部疾病患者：1.肺部感染 2.慢性阻塞性肺病 3.慢性支气管炎 4.各种哮喘 5.肺气肿 6.支气管扩张 7.过敏性鼻炎 9.肺间质纤维化 10.睡眠呼吸障碍。

二、有结缔组织病患者，如红斑狼疮、结节病、皮肌炎、类风湿关节炎、干燥综合征、硬皮症等。

三、各种职业性肺病患者，如矽肺、硅肺、尘肺等。

四、胸腹部手术前、后或需要手术全身麻醉的患者。

五、糖尿病、冠心病、各种贫血 、肌无力、放化疗术前后等人群。

六、需要体格检查或劳动能力鉴定者。

七、运动员、宇航员、飞行员等特殊人群。

# 十六、放射线检查

放射线检查有哪些?

1. X光　2. 电脑断层　3. 核磁共振扫描

4. 正子断层造影　5. 超声波

项目：X光、超声波、电脑断层检查、核磁共振扫描检查、正子断层扫描检查

功能：利用X光、超声波、核磁共振或核子医学等原理，将身体器官与构造以平面或立体方式呈现，提供医生诊断与治疗的参考。

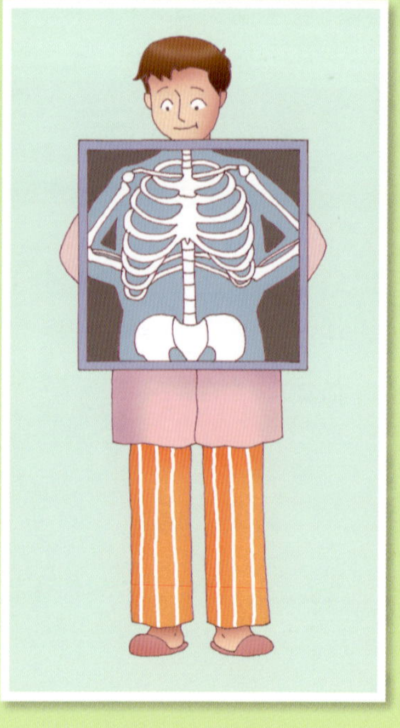

## 放射线检查有哪些？

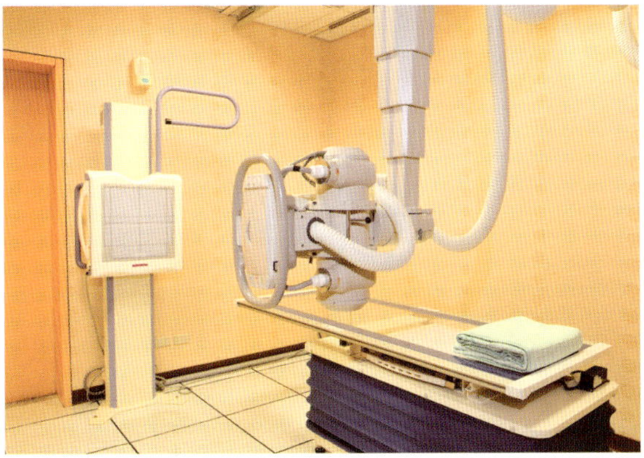

X光仪器

所有利用放射线以了解人体器官状况的检查，统称为放射线检查。检查的原理是利用放射线对人体器官的穿透度不一，将这些立体的影像投射于平面底片上，再由影像医学医生进行判读，以了解人体器官的变化。

健康检查中有很多诊断的依据是经由放射线检查得知，例如胸部X光、腹部X光、脊椎X光、上消化道摄影，乃至于电脑断层与立体电脑断层等，都属于放射线检查。

以前的X光判读需用胶片，现在配合科技的进步，多以数位影像储存与传输，由电脑读取影像，既环保又省空间。

值得注意的是，放射线检查多具有辐射线，故需审慎地利用。

## 1. X光

### 胸部X光

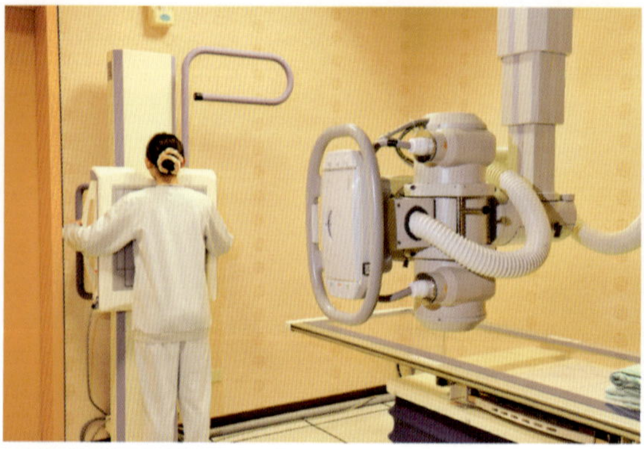
胸部x光

胸部X光检查是针对胸腔内的器官如肺部及心脏，以及骨骼系统如锁骨、肋骨、胸椎等进行影像检查，约60%~70%之胸腔病灶可通过胸部X光得到诊断。

健康检查中胸部X光最重要的任务之一是看看有无肺感染（特别是肺结核）的现象，其他的常见问题如心脏扩大、主动脉弓扭曲、主动脉壁钙化、肺部纤维化、肺部结节、肺气肿、脊椎侧弯等，也可以经由胸部X光看到。

| 常见异常现象 | 致病原因 | 后续追踪与保健 |
| --- | --- | --- |
| 肺部纤维化 | 多为感染发炎或长期处于空气污染之场所造成的疤痕组织。 | 1. 已经纤维化的组织是无法恢复的，目前也没有药物可使其复原。<br>2. 若纤维化的范围小也没有症状产生，不影响肺部的换气功能，不需要治疗。 |

| 常见异常现象 | 致病原因 | 后续追踪与保健 |
| --- | --- | --- |
| 肋膜角肋膜增厚 | 因肺部手术、创伤或发炎现象造成肋膜积水痊愈后之现象。 | 无临床之意义，不需治疗追踪。 |
| 主动脉壁钙化 | 因老化引起血管钙化之现象或是高血脂症引起。 | 1. 若没有伴随血脂肪高的现象，不需治疗。<br>2. 若血脂肪高又伴有主动脉壁钙化，会提高冠状动脉疾病之风险，需注意及控制血脂肪。 |
| 脊椎侧弯 | 脊椎侧弯在胸椎及腰椎最为常见，发生的原因有先天性的脊椎疾病、长期使用重力不当、后天的姿势不良或是老年退化性病变所造成的。 | 1. 若侧弯角度属轻度且没有压迫神经，不需要治疗。平时可注意姿势矫正及运动，于每年健康检查时追踪角度是否恶化。<br>2. 若侧弯的角度属于中度或重度，需接受背架矫正或是手术治疗，可至复健科门诊诊治。 |
| 肺部结节 | 所谓的结节是泛指X光片上各种块状的白色阴影而言。通常小于3厘米以内之肺部病灶称为肺结节，大于3厘米以上之病灶称为肺肿瘤。肺结节的成因有可能是发炎感染的病灶或是之前纤维化留下的疤痕，也有可能是肺癌的初期病变。 | 1. 判定肺结节的型态需由个人病史、症状及过去X光片互相比较，请至胸腔科门诊追踪。<br>2. 若判定为良性结节，每年定期追踪胸部X光即可。<br>3. 若无法判定可藉由更精密之电脑断层检查以确认结节之型态。 |

| 常见异常现象 | 致病原因 | 后续追踪与保健 |
| --- | --- | --- |
| 肺结核 | 肺结核为结核杆菌侵入肺部所引起的，属于第二类之法定传染病。若在感染初期或未出现合并症之前，接受6个月之药物治疗多可痊愈。 | 1. 若为疑似结核病者需至胸腔科门诊做进一步痰液分析检查以确认病情。<br>2. 若为肺结核旧个案，需比较之前之X光片判定是否有复发之情形。<br>3. 若确诊为肺结核患者，需请同住之家人或工作场所之同仁至医院做X光筛检，确认是否已感染结核病。 |

## 腹部X光

腹部X光检查（KUB）主要的检查目标是肾脏（Kidney）、输尿管（Ureter）、膀胱（Bladder）与腰椎。通过腹部X光检查可发现腹腔器官的异常，包括了结石、钙化点、腰椎侧弯等。

| 常见异常现象 | 致病原因 | 后续追踪与保健 |
| --- | --- | --- |
| 肾脏或<br>泌尿道结石 | 血中钙质增加、水分摄取不足、习惯性尿滞留、个人体质及家族遗传等因素。 | 1. 若目前没有症状且尿液检验无异常之结果，可通过饮食控制及大量饮水（每日大于2000毫升）促进结石排出。<br>2. 若有腰部钝痛、恶心、排尿不顺及尿液检验有隐血的反应，需至泌尿科门诊检查。必要时需做泌尿道摄影（IVP）确认结石位置。 |

| 常见异常现象 | 致病原因 | 后续追踪与保健 |
| --- | --- | --- |
| 脊椎侧弯 | 请参考胸部X光常见结果。 | |
| 骨盆腔静脉结石 | 在骨盆腔中之远端静脉因老化产生钙化现象，属正常生理变化。 | 无临床之意义，不需治疗追踪。 |

## 腰椎X光检查

人体腰椎共有五节，腰椎X光检查可针对腰椎状况，检查是否有椎间盘突出、骨刺及椎体滑脱等结构异常，作为临床诊断参考，或是需要进一步脊椎电脑断层摄影的依据。

| 常见异常现象 | 致病原因 | 后续追踪与保健 |
| --- | --- | --- |
| 椎间狭窄<br>椎间盘突出<br>脊椎滑脱症<br>骨刺 | 在椎体与椎体间有一个称为椎间盘的结构，它的功能像一个缓冲用的软垫，可以吸收并分散脊椎所承受的垂直压力，使脊椎骨及神经不受到伤害。随着年岁的增长及长期负重，椎间盘开始退化，失去应有韧性与弹性，搬运物品时不正确的姿势即可造成椎间盘间隔狭窄、突出或是滑脱。常发生之部位是在第四腰椎与第五腰椎之间以及第五腰椎与第一荐椎之间的椎间盘。 | 1. 若无症状时可藉由强化背部运动、物理性治疗（例如热敷、按摩）及注意提重物时的姿势以避免情况恶化。<br>正确之姿势：提重物时应先蹲下或弯曲膝盖让身体靠近欲提之物品，再慢慢站起来。行走时背部要挺直。坐着的时候姿势要端正，下背部靠着椅背，不要悬空。<br>2. 若有下背痛、双脚无力或酸麻甚至大小便失禁的现象，需至骨科、神经外科或复健科门诊追踪治疗。 |

## 2. 电脑断层

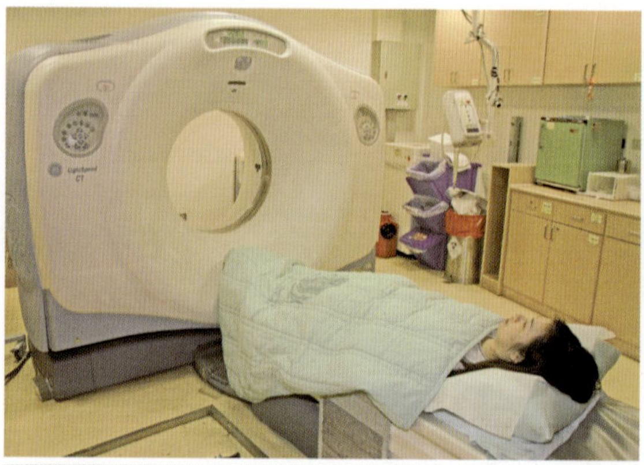

利用电脑的辅助，将检查部位的每个剖面，以精确的影像重组并显现其内部结构，提供更精密而准确的诊断，电脑断层发明之初，为医学影像诊断起了划时代的变化，对医学进步的贡献很大，因此发明者也荣获了诺贝尔医学奖。

检测器接收射线信号的强弱，取决于人体截面内组织的密度。密度高的组织如骨骼吸收X线较多，检测器测得的信号弱；而脂肪、含气的脏器吸收X线少，测得的信号强。这就是CT利用X线穿透人体后的衰减特征作为诊断病变的依据。

不过，有时候一些器官的检查，需注射显影剂才可以显现器官结构，特别是血管、内脏组织如肝、肾等器官，而显影剂对少数人会有过敏反应，所以要加显影剂检查前需详细评估，并了解相关注意事项。

### 脑部电脑断层

脑部电脑断层检查一直是神经内、外科医生判读脑部疾病的利器，经由影像的呈现，可以检查脑部是否有老化、肿瘤、出血、梗塞、先天异常、脑神经损伤等病变。此外，脑部电脑断层从颅底扫描至颅顶，连颈动脉、鼻窦、副鼻窦、眼球等附属器官都可一起显像出来，对长期头痛、头晕、鼻子不适的人而言，是一项重要的检查。

## 肺部电脑断层

肺部电脑断层可侦测出肺部之微小病灶，特别是肺癌之筛检及癌症治疗后之结果追踪，都能提供精确之影像以供诊断。

肺癌的早期无明显症状，一般X光筛检也难以侦测小的肺癌组织，往往看到肿块，或等到症状产生时，肿瘤都已经很大，已过了黄金治疗期。因此对于高危险群如家族史、抽烟、粉尘环境作业者，肺部电脑断层是筛检早期肺癌最好的检查工具。

## 腹部电脑断层

腹部器官如肝脏、胆囊、肾脏、胰脏、脾脏等都有丰富的血流供应，超声波有时会因肠气或先天的检查限制，无法完整地评估器官状况，通过腹部电脑断层，配合显影剂的摄影，可以提供更好的诊断影像，供医生判断。

有肝癌家族史、慢性肝炎带原、肥胖、常喝酒、胆结石、怀疑胰脏疾病等高危险群，健康检查的项目中可以考虑选择腹部电脑断层。

## 3. 核磁共振扫描

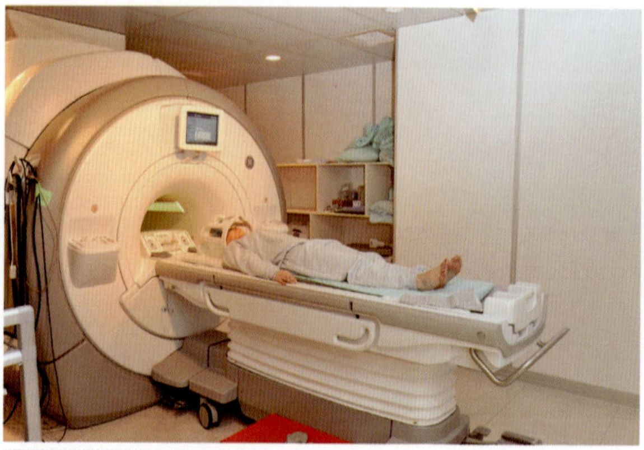
核磁共振扫描检查MRI

核磁共振（Nuclear Magnetic Resonance，简称MRI），又称磁振造影，是利用核磁共振的原理，依据所释放的能量在体内不同构造中的变化，通过外加磁场检测得知器官的位置和种类，电脑呈现图像。从核磁共振现象发现到MRI技术成熟应用已经一二十年，相关核磁共振研究获得诺贝尔奖六次、共八人，可见MRI的贡献多么重大。

MRI的原理来自氢元素的原子核，因为人体组织含有大量的水和碳氢化合物，所以氢核的核磁共振灵活度高、信号强，是首选的成像元素。人体中各种组织间含水比例不同，所以含氢的核子数不同，产生核磁共振的信号强度就有差异，利用这种差异可以把各种组织分开，经过进一步的计算机处理，即可得到三度空间图像，也就是氢核密度的核磁共振影像。

人体三分之二的重量是水，如此高的比例正是核磁共振能被广泛应用于医学诊断的基础。很多疾病的病理过程会导致水分形态的变化，可由核磁共振影像反应出来，而且这些影像清晰精细，大大提高了诊断效率。更好的是，MRI不使用对人体有害的X射线和易引起过敏反应的造影剂，因此对人体没有损害。

MRI可对人体各部位多角度、多平面成像，因为分辨力高，能更客观而具体显示人体内的解剖组织及相邻关系，对全身各系统疾病的诊断，尤其是早期肿瘤的诊断有很大的价值。

## 核磁共振成像的优点

与1901年获得诺贝尔物理学奖的普通X射线或1979年获得诺贝尔医学奖的电脑断层影像（CT）相比，核磁共振最大的优点是对人体没有伤害、快速与准确。现在全球每年至少有六千万人次进行这项检查。

MRI的好处有以下几点：

1. 对软组织有极好的分辨力。对膀胱、直肠、子宫、阴道、骨骼、关节、肌肉等部位的检查效果比CT好。
2. 各种参数都可以用来成像，多个成像参数能提供丰富的诊断信息，作参数加权图像，可区别良性肿瘤与恶性肿瘤。
3. 可自由选择所需剖面，能得到其他造影所不能接近或难以接近部位的图像。例如对椎间盘和脊髓，可做矢状面、冠状面、横断面成像，可以看到神经根、脊髓和神经节等，不像CT只能得到人体长轴垂直的横断面。
4. 对人体没有游离辐射的损伤。

## 核磁共振成像的缺点

虽然MRI没有重要的损伤，但还是可能存在一些缺点，必须在检查前采取必要的措施，把影响降到最低。

MRI可能的缺点主要有：

1. 和电脑断层一样，MRI也是解剖性影像诊断，很多病变单凭核磁共振检查仍难以确诊，不像内视镜可同时获得影像和病理两方面的诊断，所以胃肠方面的诊断力不如内视镜检查。
2. 对肺部的检查比X光或电脑断层不灵敏，对肝脏、胰腺、肾上腺、前列腺的检查也与CT差不多而已。
3. 扫描时间比电脑断层久，一般都要15分钟以上。
4. 由于磁场强的原因，MRI对体内有金属或心律调节器的特殊病人不能适用。
5. 可能诱导产生电场而兴奋神经或肌肉。磁场很强时，可能产生神经兴奋（感觉到刺痛或叩击感），甚至引起心脏兴奋或心室震颤。
6. 致热效应：电磁能量在组织内转化成热能，使组织温度升高。
7. 噪音：MRI在运行过程中会产生的各种噪音，可能使人产生不舒服的感觉。

## MRI 检查流程说明及注意事项

1. 有装心脏节律器及脑血管夹者不可做磁振造影检查。
2. 曾手术有装植入物者必须事先告诉医护人员。
3. 怀孕三个月内不建议做MRI检查，妇女若怀疑或确定怀孕请延期做检查。
4. 检查时间从15分钟到120分钟不等。在检查正在进行时，身体必须保持不动。
5. 依据个别需求不同，有时会为注射显影剂，磁振照影的显影剂比电脑断层使用的显影剂量少，也比较不会引起过敏反应。
6. 检查过程中会有类似机器敲打的声音，这是机器正常运作的现象，一般会提供耳塞。

## 体检情报站：核磁共振扫描（MRI）的健康检查用途

磁振造影（Magnetic Resonance Imaging）技术是将人放置于比地球磁场强上万倍的强大磁场中，经由无线电波激发人体内水分子中的氢原子，产生共振而发生磁场变化、产生讯号，再通过电脑影像处理，呈现体内器官、组织及病灶的立体断层影像。

MRI于1978年发明以后，近几年在健康检查上扮演十分重要的角色。特别是脑部核磁扫描，发现了很多脑瘤、血管瘤及血管硬化的案例，在立即转介神经外科进一步处理下，避免急性发作的危险。

MRI的影像技术初期大多运用在身体局部的疾病追踪，近年来，在电脑数位科技、超导磁体及线圈、成像技术之创新进步下，磁振造影在健康医疗事业上的应用更广泛，检查速度也更快，以前每个部位扫描大概需要花半小时至一小时，现在已经进步到十五至二十分钟。

核磁扫描也属于断层检查，因此会有好几十张甚至上百张的影像，放射诊断科的医生会逐张诊视，再做最精确的判断与描述，供临床医生参考。

MRI在脑部、脊髓神经系统、脊椎、骨骼关节肌肉、腹腔的肝胆肾胰脾等器官、骨盆腔的子宫、卵巢、前列腺与膀胱等实质器官、乳房等，都有非常好的效果。

MRI应用于健康检查的筛检范围

| 磁振造影检查部位 | 可以评估的器官 | 可以评估的問題 |
|---|---|---|
| 脑部、脑血管 | 大脑、小脑、中脑、桥脑、延脑等组织与脑室；鼻窦与脑部绵密的血管 | 脑室大小，脑瘤、脑血管瘤、脑部退化或萎缩、血管硬化导致的脑细胞变化、组织或血管先天性异常、鼻窦炎、良性及恶性肿瘤等现象。 |
| 头颈部 | 鼻咽、鼻窦、淋巴、甲状腺等 | 鼻咽肿瘤、颈部淋巴炎、鼻窦炎、甲状腺肿大或肿瘤等组织的评估。 |
| 胸部 | 胸腺、心脏大血管（注：对于肺部组织不是很好的检查工具） | 胸腺癌、心脏大血管的评估，对于肺部组织如肺肿瘤、肺气肿与支气管扩张等则不是主要的检查工具。 |
| 腹部 | 肝脏、胆囊、肾脏、胰脏、脾脏与胆管、腹部淋巴等器官 | 肝硬化、肝癌、胰脏癌、肾脏癌、脾脏肿大或淋巴瘤及其他器官组织良性、恶性肿瘤。 |
| 骨盆腔 | 女：卵巢、子宫<br>男：前列腺 | 女：卵巢囊肿、巧克力囊肿、畸胎瘤、子宫肌瘤、子宫内膜瘤、骨盆腔淋巴变化。<br>男：前列腺肥大、前列腺肿瘤、骨盆腔淋巴变化。 |
| 乳房 | 两侧乳房 | 乳房肿瘤、乳房纤维囊肿、乳房纤维瘤、乳房植入物评估。 |

# 4. 正子断层扫描

## 检查过程

1. 检查前禁食至少六小时，血糖不要超过120mg / dl。
2. 静脉注射约5~10毫居里（mCi）的FDG后，静躺休息约六十分钟，使FDG在体内能充分聚积在肿瘤内或由正常组织中排除，并经由肾脏、膀胱排泄。
3. 六十分钟时间过后，并且已排尿完成，即可躺上扫描台，进行检查。
4. 自头部扫描至大腿上三分之一部位，约需半小时。
5. 有时需要局部加照，会通知一到两小时内再加照。
6. 检查报告由专科医生判读后完成检查。

正子断层扫描（Positron Emission Tomography，简称PET）为近年来发展迅速的高科技影像诊断技术，是20世纪末重要的医诊断仪器。它的原理为利用癌细胞的新陈代谢，会“抓住”预先注射入体内的葡萄糖同位素（氟化去氧葡萄糖，简称FDG）与带有正子的药剂，再结合电脑全身扫描，侦测出身体何处“抓住”的葡萄糖同位素最多，亮点（正子药剂产生正电子，在组织中与电子撞击，释放能量，以两道伽马射线呈现）就愈强，此处可能就是有问题的地方。

## 十六、放射线检查

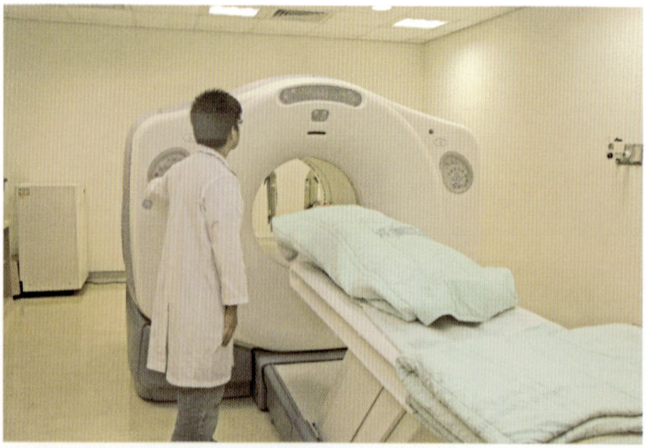

新一代的PET还可以结合电脑断层扫描（CT），称为PET／CT，或是结合核磁共振扫描（MRI），称为PET／MRI，除了侦测有无癌症的亮点外，还能进一步定位亮点的位置，提供精准的诊断，最新的PET／CT可以达到5毫米（毫米）的高解析度。

正子摄影目前最常被用于癌症的诊断与追踪，它的优点是可以比传统的电脑断层扫描或是核磁共振扫描更早发现细胞病变的位置。也就是说在癌组织还在很小的时候即可通过正子摄影发现癌病变的地方，诊断率高达92%~98%。

此外，正子摄影属于非侵入性的检查，采用的是低放射剂量模式，对人体安全无害，虽然要注射葡萄糖同位素，但是检查过程中几乎没有危险性，因此绝大多数的人皆可以检查。尤其是关心自己健康、家族有癌症病史的高危险群、年龄较高的长者，或是工作、生活上常接触致癌物质，担心是否会患癌的人。

在医学影像中，放射科包括X光正子断层扫描造影与磁振造影是专门以解剖为主的，核医则以功能为主，而解剖变化常常是功能失常的结果。传统核医造影多属生理功能造影，局限于生理功能的测定，对病患早期诊断、治疗方针、追踪监测固有莫大重要性，然核医造影因正子断层造影与回旋加速器之应用获得重大突破，而步入人类活体生化造影新纪元，可在毫无伤害性情下，逐行各器官局部代谢之临床造影，对医用生物基础知识之进展与临床应用均有划时代之影响。

现在医院众多，几乎各医院都有健康检查中心，但是并非每一家医院都有正子断层扫描检查，目前只有大的医学中心或医院有PET仪器设备，因此在选择医院时，若想接受正子摄影检查，需先询问是否有PET的设备。

PET检查的费用较高，主要是葡萄糖同位素的材料制作昂贵，而且因为葡萄糖同位素半衰期短（只有两小时），所以要事先订药，当天生产，不能退药，因此一旦预约了时间，不能任意更改，如需更改检查日期，一定要提早告知，以免浪费试剂。各家医院对于PET检查均有其相关规定，应先详细了解。

正常状况下，四十五岁以上的人建议应该每两到三年做一次PET／CT检查。

### 体检情报站：哪些人不宜做正子断层扫描？

1. 无法长时间空腹者。
2. 糖尿病患血糖控制不佳，空腹血糖大于180mg／dl者。
3. 女性生理期间。
4. 怀孕或哺乳中的妇女不建议接受此项检查。
5. 有空间恐惧症者。
6. 检查前一晚及当日有剧烈运动者，如长跑、铁人三项等。

## 5. 超声波

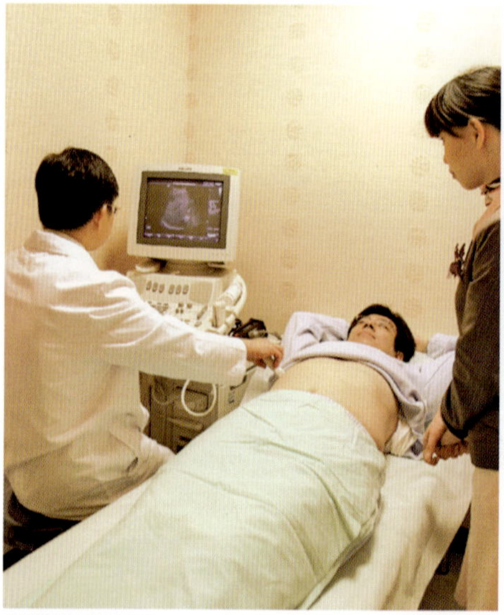

医生执行腹部超声波检查

超声波具有良好的方向性，当在人体内传播过程中，遇到密度不同的组织和器官，即有反射、折射和吸收等现象产生。

超声波检查是利用超高频率的声波穿过人体，通过不同组织对声波的反射程度不同，收集这些反射波后，再经由电脑的精密计算，在示波屏上显示出回波的距离、弱强和多少，以及衰减是否明显，呈现出体内组织的构造，供医生判断正常或及异常。

因为超声波没有辐射线，对人体较无伤害，是一种相当安全、没有侵袭性、短期内可多次检查的仪器检查，更是健康检查的一大利器。

不过，因超声波无法穿透骨骼及空气，因此对骨骼内病变以及内含空气的消化道（胃以及大肠小肠）以及呼吸道（肺及气管等）较难检查。此外，对肥胖的人而言，因脂肪会使超声波强度衰减，因此深层器官组织较不易看清楚，这些都是超声波检查的限制。

依照检查部位的不同，常见的超声波可以分为几个部位：

### 1.上腹部超声波

主要是检查上腹部的肝脏、胆囊、胆管、胰腺、肾上腺、肾动脉、左肾静脉、腹部血管、腹膜后、上腹部肿块等。可以筛检脂肪肝、肝硬化、肝肿瘤、肝囊泡、胆结石、胆息肉、胆管结石、肾结石、肾囊肿或肾肿瘤、脾肿大等。

### 2.乳房超声波

由超声波影像检查乳房是否有纤维囊肿、肿瘤或其他异常病变，对于年轻东方女性而言，是一项良好的乳房疾病筛检工具。

乳腺癌超声诊断的准确率为85%～92%。低于5MHz的超声对于早期难以触及的乳腺癌敏感性很差(49.2%)，采用高分辨力7.5MHz或5～10MHz超声和彩色超声可显著提高敏感性。

### 3.妇科超声波：骨盆腔超声波

又称女性骨盆腔超声波，可检查子宫、卵巢等器官否有病变，如子宫肌瘤、子宫内膜增厚、子宫内膜癌、卵巢囊肿、卵巢癌等。可以在胀尿的情形下从下腹部检查，或是不胀尿经由阴道检查。

**POINT**

阴道超声波不需胀尿，但对没有性经验的女性来说，还是以腹部超声波为主要的检查工具。

### 4.颈动脉超声波

颈动脉超声检查部位包括颈总动脉、颈内动脉颅外段全程、颈外动脉、双侧锁骨下动脉、椎动脉开口处、椎动脉颈段、椎间隙段和枕段。

检查两边颈动脉血管壁的表面及其内部是否有粥肿样硬化出现，可评估流入脑内的主要血管状况，并了解血管病变的程度。由于血管硬化是造成中风（脑血管阻塞）的主要病因，所以颈动脉超声波是脑中风预防上健康检查的重要项目。

**5.心脏超声波**

心脏内部构造如心脏壁的活动、心脏瓣膜上的变化，以及心脏的搏动功能，都可通过心脏超声波加以了解。心脏超声波检查的内容有：房室大小、血管内径、室壁厚度、室壁运动 、心功能、心内分流、血流速度、压力差、心脏结构等，对于瓣膜性心脏病、心脏衰竭、先天性心脏病、高血压心脏病等的诊断及评估，有很大的帮助。

**6.前列腺超声波**

前列腺超声波可以在胀尿的情形下从腹部检查，或是不胀尿下经肛门做前列腺超声波，测量前列腺的大小和形状，以及是否有前列腺癌等，与肛门指诊、血液PSA检查，同为检查前列腺的利器。可用于检测前列腺增生、前列腺癌、慢性前列腺炎、前列腺结石、前列腺肿瘤和前列腺尿道合金支架的探测等。

一般而言，四十岁以后前列腺会开始增生，所以少于四十岁的年轻人一般不需要安排这个项目，如果要做，也可以选择经由腹部扫描的方式，比较不会不舒服。

## 体检情报站：超声波检查准备工作

一、需要空腹的检查

检查上腹部，如胰腺、肝脏、胆囊、胆管、肾上腺、肾动脉、左肾静脉、腹膜后、腹部血管、上腹部肿块等，需要空腹后检查，通常在前一日晚饭后开始禁食，次日上午空腹检查，以保证胆囊、胆管内胆汁充盈，并减少胃肠道食物和气体的干扰，否则检查结果可能会受较大影响。

二、需要充盈膀胱（俗称憋尿）的检查

检查盆腔、膀胱、前列腺、精囊腺、输尿管下段、下腹部包块、子宫、附件、早孕等，需充盈膀胱。可在检查前1-2小时喝水（或各种饮料）1000-1500毫升，喝水后不要排尿，使膀胱充盈以利于检查。

三、B超检查前准备

1.检查腹部之前，患者需禁食8小时以上，以保证胆囊胆管内充盈胆汁，并减少胃肠道的内容物和气体的干扰。

2.膀胱、前列腺检查者，需充盈膀胱。

3.胆囊、胆管附近胃肠道内残存有钡剂，会影响超声检查，应在X线胃肠造影三日后、胆系造影两日后做超声检查。

4.胃镜、结肠镜检查者需两天后再做超声检查。判断与描述，供临床医生参考。

5.腹部胀气者影响胆囊、胆管及胰腺图像的观察，可服用乳酶生片剂三天后检查。

# 十七、胃肠道消化系统检查

什么是内视镜检查?

1. 上消化道内视镜（胃镜） 2. 大肠镜

3. 无痛胃镜、无痛大肠镜 4. 虚拟大肠镜

5. 幽门杆菌：碳13尿素呼气试验

6. 胰脏

项目：内视镜检查、消化道内视镜（胃镜）检查、大肠镜检查、无痛胃镜、无痛大肠镜检查、虚拟大肠镜检查、幽门杆菌检查（碳13尿素呼气试验检查）、胰脏的检查

功能：胃肠道消化系统从口腔、咽喉到食道、胃、小肠、大肠到肛门，长达数米，有时直有时弯，黏膜起起伏伏，时而受到细菌侵袭，时而产生病变，必须通过内视镜、幽门杆菌测试或放射影像的检查，才能一窥全貌，及早诊断。

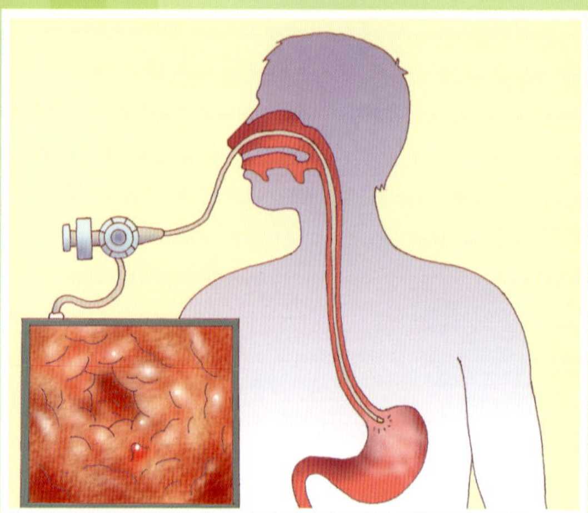

# 什么是内视镜检查？

常常有人在做健康检查的时候，问有没有什么方法不要做胃镜或大肠镜，就可以知道胃或大肠有没有溃疡或长东西，答案是：没有！

理由其实很简单，因为消化器官从口腔、食道到胃、十二指肠（称为上消化道），以及小肠、大肠（从盲肠经结肠、直肠到肛门，称为下消化道），都是中空的器官，要看里面的上皮黏膜有没有病变，直接利用内视镜看最准。

内视镜检查就是利用一条直径约1厘米的黑色塑胶包裹导光纤维的细长管子，其前端装有光源及内视镜，经由受检者之口腔穿过食道、胃及十二指肠（胃镜），或是从肛门进入直肠到乙状结肠（乙状结肠镜），检查到横结肠、升结肠（称为大肠镜），通过光源器所发出之强光，利用导光纤维之原理，让医生从另一端荧幕清楚地观察消化道内各部位的状况。

多年来，癌症均位居国人十大死亡原因之首，其中胃癌及大肠癌又是高居国人癌症死因排名前几名的恶性肿瘤，内视镜检查是早期发现这

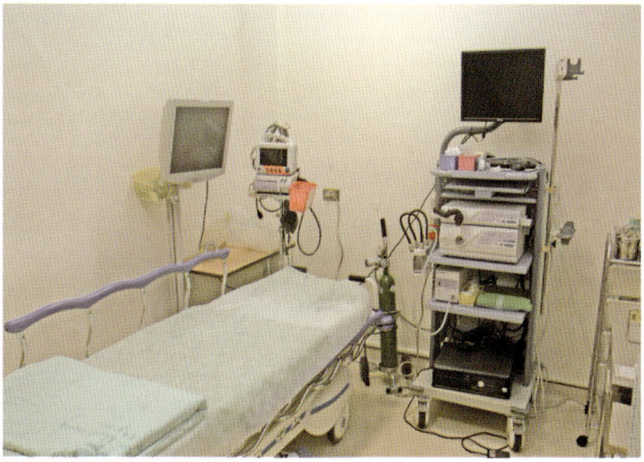

胃肠镜检查室中的各式仪器

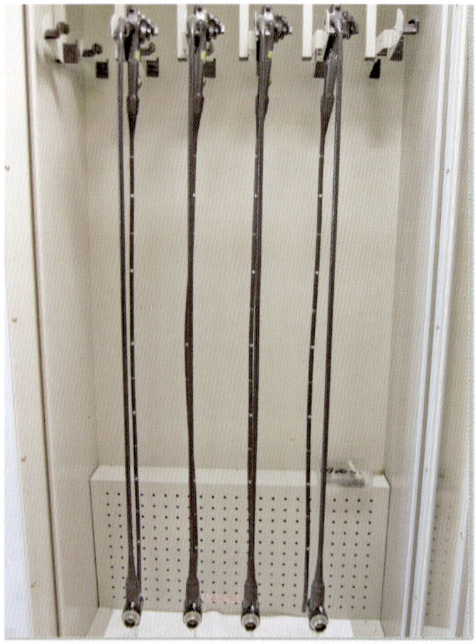

清洗后置放于柜中的胃镜与大肠镜检查管镜

些肿瘤的利器，假如能通过健康检查发现早期胃癌或大肠癌，早期接受治疗，可以大大增加治愈存活的几率。

因为胃镜或是大肠镜检查比较不舒服，近年来盛行麻醉团队的加入，称为无痛胃镜大肠镜检查，方式是在内视镜检查前，由麻醉科医生进行浅层麻醉，睡着后才进行胃镜与大肠镜，醒来后检查都做完了，一点感觉也没有。

纤维内窥镜从上世纪50年代就应用于诊断疾病。到目前为止，检查消化道的纤维内窥镜较多，如纤维食管镜、纤维胃镜、纤维十二指肠镜、纤维小肠镜、纤维结肠镜和纤维胆道镜等。

纤维内窥镜细而且软易弯曲，病人痛苦少，医生可以直接看到所检查器官的某些情况，较X线钡餐检查效果好。它能发现病变、知道病变是什么性质，还可以在病变部位取小块标本、作病理检查，在显微镜下看病变细胞是什么样子，对诊断更有帮助。

近几年，有电子胃镜出现，它可以把检查情况反映到荧光屏上，术者及更多的人可以通过荧光屏发现病变，而且又可录像，作为资料备查。

## 1. 上消化道内视镜（胃镜）

**检查时间**：约10分钟

**疼痛指数**：2~6，因人而异

**检查方式**：检查前技术人员会请您取下眼镜、活动假牙，请您喝一小杯消泡剂，肌肉注射一剂肠胃松弛剂，再喷麻醉剂于喉头处。采左侧卧之姿势下，技术人员帮您放置口咬器，然后由医生开始进行检查，将内视镜管放入口中往食道与胃部送，检查过程配合医生指示的呼吸方式，检查就会很顺利。

**检查条件**：检查前需空腹8小时以上。

上消化道内视镜检查俗称“胃镜”检查，是利用一条直径约一厘米的黑色塑胶包裹导光纤维的细长管子，其前端装有光源及内视镜，经由受检者之口腔穿过食道、胃及十二指肠，藉由光源器所发出之强光，利用导光纤维之原理，让医生从另一端荧幕清楚地观察上消化道内各部位的状况。

上消化道内视镜是胃癌的主要筛检方法。通过这项检查可发现食道、胃及十二指肠的病变，包括胃食道逆流、溃疡、发炎、出血及肿瘤等，此外还可顺便做切片及幽门杆菌培养检查。对于一些怀疑是恶性病变的部位，可通过内视镜夹取组织切片送检；另外针对胃的息肉也可以做息肉切除，可说是兼具检查及治疗的目的。

## 胃镜检查前的注意事项

胃镜检查前应做好准备，并详细阅读了解注意事项，才不至于无法检查或产生后遗症。

1. 检查前八小时需禁食（包含水、药物及食物）。
2. 有药物过敏及特殊疾病史者（例如心脏衰竭、肺气肿、青光眼、前列腺肥大等）需事先告知医生。
3. 检查前需取下眼镜及活动假牙。
4. 检查前需先喝一小杯消泡剂（约15ml），此药剂可以减少胃壁的气泡，使检查部位更清晰。
5. 护理人员会以肌肉注射之方式给予肠胃松弛剂，目的在于减缓肠胃之蠕动。另外会给予口服麻醉剂，以缓解内视镜经过喉头之不适感，需口含三到五分钟后吞下。
6. 检查时需采左侧卧之姿势，护理人员会给予口咬器以方便内视镜进入消化道及避免受检者咬住管子。
7. 整个检查过程约需十到十五分钟，医护人员会随时侦测受检者之生命征象。请尽量放轻松，遵照医生指示，以鼻子吸气嘴巴吐气之呼吸方式降低不适感。
8. 检查完毕因口服麻醉药未完全消退，需一小时后才能吃进食。可先喝少许的水，确认吞咽功能没有问题之后再吃东西。
9. 若有进行切片检查或是息肉摘除，为避免刺激伤口，请于三天内尽量避免刺激性饮食（如酸、辣、过热）。
10. 检查后若有轻微腹胀、喉咙疼痛及异物感属于正常的现象，但此症状为暂时性（约一到两天）。若症状持续或是出现吞咽困难、腹部疼痛及解黑色柏油便等现象，需立即就医。

胃镜检查检查常见之异常结果、致病原因、后续追踪与保健方法

| 常见异常结果 | 致病原因 | 追踪与保健方法 |
| --- | --- | --- |
| 胃食道逆流性疾病 | 胃食道逆流性疾病是一种常见的消化道疾病。因下食道扩约肌松弛而导致胃酸回流至食道，酸性的胃液会侵蚀食道而产生烧灼感或口腔酸苦感。长期的胃食道逆流易导致出血、食道溃疡及食道狭窄等现象。 | 1. 避免过油及过辣食物。<br>2. 饭后请勿马上平躺，应间隔二到四小时。<br>3. 避免抽烟及大量饮酒。<br>4. 制酸剂可以减缓不适症状。<br>5. 需定期向肠胃内科或家医科门诊复诊追踪。 |
| 慢性胃炎：包括表浅性胃炎、糜烂性胃炎和萎缩性胃炎 | 胃炎是指胃黏膜发炎，而慢性胃炎是胃黏膜对酸的抵抗力改变，造成黏膜组织受损。慢性胃炎发生的原因很多，包括饮食不定时定量、酒精、烟、咖啡等刺激、药物（例如阿斯匹灵或抗生素）、幽门螺旋杆菌等原因，均有可能造成胃炎。 | 1. 饮食控制：<br>(1) 定时定量，切勿暴饮暴食。<br>(2) 空腹时勿食用容易产生胃酸的食物，例如甜点、糕饼、甜汤、大量浓茶及咖啡。<br>(3) 减少刺激性食物摄取。<br>2. 症状明显时需以药物治疗。<br>3. 避免抽烟及大量饮酒。<br>4. 定期门诊追踪检查。 |

| 常见异常结果 | 致病原因 | 追踪与保健方法 |
|---|---|---|
| 消化性溃疡：包括胃溃疡、十二指肠溃疡 | 消化性溃疡发生的原因多为不良的生活习惯（例如三餐不定、抽烟、大量饮酒）、压力、紧张等，另一个常见原因为幽门螺旋杆菌感染。若经医生通过视镜评估疑似为幽门螺旋杆菌造成之溃疡，可行黏膜切片检查，做CLO Test（快速尿素酶检验）确认。 | 1. 抽烟会使胃黏膜保护力减弱，需戒烟。<br>2. 酒精、咖啡、绿茶易刺激胃酸之分泌，需避免食用。<br>3. 实行少量多餐的饮食原则。<br>4. 避免服用阿斯匹灵类药物。<br>5. 若确认为幽门螺旋杆菌造成之溃疡需配合抗生素及其他药物治疗，杀菌疗程1周、溃疡疗程4个月。 |
| 胃息肉 | 从胃黏膜长出的软组织称为胃息肉。息肉之产生目前并无确切病因，一般与个人体质及遗传性有关。<br>胃息肉之型态分为两种，增生性息肉及腺性息肉，胃息肉中腺性息肉容易转变为恶性。 | 1. 息肉之型态无法单纯由外观判定，需切片进行病理检验。<br>2. 大于5毫米以上息肉建议切除。<br>3. 建议每1到2年进行上消化道内视镜追踪检查。 |

## 2. 大肠镜

**检查时间**：15~20分钟

**疼痛指数**：2~10，因人而异

**检查方式**：检查前技术人员会请您取下眼镜、活动假牙，帮您肌肉注射一剂肠胃松弛剂。采左侧卧之姿势下，然后由医生开始进行检查，将内视镜管从肛门放入，往前送入直肠、大肠，检查过程配合医生指示的呼吸方式，检查就会很顺利。

**检查条件**：检查前需空腹、完整清肠准备才能进行。

大肠镜与胃镜相同，也是利用一条前端装有内视镜的光纤管，经由肛门口进入直肠、乙状结肠、降结肠、横结肠、升结肠，最后终止在盲肠。通过光源器所发出之强光，利用导光纤维的原理，让医生从另一端荧幕清楚地观察肠道内各部位的状况。

大肠镜检查有三种形式，最短的是硬式直肠镜，是一种长约20厘米的硬管，主要是观察直肠的变化；其次是602厘米长的乙状结肠镜，这种管子顾名思义就是要观察直肠、乙状结肠，因为有一半以上的大肠癌、大肠息肉最多发于直肠或乙状结肠处，所以乙状结肠镜也常被用于健康检查中筛检大肠癌的工具。

最完整、最深入的检查是全大肠镜，大肠镜的长度有130厘米至

160厘米，可以检查全部大肠，也就是从肛门进入后，要检查到大肠与小肠的交接处。将大肠镜的一条黑色管子，由肛门进入，依着大肠的走向，由下而上（肛门→直肠→乙状结肠→降结肠→横结肠→升结肠），观察整个大肠的任何病变，如溃疡、发炎、息肉、肿瘤等，并可同时进行息肉切除、切片、电烧止血等。

所以，大肠镜检查不仅可供病理分析其良恶性，也可评估病灶的外表性征，以作为将来施行息肉切除术时的重要参考。可以从大肠镜检查出来的问题包括痔疮、发炎、大肠憩室、息肉及肿瘤等，而对于软组织硬块可以做适当的处理，例如息肉切除、病理切片检查或电烧止血等。

对于可能罹患大肠癌的高危险群，如大于45岁、排便习惯改变（尤其是排便困难）、便血、曾有大肠癌家族史，曾有大肠息肉病史者，均应定期接受大肠镜检查。

大肠镜的准备及清肠是很重要的步骤，因为没有完全清肠下，残余粪便覆盖于小病灶（如小息肉或小型癌）上，会干扰检查结果。

每个健康检查中心所采用之清肠准备并不相同，但大原则是检查前一至二天开始进行饮食控制，采取低渣饮食。检查前一天服用泻剂类药物，检查当天再用栓剂灌肠，以顺利清理干净。

以前使用的泻剂通常既恶心又难喝，肚子又会有绞痛的现象，现在已多有改良，如“刻见清”（Klean-Prep®）、Fleet之类的药物，只要泡开水稀释，在一定时间内喝完即可，十分简便而安全，与以往的药物相比，没有肚子绞痛不舒服的缺点，肠子也清得干净得多。

现在对于检查前的低渣食物，还有“检查食”之类的产品，可以解决检查前不知道该吃什么的问题。

例：泻剂“佛利特Fleet”服用方式为：

1. 受检前一天晚上6点后禁止吃任何食物，晚餐勿摄取蔬菜。
2. 晚上6~7点将一瓶Fleet（45毫升）加入300毫升冷饮稀释后喝下，可使用较甜无渣饮料，如沙士、可乐、冬瓜茶等。
3. 晚上7~10点喝下1000~1500毫升的白开水，避免脱水。
4. 早上3~3点半将一瓶Fleet加入300毫升白开水稀释后喝下。
5. 3点半~4点再喝约500~1000毫升白开水，避免脱水（请于4点前喝完）。
6. 早上4点后禁止喝水及任何食物，直到检查结束。
7. 一般喝下药物一小时内会开始清肠（腹泻）。

★ 假如马桶内粪液呈透明黄色即代表清肠完毕。

### 大肠镜检查过程及注意事项

1. 检查前三天采用低渣饮食，以避免肠道遗留过多残渣，影响检查判定。

   ◎采用低渣饮食的基本原则：

   *避免高纤维之食物（例如：红肉类、玉米、全麦面包、麦片、蔬菜的梗、茎及老叶、豆类及奶类制品等）。

   *避免刺激性调味品及太过油腻之食物。
2. 检查前一天需依照指示服用泻剂，清除肠道中粪便，以利检查进行。
3. 检查前需禁食四小时以上（包含水及食物）。
4. 有药物过敏及特殊疾病史者（例如心脏衰竭、肺气肿、青光眼、前列腺肥大等）需事先告知医生。

5. 检查前需取下眼镜及活动假牙。
6. 护理人员会以肌肉注射之方式给予肠胃松弛剂，目的在于减缓肠道之蠕动，使检查更容易进行。
7. 检查时采左侧卧，并配合医生指示更换姿势。
8. 随着管子进入肠道，请维持鼻子吸气，嘴巴吐气之方式使肛门放松并减缓不适感，整个检查约为十五到二十分钟。
9. 为使影像更清晰，医生于检查时会施打空气于肠道中。若受检者觉得腹部涨痛，可于检查完后涂抹薄荷油稍加按摩以利气体排出。
10. 若无麻醉，检查完后即可进食。
11. 若出现腹部剧烈疼痛、解黑色粪便或有血便等现象，需立即就医。

大肠镜检查常见的异常、致病原因、后续追踪与保健方法

| 常见异常结果 | 致病原因 | 后续追踪与保健方法 |
|---|---|---|
| 痔疮：包括内痔、外痔 | 痔疮为肛门静脉丛曲张所引起。一般来说，最普遍的原因是由于久坐或久站的生活习惯、缺乏运动，以及长期的便秘导致。依发生部位可分为外痔、内痔及混合痔（内外痔皆有）三大类。 | 1. 保持排便通畅，避免让大便过硬以致使排便困难，导致肛门局部充血，恶化痔疮。<br>2. 利用温水坐浴改善局部循环。<br>3. 避免久站或久坐，减少肛门局部之淤血，常做适当运动，促进血液循环。<br>4. 若排便时大量出血、行走或久坐时异常疼痛，需至直肠外科治疗。 |

| 常见异常结果 | 致病原因 | 后续追踪与保健方法 |
|---|---|---|
| 大肠憩室 | 憩室是指肠道壁形成由肠腔内向外突出的一个小空腔，多发于老年人，多因纤维摄取不足及便秘所导致。憩室不需治疗，但需预防便秘，以免残留物堆积于憩室导致大肠憩室炎。 | 1. 多摄取纤维类含量多之食物，预防便秘。<br>2. 若有腹胀、发烧、恶心及腹痛等疑似憩室发炎之现象，需就医诊治。 |
| 大肠息肉 | 大肠息肉是指于位于大肠粘膜上之突出物，常见之息肉依病理组织可分为增生性息肉、发炎性息肉、腺性息肉（腺瘤）等。在临床上以增生性息肉最为常见，但也易产生癌化的为腺性息肉。息肉的致病因子至今仍不明确，大多与先天性体质及家族遗传有关。 | 1. 息肉的型态虽可依医生经验由肉眼判断，但确实分类仍需内视镜检查时藉由切片进行病理检验。<br>2. 大于0.3厘米、小于1厘米的息肉可选择实行内视镜检查时一并切除。<br>3. 针对息肉型态为腺性息肉者，建议每1~2年定期做全大肠镜追踪检查。<br>4. 年龄大于50岁以上无息肉病史及大肠癌家族史者，可每3~5年做一次全大肠镜检查。 |

## 3. 无痛胃镜、无痛大肠镜

**检查时间**：25~30分钟

**疼痛指数**：0~2（打针的疼痛）

**检查方式**：麻醉科医生先与您讨论，进行麻醉前评估后，再由麻醉师帮您打上留置针头，以便检查时麻醉药品注射。上针后技术人员会请您取下眼镜、活动假牙，帮您肌肉注射一剂肠胃松弛剂。采左侧卧之姿势下，由麻醉科医生上麻药，再由肠胃科医生开始进行检查，先做胃镜、再做大肠镜，检查结束后，要在恢复室恢复至麻药效应消失、清醒后下床才能离开，全程麻醉医生与麻醉师均会在旁照顾。

**检查条件**：检查前需空腹、完整清肠准备才能进行。

无痛胃镜、大肠镜就是在传统内视镜检查前，由麻醉科医生给予镇静药物，在轻度麻醉状态后再开始检查。

检查前需先有心电图、胸部X光等报告，再交由麻醉医生评估身体状况，并询问有无药物过敏等病史。确认没问题后，打点滴、接上血氧、心率和血压监视器，然后静脉注射麻醉镇痛剂（如demerol、rapifen）和抗焦虑安眠药物（如valium、propofol），提高受检者对疼痛忍受度，并让人身心放松，不像手术时的深度麻醉状态。

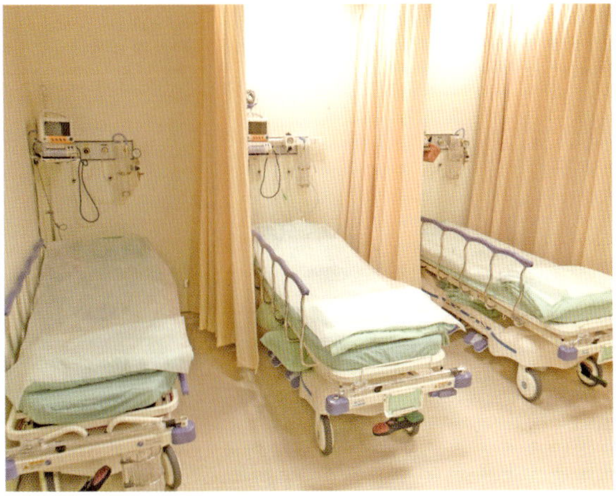

无痛麻醉肠胃镜检查后的麻醉恢复室设备

在麻醉医生及麻醉护理师全程监控下，肠胃科医生操作镜检，做法和一般胃镜、大肠镜相同。

检查结束后，需休息至意识清醒再离开，检查后当天应避免做精细或危险工作，例如开车、骑车、开会或做重大决策等。

无痛胃镜、大肠镜检查的诞生，是因内视镜检查为所有健康检查项目中受检者最害怕的项目，所做的一种改良，但是也有一些风险。

虽然麻醉给的镇痛安眠药物作用较轻微，剂量也少，却仍有抑制呼吸等潜在风险，所以气喘、高血压、糖尿病控制不好和心肺功能较差的人，并不适合采用无痛方式做内视镜检查。

麻醉的执行最好是麻醉科医生，专业处理麻醉问题。

至于无痛大肠镜是不是会增加肠穿孔的危险，医学没有绝对的答案，不管技术再怎么进步、不论用无痛或一般方式，将整个大肠看完的全大肠镜，平均有五千到一万分之一的机会发生肠穿孔合并症。而无痛大肠镜阻断了受检者的痛觉，使得医生有可能在推肠镜碰到阻力时，因听不到病人喊痛，加重力道而戳破肠子的几率增加一些。

虽然有点风险，不过，对于原本因为害怕而有意放弃肠胃镜检查的人而言，无痛性内视镜检查仍是一项很好的选择，毕竟没有检查胃、肠状况，就称不上是一项完整的健康检查。

## 4. 虚拟大肠镜

**检查时间**：10分钟

**疼痛指数**：0~2（从肛门口灌气的疼痛）

**检查方式**：技术人员会请您躺上电脑断层仪器的检查床，帮您插入肛管并灌入1~2升空气或二氧化碳，然后调整您的位置与姿势，再将您送入仪器轨道中，之后技术人员离开检查室到操作室中，通过麦克风继续帮您完成电脑断层切面影像检查。

**检查条件**：检查前需空腹、完整清肠准备。

虚拟大肠镜是最新的虚拟影像诊断技术，一般对于大肠镜有恐惧感的人，可以选择这种不需管子进入大肠就可以了解大肠是否有病变的检查，可以说是一种比较舒适的大肠筛检检查。

虚拟大肠镜是以超快速螺旋电脑断层及虚拟的动态影像，来检查充满空气的大肠，可使用于诊断大肠息肉、大肠癌及大肠憩室等疾病。

不过，虚拟大肠镜检查有异常发现时，下一步的检查（如切片）或治疗（如切除息肉）则需以大肠镜来执行，所以功能上只能用为筛检的工具，无法完全取代传统大肠镜的功能。

虚拟大肠镜检查前的准备很重要，检查前一天需要开始低渣饮食，并做清大肠的准备。清肠以口服泻药较佳，一般不用灌肠的方式，因为灌肠会造成大肠内积水过多，至于口服药物则与大肠镜检查类似。

### ◎虚拟大肠镜的好处

1. 比较少痛苦。
2. 较无侵入性，不易发生大肠受伤。
3. 不需麻醉。
4. 检查过程快速，约10分钟即可完成，实际扫描时间则只有40秒。
5. 可使用低剂量辐射设定，小于一般电脑断层或钡剂大肠照影。
6. 半小时内医生可完成判读，如果发现有病灶，可马上做传统大肠镜检查及息肉切除或切片。

检查前一天晚上半夜后开始禁食，检查当天早上可用肛门栓剂帮助远端大肠的排空。

虚拟大肠镜检查时，扫描前先会插入肛管，用手持式打气工具或类似腹腔镜灌气机器打入一到两升空气或二氧化碳，当整段大肠都鼓胀时，便进行电脑断层切面影像检查。首先做腹部电脑断层定位图，以评估大肠内空气是否足够，之后在闭气下完成整个大肠的扫描，横向切面厚度为1~3毫米，一次扫描完可得到近六百张影像。有时会选择使用静脉注射显影剂，可增加中型息肉的诊断率，并分辨肠道息肉及粪便，对于大肠残留过多粪便的情况有帮助。

接下来是影像处理与医生判读，随着3D影像技术及电脑辅助诊断的进步，细致的3D影像在诊断的方便性及小或扁平息肉的诊断性更佳，诊断过程还可以记录成动画电影档案。

虚拟大肠镜对息肉诊断率依息肉大小而不同，息肉大于1厘米时诊断率约90%，0.5到1厘米约80%，小于0.5厘米时约50%。此外，假阳性率约15%，而可能造成假阳性的原因为大肠内残留粪便、黏膜皱褶变厚被误认为是息肉、影像判读经验不足等；假阴性的原因则可能为平坦的息肉、息肉太小、肠子充气不足或肠子有残留积水等，使息肉的诊断发生误差。

### 体检情报站：虚拟大肠镜的附加价值——大肠外的发现

虚拟大肠镜还有一项附加价值，在标准的电脑断层2D影像定位下，相当于一般的腹部电脑断层扫描，可诊断胸、腹部的疾病如肺、肝、肾肿瘤、动脉瘤等，研究中显示有11%的受检人在电脑断层虚拟大肠镜中有其他重要发现。

虚拟大肠镜并无法取代大肠镜，二者各有所长，但对于大肠直肠癌及大肠息肉的筛检而言，电脑断层虚拟大肠镜也是可以选择的第一线诊断工具。

## 5. 幽门螺杆菌：碳13尿素呼气试验

**检查时间**：分两阶段，各约半分钟，中间间隔20分钟

**疼痛指数**：0

**检查方式**：分两阶段检查，检查师会拿一个气袋请您吹气，吹完气后喝下一小杯药水，20分钟后再吹第二袋，检查师会将这两个气袋同时送入检查仪进行电脑分析。

**检查条件**：检查前需空腹2~4小时。

幽门螺杆菌在1982年被两位澳洲的科学家从胃液中培养分离出来，尔后的研究更发现此菌与许多胃病有关，包括胃溃疡、十二指肠溃疡、胃黏膜相关淋巴瘤、胃癌、慢性胃炎、消化不良等，更于1994年被世界卫生组织WHO列入第一级致癌物，属于会致癌的物质。

2006年欧洲医学会议对于幽门螺杆菌的治疗建议是：不论有无危险因子，只要病患本身有治疗意愿就应治疗。因此对于一般民众不知是否为带原者应予以检验。尤其是高危险群的族群例如临床上有消化道症状并有消化道溃疡病史、有胃癌家族史或有家族成员中有幽门螺杆菌感染者更应及早筛检治疗。

胃幽门螺杆菌的检查有许多种，包括胃镜切片组织检查、胃镜切片快速尿素检查（CLO test）、胃镜切片组织培养、抽血检查细菌抗体及碳14或碳13尿素呼气检查。

## 十七、胃肠道消化系统检查

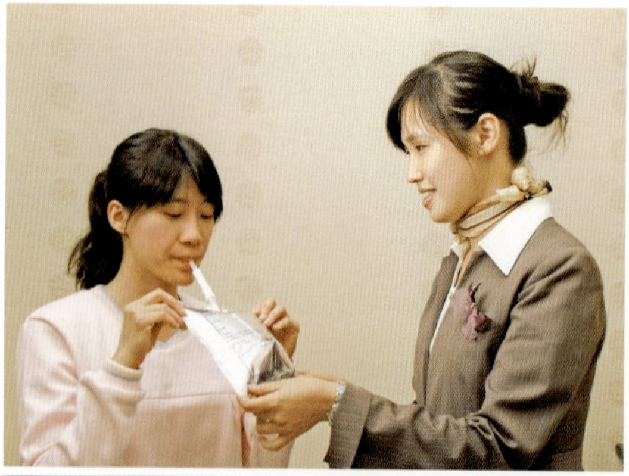

幽门杆菌吹气（碳13）试验

一般体检常使用抽血做血清检查筛检，但若是检测结果呈阳性时，不代表目前有感染，其意义是曾经感染过或现在仍持续感染中。因此当有肠胃道症状及血清学检测成阳性时，也只能当作临床参考，而非确定的诊断。

最好的检查应是碳13尿素呼气试验，其准确度可高达97%以上。碳13尿素呼气试验是最新、快速、无痛苦而且无辐射的幽门螺杆菌检测技术，不需要做胃镜，只需轻松呼气，测定呼气成分，立即能检测出是否有幽门螺杆菌感染。碳13尿素呼气试验阳性患者可通过抗生素除菌疗法治疗，成功率可达85%至90%，再感染率很低。

碳13尿素呼气试验检查需禁食二到四小时，分两次检查，第一次吹气后，喝下一小杯药水后20分钟后再吹第二袋，检查师会将两个气袋进行电脑分析，呈现结果阴性表示无幽门杆菌感染，阳性表示有感染，而且数值愈高，表示细菌愈多。

检查过程中不要紧张，与医生密切配合，检查时听从医护人员的指挥，缓慢深呼吸，以减少不适反应，而且能减少检查时间。检查完毕后，保持30分钟要1小时安静休息，禁食30分钟。待吞咽动作恢复自如2小时后再进饮食，以免食物吸入肺部。

### 体检情报站：碳14呼气试验和碳13呼气试验的区别

碳13呼气试验和碳14呼吸试验都是检查幽门螺旋杆菌感染情况，诊断胃十二指肠溃疡、慢性活动性胃炎、胃窦炎等胃病，是健康体检常用的检测手段。二者还是有区别的，区别如下：

1.C14呼气试验，是临床用于检测幽门螺杆菌感染的一种方法。有少量放射性，辐射剂量不大，但C14原子摄入人体后可能与C12原子一样参与人体细胞内碱基的合成，而碱基是构成人类基因的基本分子；所以碳C14从高能衰变进入低能态的过程中，能量射线及原子自身的不稳定性可能造成基因突变。

健康体检时，被检者空腹，用约20毫升凉开水口服一粒尿素[C14]胶囊，静坐25分钟后，用一次性吹气管向二氧化碳吸收剂中吹气，再将吹完气的样品交给医生做检测，检测就完成了。

2.C13呼气试验检测，无辐射，核素较稳定，对人体无损害，孕妇和儿童也能做。

须在空腹状态或者餐后两小时后进行，患者近一月内未服用抗生素、铋制剂、质子泵抑制剂等 Hp 敏感药物，否则会造成检测结果假阴性。

一般来说，碳13呼气试验比碳14呼气试验要贵一些。

## 6. 胰脏

**检查时间**：视检查方式而定，1~20分钟不等。

**疼痛指数**：0~2（抽血的疼痛）

**检查方式**：抽血检查、超声波检查、电脑断层检查或核磁共振扫描仪检查

**检查条件**：检查前需空腹4小时以上。

胰脏是身体唯一兼具外分泌与内分泌功能的器官，非常特殊。胰脏有两部分，一是胰腺，是外分泌腺，产生胰液；二是胰岛，胰岛就像大海中的岛屿，是胰脏内一堆又一堆的细胞构成的器官，是内分泌腺，产生胰岛素。

胰脏外分泌功能占大部分，主要是分泌消化酶，称为胰液，经过胰腺导管流入小肠，帮助食物消化。内分泌则是依赖胰脏内部的胰岛细胞，可以分泌升糖素与胰岛素，负责血液中葡萄糖、脂质与蛋白质的代谢。

胰脏的位置很特殊，位于正后腹腔往左后方走，是一个长而扁平的腺体，长约12厘米，厚约5厘米，跟芭蕉一样大小，分为头部、体部和尾部，头部靠近十二指肠，尾部则走到脾脏上方。

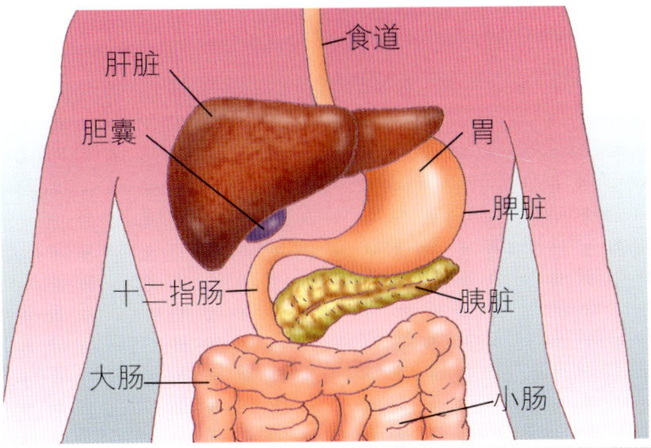


因为位于后腹腔，所以超声波检查时常会被肠子等内脏器官挡住，只能约略看到头部的外观，而血液检查又没有特别的指标可以测量胰脏的功能或癌症病变，只有淀粉酶（amylase）及肿瘤标CA19-9可以约略侦测是否有胰脏炎或胰脏癌的变化，但这两个指标敏感度与特异度都不是很高，均必须进一步做其他复检。

比较容易看清楚胰脏全貌的检查可能要靠电脑断层或核磁共振扫描，这样可以清楚看到胰脏的全貌，但是需要花费比较高的费用。

# 妇科健检，做个魅力女人

## 给女性的健康检查建议

1. 妇产科内诊
2. 宫颈
3. 乳房
4. 性激素
5. 女性相关的激素

# PART 2

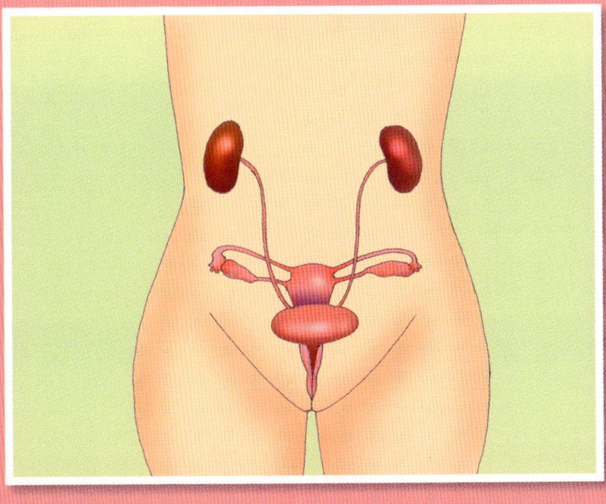

## 给女性的健康检查建议

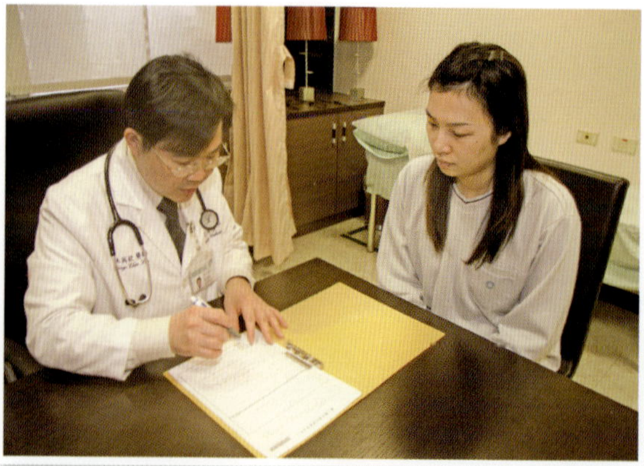

男女身体结构不同、生活压力源不同，随着年龄增长所产生的健康问题也不同，最简单的例子就是男性有前列腺、女性有子宫、卵巢；女性有更年期、男性更年期则不明显；乳腺癌问题大都是女性，男性乳腺癌很少……因此女性的健康检查项目，也会因不同年龄而有所不同。

**30岁靓女：**青春洋溢，正值适婚、育婴阶段，不管是选择不婚或走入家庭，都得面临家庭、职场的双重压力，也常常为身材、体重计上的数字斤斤计较。这时候最常面临的问题是运动量不足、节食引起的营养不均衡、压力造成的内分泌失调、失眠、头痛、头晕等问题。这个时期需要的健康检查，主要是代谢症候群、甲状腺功能、贫血等，因此相关检查以血液项目为主，比较特别的是开始要注意乳房检查与宫颈抹片检查。

**40岁熟女：**这个时期通常是为职场工作或家庭、子女问题所缠绕，白头发开始出现、视力开始老花，女性癌症（肺癌、乳腺癌、宫颈癌）的患病率升高，健康检查的项目除了一般基础项目外，应该包括肺部、乳房与妇科的相关检查，例如乳房超声波、乳房摄影、低剂量肺部电脑断层、宫颈抹片与人类乳突病毒检查等。

此外，长期节食、压力的累积下，比较容易出现消化道问题如胃痛、躁动性大肠症等困扰，如果有必要，也可以选择胃镜与大肠镜筛检，如果检查结果没有问题，五年进行一次检查即可。

**50岁以后**：此年龄面临多重改变，身体进入更年期，家庭则进入空巢期，很多慢性疾病、更年期症状、骨质疏松、卵巢癌等问题逐渐出现，这个时期开始可以加入没有辐射的核磁共振（MRI）检查、骨盆腔超声波、激素检查、全身型骨质密度检查、低辐射肺部电脑断层等，更快速、更有效地侦测出脑心血管、内分泌与肺癌等危险。

**60岁以上的女性**：到了这个年龄的健检建议则与男性相同，应养成每年定期健康检查的习惯，并定时与医生咨询与讨论。

女人各年龄层的健康检查建议一览表

| 年龄 | 检查项目 |
| --- | --- |
| 30岁 | ★血液项目为主：代谢症候群、甲状腺功能、贫血等<br>★开始乳房检查与宫颈抹片检查 |
| 40岁 | ★30岁项目为基础<br>★肺部、乳房与妇科的相关检查，例如乳房超声波、乳房摄影、低剂量肺部电脑断层、宫颈抹片与人类乳突病毒检查等<br>★可以选择胃镜与大肠镜筛检 |
| 50岁 | ★40岁项目为基础<br>★脑部核磁共振（MRI）检查<br>★骨盆腔超声波、激素检查<br>★全身型骨质密度检查<br>★低辐射肺部电脑断层等<br>★每3~5年胃镜与大肠镜筛检 |
| 60岁 | ★同50岁<br>★每2~3年胃镜与大肠镜筛检 |

## 1. 妇产科内诊

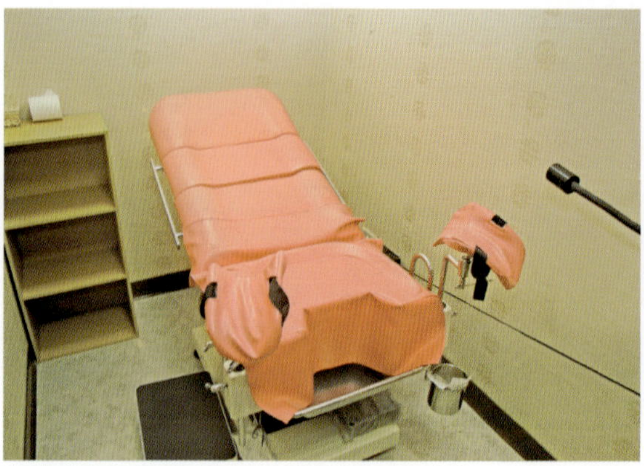

在以往超声波仪器还不发达的时候，内诊检查是妇产科医生最重要的检查步骤，虽然现在仪器进步了，但是内诊检查对妇产科医生而言，还是一个无可取代的检查。

所谓的内诊，就是医生从外阴部、阴道至骨盆腔内用手检查的理学检查方式。医生首先会问诊、了解症状，再做内诊检查。

在内诊检查前，医生会先问有没有性行为经验，以决定能不能用扩阴器放入阴道中检查，免得处女膜损伤。当然，不是每一次看妇产科医生一定要做内诊检查，医生会依据需要性或是讨论内诊的必要性后才会执行。

如果已经准备好要做内诊，医生会请护士小姐会带你进内诊室，然后请你把内外裤脱掉，再躺在内诊台上并将双脚打开，这个姿势常会让不少人觉得不自在，所以大多会用布帘盖住隔开，以免与医生面对面，以减少尴尬。

医生会先戴好手套，检查外阴的外观、大小阴唇有无异状、阴毛所在的皮肤、毛囊有无问题或是否有肿瘤、炎症、尖锐湿疣等，然后会将小阴唇轻轻地张开，检查尿道口、阴蒂、处女膜。接下来会用适当大小的扩阴器放入阴道中撑开，在足够的灯光下，直接看阴道壁、宫颈以及分泌物的状况，看看有无阴道畸形、阴道炎症、白带异常。

如果需要做抹片检查，就用采检棒直接采取宫颈细胞做化验。如果有问题，通过这种方法几乎90%都能查出来。有的病人怕作抹片很疼，其实并不疼，往往医生做完了，病人也没有察觉到。

在检查过程中，医生也会视分泌物的状况或感染加以治疗，例如用一些棉球或是消毒液清洗阴道，如有需要会放置塞剂，或是使用药膏来治疗阴道炎等问题。

接下来将扩阴器取出，医生用两只手来检查骨盆腔：一手的手指放进阴道中，另一手放在小腹，两只手中间所感觉到的就是子宫、卵巢这些骨盆腔的器官，如果有长肿瘤、发炎疼痛等，或是子宫内膜异位在骨盆腔底，便可以用手感觉到这些结节组织。这个步骤结束后，内诊也就告一段落了。

整体而言，妇科内诊对疾病诊断而言，是一项不可或缺的检查方法，不过，健康检查一般而言都只进行宫颈抹片检查，内诊并非常规性的检查项目。

一般来说，整个内诊过程通常不超过3分钟，且应全程有护理人员跟诊。若医生没戴手套、触诊超过好几分钟、护士不在旁边，都是不恰当的，此时病人有权利拒绝。尽管不舒服，但一位体贴的医生还是可以让内诊变得容易一些。

## 2. 宫颈

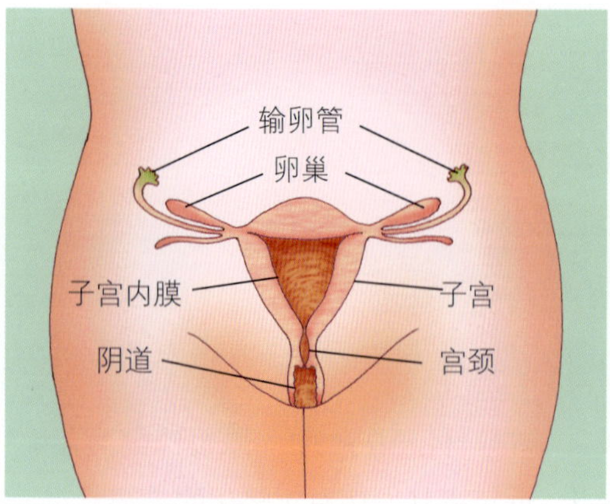


宫颈又称子宫颈，上连子宫，下接阴道，是一个圆形的凸出物，阴道、宫颈和子宫的相对关系有点像走廊、房门和房间的结构。

所以，宫颈不是一个封闭的构造，用鸭嘴钳撑开，从阴道观察可以发现一个宫颈的中央开口，这是宫颈的内管，可以上通子宫腔。

宫颈的表皮是一种层状的鳞状表皮，肉眼看起来是一个平滑而呈现淡粉红色的表面，观察外形、颜色与血管分布变化，可以诊断宫颈糜烂、溃烂、发炎、息肉、性病等各种异样现象，而用抹片棒刮取一层上皮细胞做病理显微镜检查，可以诊断宫颈是不是有癌症变化。

### 健检情报站：宫颈没有痛觉神经

宫颈没有痛觉神经，所以初期病征不易查觉，例如宫颈糜烂、发炎、息肉、溃疡，甚至初期的宫颈癌都不会痛，也正因为如此常延误了治疗时机，当发现阴道有不正常的出血时，癌细胞可能已经侵害到体内了。所以，定期抹片检查是十分重要的。

## 宫颈癌：宫颈抹片检查

宫颈癌是最常见的妇科恶性肿瘤。原位癌高发年龄为30～35岁，浸润癌为45～55岁，近年来其发病有年轻化的趋势。

宫颈癌目前尚无有效的血液肿瘤标记可以检测，但是可以通过细胞变化的观察，及早诊断宫颈细胞病变，因此采检宫颈的细胞于显微镜下镜检，相当重要。

有过性行为的女性，每年应定期做宫颈刮片检查。传统的刮片，通过人工抹片与显微镜的使用，判断宫颈细胞健康与否，但是可能会有制片过程的人为误差，如采检刮片技术不佳（太厚或太薄）、染色不良等，虽有80%的检出率，但最新型的薄层刮片检查，能够检验出癌细胞病变的比例可提高至95%以上。

这些新的宫颈刮片技术，标榜液态薄层处理，避免采检后宫颈细胞的检查误差。检体采样的方式与传统抹片相同，不会增添不舒适感，不同的是采样器上的细胞不再直接抹于玻片上，而是将细胞转移到盛有特

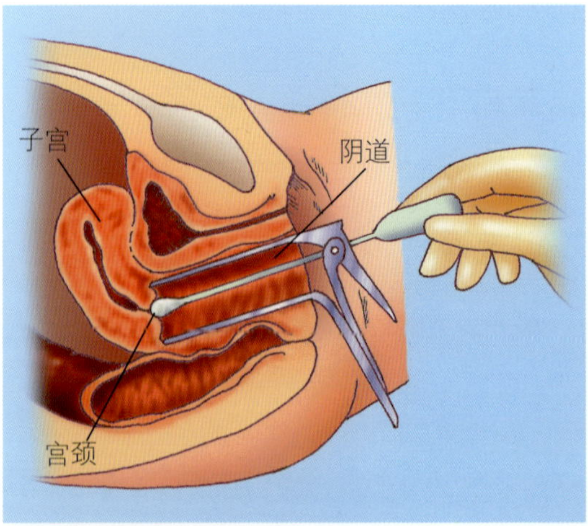

宫颈刮片检查

殊保存液的小瓶中，这种方式可将采样器上的细胞完整地保留在液体中，而不会被遗漏。最后，再利用先进的仪器将细胞做成准确的超薄刮片，交给病理医生以显微镜检查判断宫颈细胞。

### 健检情报站：宫颈刮片检查注意事项

1.刮片前24小时内避免性生活。

2.计划检查前24～48小时内不要冲洗阴道或使用置入阴道的栓剂，也不要进行阴道内诊检查。

3.有宫颈炎症时先进行治疗，然后再刮片，以免片中充满大量白细胞和炎性细胞，影响诊断。

4.检查最好安排在非月经期进行。

5.凡有过性行为者都应该做宫颈刮片检查。凡有过性行为的妇女，任何年龄都有可能患子宫颈癌，早婚或过早有性经验、很年轻就生育第一胎、生产次数多或抽烟的女性患病率特别高。

## 人类乳突病毒筛检HPV test

研究显示，引起宫颈癌的主因，是经由性行为所传染的人类乳突病毒（HPV）长时间对宫颈细胞伤害所致。

不过，人类乳突病毒有很多类型，不是每一类型都会导致宫颈癌，目前临床上使用的人类乳突病毒核酸检查法（DIGENE HPV DNA）主要是针对13种高危险致癌型HPV做检测，其中亦包含了最常见的16、58及18型病毒。

世界卫生组织（WHO）及专家学者也提议宫颈癌的筛检不可再漠视HPV的检查，甚至认为HPV检查对30岁以上的妇女在宫颈癌初步筛检比宫颈抹片更有效。因此，目前很多医院于宫颈抹片同时均同时进行HPV的检查。

HPV检查与宫颈抹片检查结果的临床意义如下：

- 抹片正常，HPV阴性：目前没有问题，请定期做检查。
- 抹片正常，HPV阳性：宫颈病毒感染，必须定期回诊追踪。
- 抹片异常，HPV阴性：视抹片异常程度，依医生建议做适当的处理。
- 抹片异常，HPV阳性：病毒感染且已产生病变，应立即做适当的治疗。

## 3. 乳房

### 乳腺腺癌小档案

★多发年龄：45~64岁，现在年龄层愈来愈低。

★男女发生比例：女生是男生的200多倍。

★治疗后五年存活率：愈早发现的乳腺癌存活率愈好。

零期：95.7%……存活率高

一期：93.9%

二期：88.5%

三期：65.0%

四期：18.5%……存活率剧降

部分乳腺癌完全没有临床症状，必须通过各种乳房检查的方法，才能早期发现、早做治疗。最好在没有症状时便能提早发现乳腺癌，尤其属于乳腺癌高危险群的人更要定期做乳房检查。

常见的乳房检查方法有自我检查、手部触诊、乳房摄影与乳房超声波、乳房核磁扫描等，需要的经费与检查的准确度各不相同。而乳房自我检查是最不花钱、最容易执行的检查方法。

目前临床最普遍的建议是每位女性应于月经结束后第7~10天自我检查乳房。自我检查时，只要发现任何硬块，或有乳头变形、凹陷、出现分泌物、乳房皮肤有异状，如单侧乳头或乳晕湿疹，都应该赶快找医生做进一步检查。

乳房超声波没有辐射线与X光挤压性疼痛的问题，对乳腺癌发生率普遍偏低、乳房较致密的40到49岁族群而言，是相当合适的筛检工具，只是需要有大量训练良好的医生和技术师，才能符合庞大的需求。

### 乳腺癌高危险群

★有乳腺癌家族史

◎一等亲小于50岁的家属中有两人或两人以上得乳腺癌

◎有家族遗传基因BRCA1及BRCA2

★初潮来得较早（小于12岁）

★停经较晚（大于55岁）

★停经后肥胖

★停经后服用激素（动情素与黄体素）治疗

★10~30岁间曾接受过胸部放射线治疗者

★不良的生活习惯，如酗酒、高脂肪饮食、抽烟

## 乳房检查：自我检查

乳房自我检查除了注意要领之外，也应养成习惯，藉着平日习惯的观察与触摸，才能在有变化之初发现异状。而乳房自我检查的要领，可以简化成“看、触、卧、拧”的“乳房自我检查四步骤”。

**看**：利用洗澡时面对镜子，两手下垂，仔细看看两乳曲线是否对称，乳房皮肤是否有脱皮、湿疹、凹陷、红肿、溃疡。双手插腰、挺胸再检查一次。

**触**：洗澡时，将一手放于脑后，以食、中、无名指三指的指腹，由乳头开始，由内向外检查三到四圈，仔细感觉是否有不正常的肿块、增厚或凹凸不平。检查的范围还包括左右两侧锁骨下、胸骨中线、肋骨下缘及腋下。

**卧**：手指可涂抹少量的乳液或婴儿油，方便检查。采取平躺姿势，头下不必放枕头，检查左侧乳房时，左肩下垫一个小枕头，左手置于脑后。和站着时相同的检查方式，右手三根手指并拢，以指腹按压，检查整个乳房范围是否有硬块。右手检查完换左手检查右侧乳房。再将手臂上举，轻轻用手指摸腋下是否有淋巴结肿大。

**拧**：最后再以大拇指与食指压挤乳头，注意有无异常分泌物。

**乳房检查：自我检查**

看

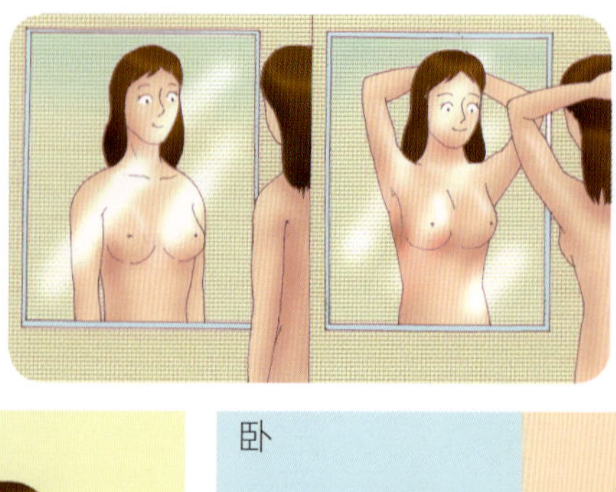

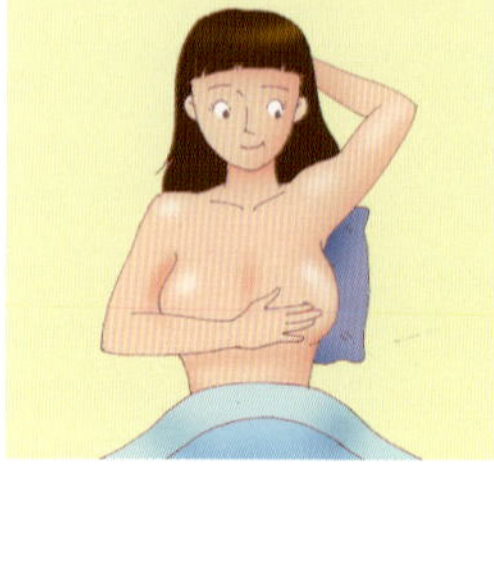


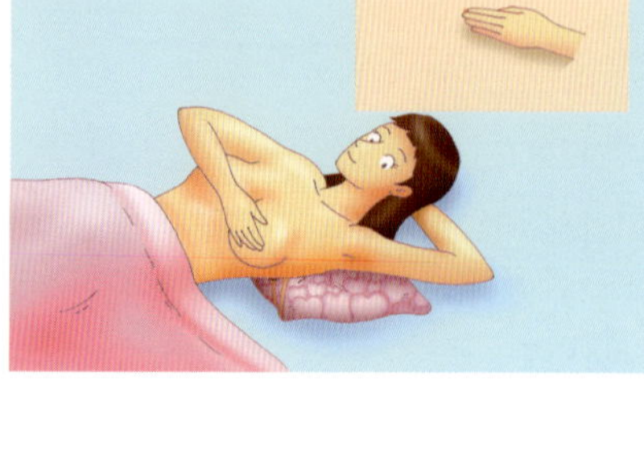

### 需做进一步检查的乳房状况

- ★乳房内有硬块
- ★腋下有硬块
- ★乳房皮肤溃疡
- ★乳房皮肤变得橘皮样
- ★乳晕皮肤湿疹样变化
- ★乳头凹陷

## 乳房检查：乳房摄影

乳腺癌发生率近年来节节上升，已位居女性多发癌症前五名。相对欧美国家，我国乳腺癌发生年龄较早，平均40到50岁。

早期的乳腺癌并不可怕，若能早期诊断，不仅治疗率极高，更可采用局部切除的治疗方式保留乳房外观。目前最有效的筛检方式为结合乳房摄影与超声波影像，对早期乳腺癌的诊断率可高达90％以上。

由于乳腺癌细胞的影像表现有的以细微钙化为主，有的以软组织肿块为主，因此各种影像检查对于乳腺癌的侦测各有优缺点，而且是彼此互补的。

乳房X光摄影是一种有效的乳腺癌筛检工具，可以清楚的显示出乳头、乳晕、皮肤、皮下脂肪、导管、血管、腺体等乳房组织以及早期乳腺癌的显微钙化点，针对40岁以上女性乳房脂肪含量多、纤维含量少的特质，是筛选乳腺癌的好方法。

定期乳房摄影检查已被证实可以降低妇女乳腺癌死亡率，尤其针对绝大部分早期乳腺癌以微小钙化表现的特性而言，乳房摄影是最好的工具。

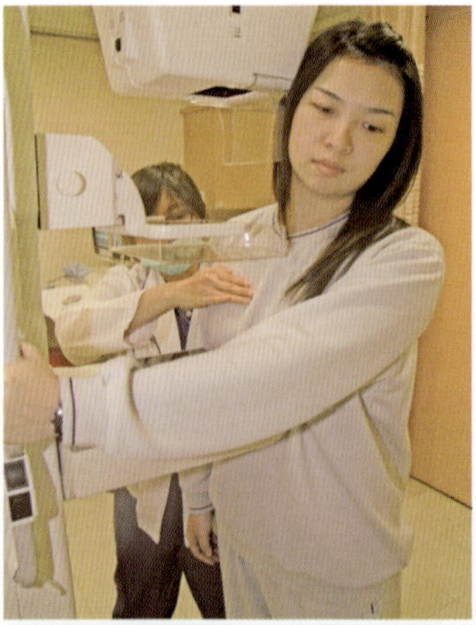

根据统计数字显示，乳房摄影结果有约0.4%最后诊断为乳腺癌；9~10%有可疑钙化点、不对称乳腺组织或局部硬块，需要进一步检查或针刺切片；30~40%为良性钙化点或良性硬块（如纤维瘤、纤维囊肿等），需要每半年或每年定期追踪。

乳房摄影最大的好处是可以看到钙化点，而钙化点又是早期零期乳腺癌的常见现象，所以很有意义。不过，对于某些生长快速、没有钙化点的肿块，或是乳房丰满致密的年轻女性而言，就有检查上的劣势，无法提早侦测出来，这就是所谓的“筛检期间癌”，还是需要依赖其他方法及工具才能及早发现。

中国女性的乳房组织比较致密、脂肪含量较低，乳房摄影的影像相对不易判读，因此敏感性较低，此时加上高解析度超声波或核磁共振作为辅助诊断，便成为乳房筛检的双重保险。

乳房摄影会有一些疼痛、不舒服感，因为必须用夹板将乳房压平，再由X光透射后摄影，两边乳房需均接受检查，一般会使用正位和斜侧位摄影，左、右共计四张影像。

值得一提的是，月经前乳房组织会增生与充血，可能影响乳房病灶之侦测与鉴别，为避免影像判读上的困扰，以及夹板压迫的疼痛感，最好在月经结束后五到十天内做检查。

还需注意的是检查前应告知医生之前是否动过手术，尤其是睡袋、小针美容等，是否服用激素，是否有家族或亲人乳腺癌病史。同时，检查当天不要在腋下和胸前施用芳香剂、滑石粉或乳液等，因为这些东西有可能会在X光片上表现像钙化点。

## 乳房检查：乳房超声波

乳房超声波具有无辐射性、无侵袭性、不破坏组织器官、定位性高、安全方便的特性，简单易行，价格也便宜，最大的优点是立即性，可以即时性掌握检查结果。乳房摄影是筛选乳腺癌的好方法，而乳房超声波可以作为乳房摄影后的检查确认，可以追踪病变部位、辨识病变部位是液态的还是实心的、鉴别是良性病变还是恶性病变。

而针对小于40岁的女性，特别是亚洲地区的年轻女性，因为乳房比较致密（脂肪含量少、纤维含量多），乳房摄影较不易判读，乳房超声波可能是年轻女性乳房初步筛选的重要方法。

乳房超声波的另一个好处是定位穿刺的功能，一旦发现有硬块，可以在超声波的引导下，精确地用细针穿刺硬块，取出细胞做病理诊断。目前最新发展的彩色多普勒超声波更可以显示出乳房内部及周围血管的分布，增加诊断的正确性。

进行乳房超声波检查时，需平躺于床上，手举高置于头部，医生在乳房上抹上水性润滑剂，然后用检查探头以顺时针或逆时针方向扫描，两侧都是一样的顺序，检查时有时候会有一点压痛，一般需时约三到十分钟。

### 乳房检查：摄影/超声波

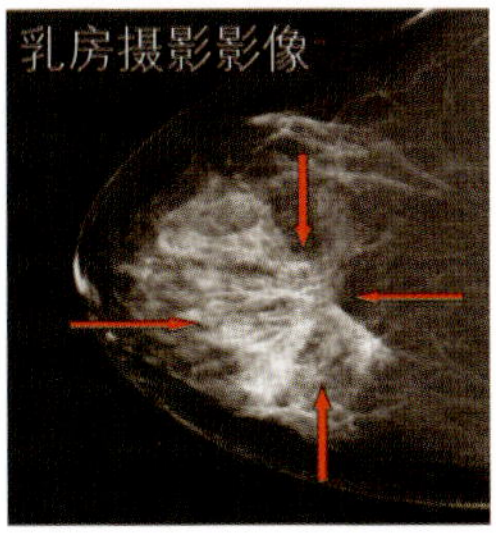


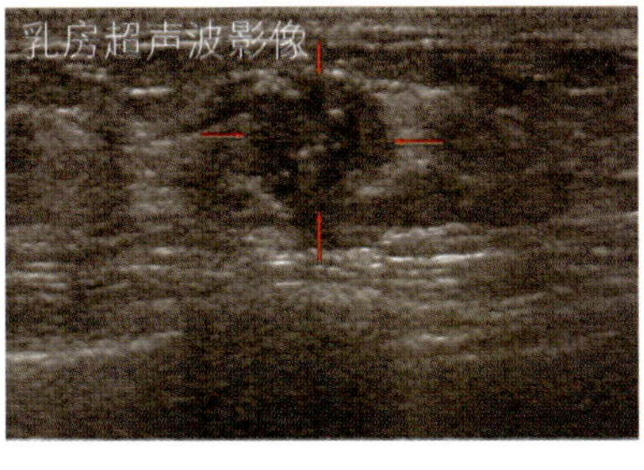


乳房摄影影像：乳房摄影的低剂量X光穿透性强，对于微小钙化有灵敏的感应，会呈现出小的亮光点，是筛检早期肿瘤的利器，可侦测出在临床上触诊不到之乳房早期病变。

## 4. 性荷尔蒙

荷尔蒙就是激素，是一种传递器官间讯息的化学物质，这种化学物质是由腺体所制造，腺体包括脑下垂体、甲状腺、副甲状腺、肾上腺、胰腺、卵巢及睾丸等。其中卵巢与睾丸负责制造性荷尔蒙。

### 女性荷尔蒙

女性从青春期开始，无论月经来潮、怀孕产子以至更年期，都深深受到女性荷尔蒙的影响，适时适量的荷尔蒙可以维持女性生理的正常运作，如正常排卵、周期性月经、受孕等。但若是荷尔蒙分泌过多、不足或者分泌不均衡，都会影响生理功能及健康。

例如荷尔蒙中的黄体素与动情激素若分泌不均衡，就会导致子宫内膜异常增生或不规则剥落，造成不正常出血。怀孕时女性荷尔蒙会开始大量分泌，但产后因胎盘剥落，导致女性荷尔蒙急速下降，会使许多妈妈一时无法适应而产生情绪低落，甚至出现产后忧郁症。

等到年过40以后，卵巢渐渐丧失排卵功能，荷尔蒙分泌逐渐减少，月经开始不规则，身体少了女性荷尔蒙的帮忙，就会出现问题，如热潮红、心悸、情绪低潮、皮肤干燥、阴道干涩等，而骨质流失速度也会加快，从月经不规则到完全停经的过程，就称为更年期。

荷尔蒙检查是针对女性月经不规则、排卵困难、不孕、经前症候群、更年期、骨质疏松、神经性食欲减退等疾病，抽血检查荷尔蒙量，检查的项目包括黄体刺激素（LH）、滤泡刺激素（FSH）、黄体素、动情激素、泌乳激素等五项，检查结果可以作为临床诊断的依据。

## 男性荷尔蒙

男性也有荷尔蒙，最常见与重要的是睪固酮；此外，男性也有滤泡刺激素（FSH）、黄体生成素（LH）及动情激素（E2）等荷尔蒙，意义不同于女性的月经相关，而是当指数有异常，代表可能有生殖系统功能不健全的问题，有可能影响生育力，如男性不孕症、原发性睪丸萎缩、输精管萎缩等，需要进一步检查。

### 激素种类与功能

| 激素 | 分泌处 | 功能 |
| --- | --- | --- |
| 卵泡生成激素（FSH） | 脑下垂体 | 女：促进女性卵巢滤泡成熟与发育。<br>男：促进男性睾丸形成精子。 |
| 黄体刺激素（LH） | 脑下垂体 | 女：刺激女性滤泡晚期发育和排卵。<br>男：刺激男性睾丸产生雄激素。 |
| 孕酮 | 女：卵巢 | 又称助孕素，可协助受孕、怀孕期稳定。 |
| 雌二醇（动情激素，E2） | 女：卵巢<br>男：睾丸 | 促进男女生殖器官成熟与骨骼发展、控管女性月经周期的规律性。 |
| 催乳激素 | 女：脑下垂体 | 刺激乳房生长、促进产后乳汁分泌。 |
| 睾酮Testosterone | 男：睾丸<br>女：卵巢 | 男：促进男性器官的生长与发育、增加体重、促进毛发更新。<br>女：帮助雌激素的分泌。 |
| 脱氢异雄酮硫酸盐（简称DHEA-S） | 男：肾上腺<br>女：肾上腺 | 人体内合成多种性激素的前驱物。因此，DHEA也被大家称为“激素之母”。 |

## 5. 女性相关的激素

“雌激素”在妇女健康中扮演重要的角色，它是形成月经正常周期的必要成分，若有异常，便会造成情绪、性欲异常、不排卵、不孕、月经失调或经前症候群等异常。而流产、骨质疏松、肥胖、皮肤粗糙、长痘、异常毛发增多等，也可能与雌激素有关。

**卵泡生成激素（FSH）**

卵泡生成激素由脑下垂体分泌，负责促进卵巢滤泡发育并分泌雌激素，可用来评估受孕能力及卵巢功能。卵泡生成激素过低时表示中枢内分泌失调，过高时表示更年期或早发性卵巢功能衰竭。

**黄体生成激素（LH）**

黄体生成激素由脑下垂体分泌，负责刺激卵巢滤泡产生成熟的卵子。测定血清黄体生成素对判断激素疾病的病因和病变部位有重要价值，黄体生成激素过低常见于中枢内分泌失调，过高时为卵巢多囊泡症、月经异常、不孕等。

**孕酮（Progesterone）**

孕酮由卵巢的黄体分泌，主要的功能是刺激子宫内膜，以稳定胎儿发育，并具有平衡其他激素的作用。孕酮过低时，容易造成卵子不易着床、经前症候群；过高时会造成流产。在没有受孕的情况下，如果孕酮不足会出现月经不规则、不易受孕、经血过多、月经周期变短、月经前点状出血等，也会有情绪容易激动、沮丧、疲劳、腹胀、水肿、乳房疼痛、头痛等现象。通常使用合成的孕酮或是调经药物如避孕药，即可改善，但是长期服用可能会有副作用。

**催乳激素（Prolactin）**

催乳激素是脑下垂体所分泌，主要的功能是刺激乳房，使乳腺增生、制造和分泌乳汁。哺乳中的妈妈血中泌乳激素升高，使脑下视丘的性腺激素分泌素分泌停止，造成没有月经周期、没有排卵，但继续有乳汁哺乳。

有些女性未哺乳，催乳激素却很高，造成乳房膨胀、溢乳及月经失调的现象，这种情形常出现在不孕症的病人、不排卵的病人中。

催乳激素过高的症状包括雌激素过低、继发性无月经和溢乳。若催乳激素过高，不管有无溢乳，在临床上常合并有黄体期缺损、无月经、多毛症、卵巢多囊泡症、子宫内膜异位症和脑下垂体肿瘤。

**雌二醇（E2）**

雌二醇大多由卵巢分泌（怀孕时，胎盘也可大量分泌），由血液运送到细胞，刺激细胞生长。雌二醇会影响全身，更年期时因雌二醇减少，影响大脑对体温的控制，容易产生潮红、盗汗、失眠、疲倦、尿道感染、尿失禁、阴道干涩、阴道发炎及性交疼痛等问题；此外，也会出现皮下组织变薄，导致皮肤干燥老化，出现皱纹；还有骨质流失，导致骨质疏松症，增加停经后心血管疾病风险度等。雌二醇可以说是老化的一个指标，缺乏时脑部功能便会开始萎缩、记忆力逐渐减退，但是雌二醇过高时，又会增加子宫内膜癌的风险。

## 5. 女性相关的激素检查

女性相关的激素检查（正常参考范围需要依照月经周期评估）

| | |
|---|---|
| **Estradiol,E2<br>雌二醇** | 过高：甲状腺亢进、肾上腺肿瘤、卵巢肿瘤、肝肿瘤、乳腺癌风险、人工受孕排卵治疗等。<br>过低：无月经、不孕症、停经、卵巢功能不足、脑下垂体功能低下、神经性厌食症等。 |
| **LH<br>黄体生成激素** | 过高：无月经、停经、更年期、原发性性腺（卵巢）功能不足、卵巢发育不良、多囊性卵巢、脑下垂体机能亢进、脑下垂体肿瘤、儿童青春期早熟、肝疾等。<br>过低：脑下垂体或下视丘功能缺损而造成的无月经情况、脑下垂体切除、卵巢功能不足、卵巢无排卵、神经性厌食症、肾上腺功能亢进（包括增生、肿瘤）、营养不良、使用固醇类的激素与避孕药等。 |
| **FSH<br>卵泡生成激素** | 过高：原发性无月经、停经、更年期、过早停经、原发性性腺（卵巢）功能不足、卵巢发育不良、多囊性卵巢、脑下垂体机能亢进、脑下垂体肿瘤、儿童青春期早熟、子宫内膜脱离或易位、子宫切除、早期肢端肥大症等。<br>过低：脑下垂体或下视丘功能低下、脑下垂体切除、续发性无月经（如脑下垂体或下视丘功能缺损造成）、无排卵性月经、卵巢肿瘤、多囊性卵巢、神经性厌食症、肾上腺功能亢进（包括增生、肿瘤）、青春期延迟等。 |

| | |
|---|---|
| Prolactin<br>催乳激素 | 过高：<br>★生理因素：麻醉、性交、刺激乳头、睡眠、压力、大手术、胸部疾病、怀孕、生产后；下视丘与脑下垂体疾病及肿瘤等病变。<br>★内分泌激素因子异常：如多巴胺、Somatostatin，GnRH，组织胺等因子，诸如爱迪生氏病、肢端肥大症、雌激素过高、甲状腺功能不足等；无月经症；多囊性卵巢；子宫切除、子宫内膜异位；性欲不振、经痛（经前症候群原因之一）；以及许多药物治疗（某些精神科用药如抗焦虑药、安眠药、止吐药、避孕药、雌激素治疗、抗高血压药、麻醉药等可能会使泌乳激素上升）等。<br>过低：脑下垂体功能低下、精神疾病（含抑郁症）及药物影响等。 |
| Progesteron<br>孕酮 | 过高：黄体肿瘤、脂肪性卵巢肿瘤、卵巢赘瘤、青春期早熟、肾上腺增生、绒毛膜瘤、胎块状妊娠、产后胎盘留滞，以及部分激素治疗等等。<br>过低：无月经、月经周期异常、无排卵、卵巢功能缺损、卵巢发育不良、多囊性卵巢、黄体缺损、原发性与性生殖腺功能不足、脑下垂体功能低下；怀孕阶段出现诸如初期子癫、流产、胎儿死亡或异常、妊娠毒血症、胎盘功能不足或衰竭等，以及少数药物影响等。 |
| Testosterone<br>睾酮 | 过高：多毛症并发月经减少、异常月经周期、无排卵、多囊性肿瘤、卵巢肿瘤（引起的男性化）、男性化黄体瘤、囊肿、女性雄性秃、甲状腺亢进、肾上腺增生、中枢神经系统伤害、男胚瘤等。<br>过低：较无临床意义。 |

### 更年期补充雌激素的优点：

1. 减少更年期症状（热潮红、心悸、失眠、盗汗、相关情绪变化或是精神症状）。
2. 预防骨质疏松。
3. 减少心脏血管疾病。
4. 减少脑血管疾病。
5. 减少子宫内膜癌。
6. 减少动脉硬化的发生。
7. 减少冠心病的发生。
8. 减少卵巢癌。
9. 提升性生活。
10. 减少更年期阴道炎和尿道炎。
11. 减缓皮肤老化。
12. 减少掉齿。
13. 减少老年痴呆症。

### 更年期长期补充雌激素可能带来的不良影响：

1. 可能会增加罹患乳腺癌的机会，只有用药4年以上风险才增加，短期使用基本不增加风险。

2. 可能会有不舒服的症状（包括出血、腹胀、乳房涨痛等）。
3. 深静脉血栓风险增加，这已被临床试验所证实，但是亚洲人群中发生率很低。
4. 需要长期服用一段时间。

### 健检情报站：非更年期的雌激素检查最好在月经第三天来时抽血

因为卵巢激素指数会随着月经周期改变，不同的时间会有高低起伏的变化，而经期的第三天是激素最稳定的时候，因此这时候抽血检验，比较容易发现激素分泌是否异常。

# 男人30，健检别忽视

## 给男性的健康检查建议

1. 男性相关的激素
2. 男性更年期
3. 前列腺与前列腺肥大

# PART 3

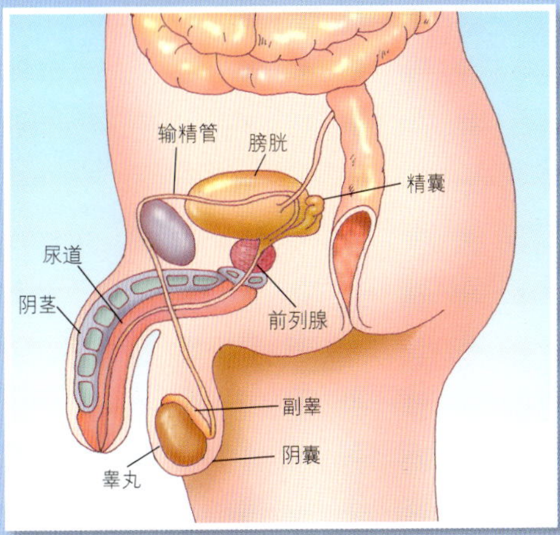

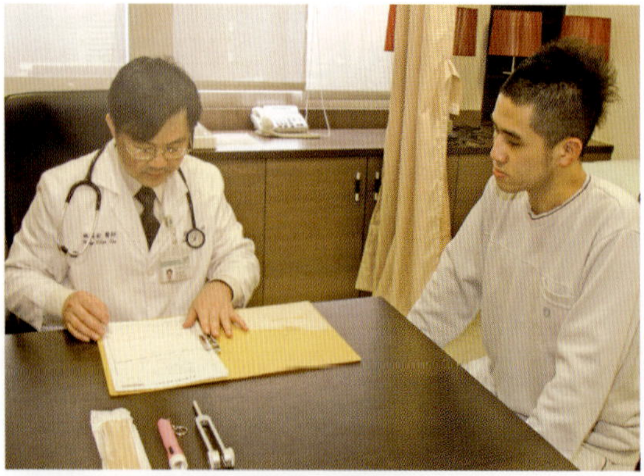

男性总是扮演家庭的主要支柱，在工作、地位逐年攀升之际，健康的警讯也随着年纪增长而逐渐产生，所以要注意的身体讯息也不一样，30岁、40岁、50岁与60岁以上的型男、熟男或老男人，都应该好好检视自己身体的各项健康指数，做不同的健康检查。

**30岁型男**：现代人饮食走向精致化，愈吃愈好，不自觉摄取过多的油脂、淀粉与糖类，加上以前青少年与青年期的运动习惯逐渐怠惰或减少，不知不觉便出现腰围变粗与轻度脂肪肝等现象。为了健康，应该定期检查，特别是代谢症候群、肝脏与血脂肪等方面的检查，此外，腹部超声波检查是不是有脂肪肝、体重BMI与腰围是不是超过标准，避免成为“代谢症候群”的候选人。

**40不惑男**：上了40岁以后，身体各个器官就开始老化，韩愈说的“视茫茫、发苍苍、齿牙动摇”就是40岁后的健康写照。其实，韩愈还少写了一样，那就是小便开始出现问题，小便开始不顺、小便比年轻时慢、小便不干净等等。所以男性40岁以后就已经开始是前列腺的“黄金筛检时期”，建议40岁以后，除了30岁的基本项目外，可以开始安排男性的前列腺检查，肛门指诊与超声波前列腺检查都是很好的检查工具，可以及早发现前列腺肥大或前列腺癌。

此外，长期外食、压力或三餐不正常的累积下，比较容易出现消化道问题如胃痛、躁动性大肠症等困扰，由于国人的胃癌多发率男性多于女性，大肠直肠癌罹病年龄也逐渐年轻化，所以开始接受胃镜与大肠镜筛检，及早建立肠胃道健康资料，如果检查后确认大肠没问题，之后每三年进行一次检查即可。

**50岁知天命：**50岁以后，很多慢性疾病逐渐形成，如心脏冠状动脉硬化阻塞、脑中风、椎间盘突出或退化性关节炎等，甚至男性更年期症状也会出现。这个时期开始可以加入血液男性激素检查（睾丸素testosterone）、没有辐射的核磁共振（MRI）检查，以及心脏冠状动脉检查、低辐射肺部电脑断层等，可以更快速、更有效地侦测出脑血管、心脏血管与肺癌等危险。

**60岁耳顺：**60岁以后，应该养成每年定期健康检查的习惯，根据个人的身体状况，与家庭医师讨论适合的健康检查项目，追求“健康九九、乐活久久”，让健康一路陪伴、长长久久。

男人30、40、50、60岁以上的健康检查建议

| 年龄 | 检查项目 |
| --- | --- |
| 30岁 | ★血液项目为主：代谢症候群、肝功能、肾功能、尿酸、血脂肪、甲状腺功能、贫血等<br>★腹部超声波检查脂肪肝、胆结石、肾结石等 |
| 40岁 | ★30岁项目为基础<br>★男性的前列腺检查：肛门指诊、超声波检查<br>★可以选择胃镜与大肠镜筛检 |
| 50岁 | ★40岁项目为基础<br>★男性激素检查（睾酮testosterone）<br>★脑部核磁共振（MRI）检查<br>★心脏冠状动脉检查<br>★低辐射肺部电脑断层等<br>★每3~5年胃镜与大肠镜筛检 |
| 60岁 | ★同50岁<br>★每2~3年选择胃镜与大肠镜筛检 |

## 1. 男性相关的激素

雄性激素的相关检查，主要目的是初步评估男性性功能状况，这类检查的涉及科别有泌尿外科、内分泌科及不孕科，彼此间关系错综复杂，因此检查结果应该再由医师整体评估与诊断，比较可以找到想知道的问题。

常见的四种与男性有关的四种激素检查：

**1.睪酮（Testosterone）：**

是体内主要的雄性激素，由于主要分泌腺为男性的睾丸，所以命名为睪酮。但是除了睾丸分泌之外，也存在于肾上腺、脑下垂体、脑部、皮肤，以及女性的卵巢，所以女性也会有雄性激素，只是约只有男性的5~10%。男性的睪酮几乎有九成与性激素结合球蛋白结合，形成不活化的睪酮，剩下的游离睪酮才具有功用。睪酮主要功能为促进男性器官的生长与发育、增加体重、促进毛发更新。女性的睪酮作用是帮助雌激素的分泌，但过量时会影响月经甚至停经，也影响排卵、引起不孕、出现男性第二性征（男性化）、多毛症、肥胖等。

**2.黄体生成激素（LH）：**

由脑下垂体前叶所分泌，调控男性的睾丸、女性的卵巢。LH可以刺激分泌雄性激素，增加睪酮的分泌，而睾酮与FSH一起影响精子的发育与成熟。

### 3.卵泡生成激素（FSH）：

也是由脑下垂体前叶所分泌，并调控男性的睾丸、女性的卵巢。FSH对男性的作用主要是刺激精子的产生。

### 4.脱氢异雄酮硫酸盐（Dehydroepiandrosterone sulfate，简称DHEA-S）：

脱氢表雄酮（DHEA）可以DHEA与硫酸盐形式（DHEA-S）存在（大部分是以DHEA-S形式），主要是由肾上腺所制造，脑部、皮肤也存在，为人体内含量最多的类固醇激素，也是人体内合成多种性激素的前驱物。不同性别体内的DHEA经过一些生物酶的作用，会转化成雄烯乙醇、睾酮、雌二醇、雌固酮等不同类固醇激素，因此，DHEA也被大家称为“激素之母”。

正常的男性体内有50%以上的雄性激素是由DHEA转变而成，而停经前妇女与停经后妇女合成雌激素的来源，分别有75%与90%以上是来自于DHEA。此外，在成年男性中，血液中DHEA-S的含量高过睾酮约100~500倍，而成年女性血液中的DHEA-S含量高于雌二醇（E2）约1,000~10,000倍。

因此，DHEA与DHEA-S的含量对于男性与女性激素的合成而言，是一个相当重要的原料。

人一生中，DHEA与DHEA-S分泌量大约于6到8岁时开始产生，最高峰为20到30岁，之后便逐渐减低，直到70岁左右，血液中DHEA-S的含量仅剩高峰期的20%。因此，DHEA与DHEA-S也被视为老化的一项指标。

男性相关的激素检查

| | |
| --- | --- |
| Testosterone<br>睾酮 | 过高：肾上腺增生、中枢神经系统伤害、男胚瘤、甲状腺亢进、睾丸肿瘤、肾上腺性秃发（雄性秃）、药物影响等。<br>过低：男性性功能不足、阳痿、脑下垂体低下、男性更年期、肥胖、睾丸切除、隐睾症、甲状腺低下、肢端肥大症、肾上腺皮质增生（Cortisol增加）、唐氏症、男性乳房增生、药物影响等。 |
| LH<br>黄体生成激素 | 过高：原发性性腺（睾丸）功能不足、脑下垂体机能亢进、脑下垂体肿瘤、睾丸肿瘤、孩童早熟、肝疾，以及部分药物如抗癫痫药之影响等。<br>过低：脑下垂体或下视丘功能缺损造成续发性睾丸功能不良、神经性厌食症、肾上腺功能亢进（包括增生、肿瘤），以及部分药物如服用睾酮等影响等。 |
| FSH 卵泡生成激素 | 过高：原发性性腺（睾丸）功能不足、睾丸发育不良、脑下垂体机能亢进、脑下垂体肿瘤、儿童青春期早熟、无睾症、阉割、睾丸受损或畸形、男性女化、输精管障碍、精细胞瘤、慢性肾衰竭等。<br>过低：脑下垂体或下视丘功能低下、脑下垂体切除、续发性睾丸功能低下（如脑下垂体或下视丘功能缺损造成）、睾丸赘瘤、神经性厌食症、肾上腺功能亢进（包括增生、肿瘤）、青春期延迟等。 |
| 脱氢异雄酮硫酸盐（DHEA-S） | 过高：肾上腺肿瘤、库氏症（可能正常或偏高）、激烈运动。<br>过低：老化、肾上腺腺瘤引起的库氏症。 |

# 2. 男性更年期

## 男人也有更年期!

睾酮，又称雄性激素，为刺激肌肉、骨骼、皮肤、性器官发展的重要男性激素。

睾酮会随着年龄而变化，一般而言，在男性15到30岁时达到巅峰，等过了30岁以后就会以每年1%~2%的速率渐进式地递少，但是每个人下降速度不一样，这与女性更年期时女性激素立即下降的情况不同。

睾酮降低会导致性欲减少、勃起不足、情绪低落、容易疲劳、失眠、肌力下降等十多种症状，称为男性更年期症状。同时也容易造成糖尿病、心脏病、代谢症候群、骨质疏松等疾病，因此，睾酮不足是中老年男性健康的潜在警讯。

造成睾酮偏低的原因包括压力（尤其是慢性压力）、缺乏运动、饮食习惯不佳（常吃较油腻、偏甜、乳制品等食物）、经常饮用咖啡、碳酸饮料、含酒精饮料、有吸烟习惯等。

抽血检查总睾酮指数（total testosterone）、游离睾酮（free testosterone），是检查的最好方法，配合睾酮指数与临床症状综合判断，可以诊断男性激素低下症，或称男性更年期问题。

睾酮低下时，如果症状相当明显或影响生活品质，应考虑接受男性激素补充，同时也应调整生活型态，并且多摄取动物性蛋白质，如鱼、鸡肉等；养成规律运动习惯，舒解压力，并且控制体重，保证充足睡眠；在医师的指导下服用营养品，如锌等微量元素；如果依然无法升高男性激素，则考虑短期适量的补充男性激素。

不过，罹患前列腺癌与乳腺癌、前列腺癌高危险群（如前列腺癌指数PSA值异常者）、严重的前列腺肥大、肝功能不佳、呼吸中止症、严重充血性心衰竭者都不适合补充睪酮。任意补充睪酮，可能会有前列腺肥大、秃头、红血球增加、血液浓度变稠，造成心血管疾病等副作用，而且多余的睪固酮，也会转为女性激素，出现男性女乳症，因此不可任意补充。

### 男性睪酮偏低症状

| 男性睪酮偏低症状 |
| --- |
| **持续性的疲倦**：即使睡了一觉刚醒来，还是全身疲惫，提不起精神。 |
| **体重增加**：脂肪代谢变差，尤其是腹部脂肪逐渐囤积，造成中广型肥胖。 |
| **性趣缺失**：性行为次数下降、性高潮感受力降低。 |
| **勃起功能障碍**：阴茎勃起功能变差，不举及不坚挺的次数增加。 |
| **睾丸萎缩**：睾丸会变小、变软。 |
| **射精问题**：射精次数及射精量减少。 |
| **体力下降、肌肉力量变差**：肌肉的质量、张力、伸展力明显下降。 |
| **情绪波动**：焦虑、易怒、忧郁、失眠、心情低落、神经质、自卑等症状。 |
| **注意力不集中**：精神涣散，常有失神、恍神情形。 |
| **记忆力衰退**：不过几天前才做的事，怎么想就是想不起来。 |
| **皮肤**：干燥、变薄、弹性变差。 |
| **头发**：变细、较干。 |
| **更年期不适症**：与女性更年期症状相似，发生心悸、潮红、盗汗症状。 |
| **骨质疏松症**：骨质密度变得松垮，肌肉关节会酸痛，甚至人变矮了。 |

## 健检情报站：如何评量男性睾酮不足？

1. “亚当症候群量表”评估。此量表是由英国学者莫利（Morley）博士设计发表，不但可用来初步诊断，并且在补充激素治疗之后，也可比较是否症状改善。

男性激素低下自我评估量表

| | 是 | 否 |
|---|---|---|
| 1. 您是否有性欲（性冲动）降低的现象？ | | |
| 2. 您是否觉得比较没有元气（活力）？ | | |
| 3. 您是否有体力变差或耐受力下降的现象？ | | |
| 4. 您的身高是否有变矮？ | | |
| 5. 您是否觉得生活变得比较没乐趣？ | | |
| 6. 您是否经常觉得悲伤或沮丧？ | | |
| 7. 您的勃起功能是否较不坚挺？ | | |
| 8. 您是否觉得运动能力变差？ | | |
| 9. 您是否在晚餐后会打瞌睡？ | | |
| 10. 您是否有工作表现不佳的现象？ | | |

以上十项有三项以上答是时，可能有男性睾酮偏低现象。

2. 抽血检验：主要测量的男性激素是总睾酮指数（total testosterone）、游离睾酮（free testosterone）。总量代表存货，若低于正常值为不足。游离型是指随时可派上用场的成分，若低于正常值则代表不足（正常值范围随检验试剂不同而异）。

## 3.前列腺与前列腺肥大

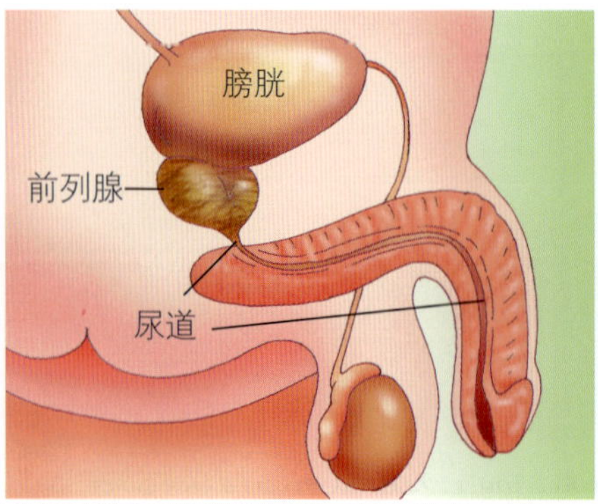


前列腺又称前列腺，是男人才有的器官。它大小有如一个粟子，紧接着膀胱的下方出口处，包围着尿道，正常成年人前列腺的重量约20±6克。

前列腺会分泌前列腺液，这是精液的重要成分，占精液总重的20~30%，此外，前列腺也有维持精子活动力及保护泌尿道免于感染的功能。

出生时，前列腺大小如同一粒豌豆，青春期之前，前列腺大小几乎没有变化，但是到青春期时，前列腺快速生长，每年约生长1.6克，20岁时约为3厘米大；30岁以后，生长速度变慢，每年约只增加0.4克，但是，30岁左右就有少数人开始有前列腺增生的问题；50到60岁间逐渐出现症状（见表），罹患率约50%，90到100岁则高达90%，有些人的前列腺可达8~9厘米。

前列腺的常见疾病有前列腺炎、前列腺良性肥大及前列腺癌。由于前列腺的中间即是尿道的流经地，所以前列腺若发生问题通常会影响到排尿的顺畅。但是前列腺癌的发生部位大多在外围，离尿道较远，因此初期没有症状，一直到癌细胞大到压迫尿道才会有尿频、排尿困难、有余尿等症状。

前列腺液里有一种很特殊的物质，就是前列腺特异抗原，英文简称为PSA，它是由前列腺的腺体所分泌，主要的功能是使精液液化，使精液射出时不会呈现凝固状的小块，让精子容易活动。当发生前列腺癌时，血液中PSA的浓度会增加，因而成为一种侦测前列腺癌的利器。

为什么人体器官多会逐渐老化、萎缩，唯独前列腺会却逐渐变大？前列腺增生的原因，可能与年龄增加及男性激素变化有关。细胞对于男性激素的感受性会随年龄增加而增加，而女性激素动情素会诱导男性激素受体的活性增加，加上男性激素的持续刺激，前列腺便逐渐增生。

前列腺肥大可能有部分具遗传性，65岁以前有很大的前列腺增生的人，他们的男亲戚在一生中需要接受前列腺增生切除手术的机会是其他人的四倍，兄弟则增加六倍的危险性。

“前列腺肥大”只是一般的俗称，正确的名称应为“良性前列腺增生（BPH）”，是男性最常见的一种良性肿瘤，与前列腺癌并没有直接关系。前列腺肥大会严重影响生活品质，尤其是在夜晚，大多数的老年人会因必须起床上厕所而无法有持续性的睡眠，甚至在睡前数小时不敢喝水，且在天冷时会更加严重。

前列腺肥大并不会引起性功能失常，但是正常射精时，前列腺会有韵律性的收缩，并紧闭膀胱颈，防止精液逆流进入膀胱。如果前列腺被切除，射精时精液会反方向射入膀胱内，称为逆行性射精，精液会在排尿时一起排出。

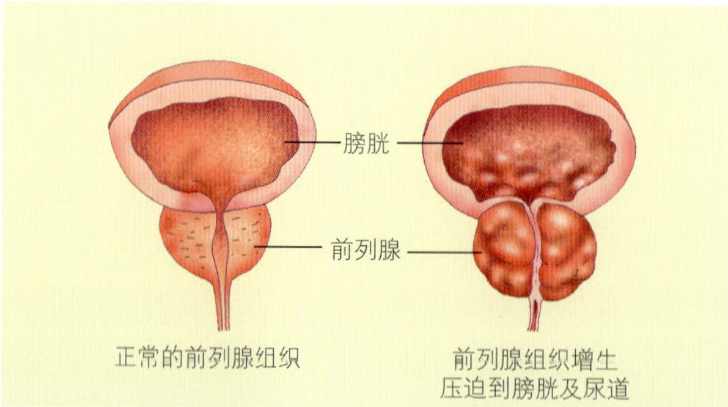


正常的前列腺体积（左），前列腺肥大压迫尿道造成排尿困难症状（右）。

### 前列腺肥大常见的症状

| 原因 | 症状 |
|---|---|
| 直接阻塞尿道引起的症状 | 1．开始解尿时不好解，需用力才解得出来。<br>2．解尿断断续续，迟缓无力。<br>3．解完尿时还滴滴答答，很久却无法将尿液排空。 |
| 膀胱内变化间接引起的症状 | 1．突然间尿急，有时还没到厕所就憋不住了。<br>2．尿频，小便次数增加。<br>3．夜尿，半夜常起床解尿2~3次甚至更多。<br>4．余尿感，解完尿仍然感觉没有尿完。 |

### 前列腺如何保健?

★避免憋尿。

★可有正常的性生活，不需禁欲。

★睡前避免饮用含利尿成分的饮料，如咖啡、茶或啤酒。

- ★白天开水可多喝，但晚饭后少喝开水或吃含水分多的东西，减少夜尿的次数。
- ★避免服用镇静剂或治感冒鼻塞的药物。
- ★若有发烧、解尿疼痛或解不出尿的情形，应立即就医。

## 前列腺的检查方式

前列腺的检查，可以做问卷评估、也可以做尿液检查、肛门内指诊、尿液流速测定、抽血检查前列腺特异抗原（PSA）、经直肠或经腹部前列腺超声波检查等，依实际需要来安排，并不一定全部要做。

### 国际前列腺症状评分表IPSS

目前问卷评估最广泛使用的是美国泌尿科医学会（AUA）所设计、世界卫生组织认可的国际前列腺症状分数（IPSS）评分表，可以评估症状的严重程度，由自己打分数，以分数的高低来决定严重程度与治疗方向，每一个问题都有五个选项表示症状的严重性，总分35分，完全没有症状是0分。

IPSS总分：__________________分

| | 从来没有 | 很少有 | 偶尔有 | 约半数有 | 时常有 | 每次都有 | 分数 |
|---|---|---|---|---|---|---|---|
| **1. 排尿不干净（余尿感）**<br>当您解完小便，是否感觉尿液仍未解完? | 0 | 1 | 2 | 3 | 4 | 5 | |
| **2. 尿频（小便次数增多）**<br>当您解完小便，是否不到两小时又想再解? | 0 | 1 | 2 | 3 | 4 | 5 | |
| **3. 小便断断续续**<br>您小便断断续续，解解停停? | 0 | 1 | 2 | 3 | 4 | 5 | |
| **4. 小便急迫感**<br>您想解小便时，是否来不及到厕所就解出来? | 0 | 1 | 2 | 3 | 4 | 5 | |
| **5. 小便无力**<br>您是否发现小便变细变弱? | 0 | 1 | 2 | 3 | 4 | 5 | |
| **6. 小便困难**<br>您小便时，是否要肚子用力才解得出来? | 0 | 1 | 2 | 3 | 4 | 5 | |
| **7. 夜尿症**<br>从您上床睡觉直到早上睡醒前，您要起床小便几次? | 0次 | 1次 | 2次 | 3次 | 4次 | 5次 | |

程度：8分以下：轻度；

8到20分：中度；

21分以上：重度。

## 前列腺超声波

前列腺位于骨盆下半部，膀胱下方、直肠正前方，所以最方便而直接的检查途径就是经由直肠检查，例如肛诊及超声波检查。

经直肠超声波检查的过程大致如下：

不需事先空腹，亦不必于检查前一天吃泻药，但有时候可能需要在检查当天会用甘油球灌肠，将直肠中大便清除干净。

侧卧的姿势下，把两膝弯曲。医师戴手套后，将适量的润滑剂涂在超声波探头及肛门口后，将探头（稍微比钢笔大的探测器）放入直肠中约五厘米深进行扫描，检查时间大约三到五分钟。

超声波扫描探头会对着前列腺发射超声波，接收到的回音频率会在荧幕上形成前列腺的影像。以横切面、纵切面及其他旋转切面之多层面扫描方式，针对前列腺内各个区域做完整扫描，接收到的回音频率会在荧幕上形成前列腺的影像，依影像可测量前列腺的体积，以及是否有任何其他异常的地方，例如储精囊、前列腺包膜是否受侵犯、前列腺钙化、前列腺囊肿或前列腺脓疡、前列腺癌等。

经直肠超声波检查一般会稍微疼痛，特别是年纪轻、肛门口较紧的人，而接受过痔疮切除等肛门手术的人可能会比较不舒服。

临床上用传统的灰阶（即一般黑白对比）超声波即可完成检查，若需探讨血流变化，目前还有新型的彩色多普勒超声波仪器合并超声波造影剂等，可以提供更多诊断上的帮忙，这种仪器探头更小，可以减少不舒服，侦测出一般灰阶超声波不易看出的疑似前列腺癌病变区域，并可协助切片手术，但是机器费用高，一般筛检仍以灰阶超声波为主。

如果真的太年轻（小于40岁），或是有痔疮、肛门不舒服，也可以选择经腹部超声波的检查，这种检查方法跟上腹部超声波相同，只是检查部位是在下腹部骨盆腔位置，不必空腹，但是检查前需先喝500毫升左右的水，让膀胱膨胀，有助于超声波显像。

# 用心呵护小宝贝，健康检查严把关

儿童健康检查，为成长品质把关

1. 学龄前的儿童健康检查

2. 学生健康检查

# PART 4

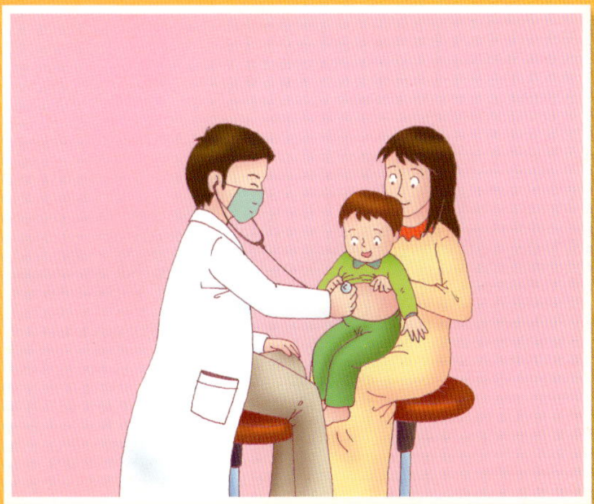

从宝宝满月起，就开始进入健康保健之旅，宝宝须按照儿童预防保健预防注射的时程，准时到小儿科报到。大部分的家长多认为这一趟主要是为了“打预防针”，却没有注意到婴幼儿的健康检查，其实也包含在其中。

“预防重于治疗！”成人有各种健康检查的项目，宝宝当然也要比照办理。但是检查的项目一定跟大人不一样，宝宝的健康检查着重于生长发育与心智发展，这些攸关成长品质。目前，儿童保健推行“四二一”制度，即1岁内每3个月检查1次，2～3岁每半年检查1次，3～6岁每年检查1次

生长发育与心智发展的评估，是儿童预防保健的两大主轴。

**生长发育**：是指身高、体重、头围等，通过检查结果对照生长曲线的百分位，可以评估宝宝的成长状况好不好，例如体重最能直接说明宝宝近期的营养品质，如奶量多寡、吃得好不好；四个月大的宝宝对副食品的接受度如何；宝宝是否会常生病感冒而影响食欲等等。

**心智发展**：包括评估大小肌肉的肢体动作、神经、情绪、与父母的互动情况等心智发展状况，由此筛检出有“发展迟缓”可能的宝宝，及早给予治疗，不要让宝宝“输在起跑点上”。父母平日也需多加观察与记录，才能协助医师评估。

随着宝宝成长，每一次检查项目也略有不同，除了例行量身高、体重与头围外，每一次的身体检查都应从头到脚检查一遍，再通过触诊与听诊，检查是否有异常、异常是否需要再追踪观察，或是需要转诊给其他儿童次专科进一步诊断。一般而言，检查项目分为身体检查、发展检查与咨询卫教三个部分。

## 一、身体检查

· 体重：是否太轻与太重（少于第3百分位或大于第97百分位）。

- 眼睛：外观是否对称，眼珠与眼白的结构造是否异常，是否有斜视或斗鸡眼。
- 耳朵：听力是否有异常情形，没有耳垢堆积的状况，是否有中耳炎。
- 口腔：是否有鹅口疮，特别是开始长乳牙后，更需要注意口腔状况。是否有咽喉或扁桃腺红肿、肥大。
- 心脏：是否有心杂音或心律不整，由于婴幼期的器官发育尚不成熟，所以常会发现杂音。心杂音若是属于功能性问题，随年龄增加，杂音会减少或消失；若是病理性的问题，则需转诊小儿心脏科进一步检查。心律不整的情形则需确认是先天性或是后天其他问题引起。

### 二、发展检查

根据宝宝的年龄，观察他的动作是否符合该阶段的生长，例如：

- 四五个月大了会不会翻身。
- 七个月大的宝宝坐立状况如何（能坐着不倒或坐不久、或是有无法坐直的情况）。
- 八至九个月大是否会爬。
- 九至十二个月大的宝宝是否能扶着东西站立。或是会走路了。

### 三、咨询讨论

一般门诊是因为生病才去就诊，父母的疑问多是围绕“孩子的病”打转，但是“健儿门诊”不然，举凡喂食状况、添加副食品、宝宝睡眠等各种关于宝宝的养育问题，都可在此时跟医师咨询讨论。平时多用心观察宝宝，写下宝宝的生长发育纪录，医师才能从这些纪录更加了解宝宝的状况，并进行正确的检查，提供适当的建议。

临床上常见婴幼儿生病时一开始往往没有明显状况，但也不是无迹可循，因此，每一次的检查有如一次的“筛检”，必须仔细，而且要持续，才能确实了解宝宝的发育与发展。

建议带宝宝接受健康检查时，可以做好以下的准备工作，结果将会事半功倍：

1. **穿着易穿脱的衣物**：由于每次检查包含听诊、触诊、发展评估与接种疫苗，需要解开衣物，因此，最好穿着易穿脱的衣物。
2. **就诊前不要吃太饱**：疫苗分为注射与口服两种，口服疫苗时，可能造成干呕而吐掉，而且食物或奶也可能影响口服疫苗的吸收效果；打针时则常常因嚎啕大哭而引起呕吐，所以，出发前别让宝宝吃太饱。
3. **翻阅前一次的记录**：现在不少疫苗需要自费，必须携带足够的金额，并养成将下一次健检时会接种的疫苗项目及价钱记录在手册上的习惯。

## 儿童预防保健服务提供之健康检查项目

### (一)补助时程

配合现行预防接种时间为原则，方便家长带儿童接受儿童预防保健服务时，能让儿童一并接受预防接种。现行7岁以下儿童预防保健服务已浓缩为七次，补助时程及项目，详见“儿童预防保健服务之补助时程及项目”表。

### (二)检查项目

检查项目有身体检查、咨询指导、自闭症（测社会性发展）、听语筛检（测语言发展），眼睛检查（除原有之眼位、角膜、瞳孔检查外，并增列遮盖测试检查斜弱视）。

儿童预防保健服务之补助时程及项目

| 补助时程 | | 建议年龄 | 服务项目 |
|---|---|---|---|
| 出生至二个月 | 第一次 | 一个月 | 1. 身体检查：身长、体重、头围、营养状态、一般检查、瞳孔、对声音之反应、唇颚裂、心杂音、疝气、隐睪、外生殖器、髋关节运动。<br>2. 问诊项目：喂食方法。<br>3. 发展诊察：惊吓反应、注视物体。 |
| 二至四个月 | 第二次 | 二至三个月 | 1. 身体检查：身长、体重、头围、营养状态、一般检查、瞳孔及固视能力、心杂音、肝脾肿大、髋关节运动。<br>2. 问诊项目：喂食方法。<br>3. 发展诊察：抬头、手掌张开、对人微笑。 |
| 四至十个月 | 第三次 | 四至九个月 | 1. 身体检查：身长、体重、头围、营养状态、一般检查、眼位瞳孔及固视能力、疝气、隐睪、外生殖器、对声音之反应、心杂音、口腔检查。<br>2. 问诊项目：喂食方法、副食品添加。<br>3. 发展诊察：翻身、伸手拿东西、对声音敏锐、用手拿开盖在脸上的手帕（四至八个月）、会爬、扶站、表达“再见”、发ㄅㄚ、ㄇㄚ音（八至九个月）。 |

| 补助时程 | | 建议年龄 | 服务项目 |
|---|---|---|---|
| 十个月至一岁半 | 第四次 | 十个月至一岁半 | 1. 身体检查：身长、体重、头围、营养状态、一般检查、眼位、瞳孔、疝气、隐睾、外生殖器、对声音反应、心杂音、口腔检查。<br>2. 问诊项目：固体食物。<br>3. 发展诊察：站稳、扶走、手指拿物、听懂简单句子。 |
| 一岁半至二岁 | 第五次 | 一岁半至二岁 | 1. 身体检查：身长、体重、头围、营养状态、一般检查、眼位【需做斜弱视检查之遮盖测试】、角膜、瞳孔、对声音反应、口腔检查。<br>2. 问诊项目：固体食物。<br>3. 发展诊察：会走、手拿杯、模仿动作、说单字、了解口语指示、肢体表达、分享有趣东西、物品取代玩具。 |
| 二至三岁 | 第六次 | 二至三岁 | 1.身体检查：身长、体重、营养状态、一般检查、眼睛检查、心杂音。<br>2.发展诊察：会跑、脱鞋、拿笔乱画、说出身体部位名称。 |
| 三至未满七岁 | 第七次 | 三至未满七岁 | 1. 身体检查：身长、体重、营养状态、一般检查、眼睛检查【得做乱点立体图】、心杂音、外生殖器、口腔检查。<br>2. 发展诊察：会跳、会蹲、画圆圈、翻书、说自己名字、了解口语指示、肢体表达、说话清楚、辨认形状或颜色。<br>入学前需完成本次检查，并缴验该次检查纪录表，供学校健康管理。<br>预防接种是否完整。<br>日常活动是否需要限制，有心脏病、气喘病患者，体育课需限制剧烈运动，此可供入学后之参考。 |

# 1. 学龄前的儿童健康检查

学龄前阶段不但是健康打基础的重要时期，更是发育迟缓、斜弱视异常等疾病的治疗黄金期，所以针对幼稚园托儿所4到6岁的小朋友，需要做“学龄前儿童健康检查”！

儿童期是人类成长的重要阶段，身心状况若有缺失，将严重影响学习和沟通的能力，尤其视力异常与龋齿是我国儿童最常见的健康问题，而不易发现的轻度听障，若能及早发现，就不会错过矫治的黄金时期。

根据研究指出，近视发生得愈早，度数增加的速度愈快，弱视眼球的视力未在6岁前的关键期矫正，也将永远无法恢复正常的视力；而龋齿除造成牙齿结构破坏、影响咀嚼功能及齿列的完整性外，严重时会引起蜂窝组织炎，影响深远。

“学龄前儿童健康检查”的检查内容，包含了身体理学、心理、视力、听力、口腔健检、儿童发展筛检等。筛检后若有需要，会进一步针对未通过筛检的项目进行专科医师转介，才能早期发现需要矫正者，及早接受治疗。

**一、视力疑似异常**：包含裸视与矫正视力、立体图筛检等，最常见的异常为屈光不正，包括近视、远视及散光等，这些异常都应至眼科诊所或医院复检。弱视治疗成效与年纪息息相关，更需早期发现治疗。比如像有些孩子是0.6~0.8的假性近视，治疗后能够完全恢复正常。而有些孩子视力降至0.2，形成真性近视，就耽误了最佳治疗时机。

**二、听力疑似异常**：应到有听力室设备的医院耳鼻喉科复检听力，并评估耳朵构造，如果错过黄金治疗期，可能会影响听说读写的能力，进一步影响学习成效。最重要的是要养成学龄前儿童定期检查听力的良好习惯，由于一次听力诊断正常并不可以完全排除进行性和迟发性的听力障碍，更重要的是儿童极少有主诉听力下降，一般只有在听力损失已经影响与他人交流之后方才引起家长注意，这样会影响治疗和干预的效果。

**三、龃齿：**应至牙科诊所复诊与治疗，千万不要抱持未来换牙后就好的心态，其实乳牙龋齿严重地危害着孩子们身体的健康，乳牙对咀嚼、发音和外观很重要，牙齿烂掉，咀嚼功能必然下降，影响胃肠道消化吸收的功能，导致小朋友营养不良，全身发育障碍；其次烂牙会成为感染病灶，引发许多全身性疾病如慢性肾炎等，需要花更多时间与金钱矫正和治疗。

**四、注意力不集中、社会情绪或语言发展比较缓慢：**可通过发展筛检评估表筛检出来，疑似异常时需要进一步检查或复健治疗。

**五、心理：**通过心理检查可以发现孩子的心理问题，发现“问题儿童”的问题所在，对那些只是有些心理苗头的孩子通过心理咨询与沟通，还孩子一个健康的心理。

未来对于需要治疗的学龄前儿童，将设置个案追踪机制，以确实管理，掌握改善的契机，身为家长者则需关心健康检查的结果，确实复诊接受进阶检查，不要让健康输在起跑点上。

## 2. 学生健康检查

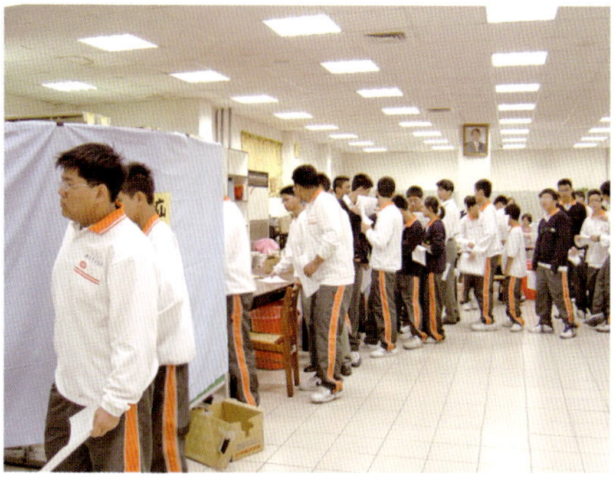

学生健康检查现场

为贯彻落实《中共中央国务院关于加强青少年体育增强青少年体质的意见》精神，做好中小学生健康体检的管理工作，根据《学校卫生工作条例》、《国家学校体育卫生条件试行基本标准》、《预防性健康检查管理办法》等有关规定要求，卫生部、教育部联合制定了《中小学生健康体检管理办法》，规范各级学校实施学生健康检查之对象、项目及间隔、方法，并订定“学生健康检查表”，各市县政府教育局（处）及各级学校须依据“学生健康检查表册”的规定，办理学生健康检查事宜。

《中小学生健康体检管理办法》规定学校办理新生入学时，应组织学生进行健康体检，建立健康档案。学生健康基本资料应包括家族疾病史、个人疾病史、特殊疾病现况、预防注射纪录及其他相关资料。而学生健康检查实施后一个月内，应将检查结果通知学生及家长（实施办法第六条）。且在校学生每年进行1次常规健康体检。

**中小学生健康检查表规范**

一、本规则规定了中小学生健康检查表及要求健康检查管理，职业高中、技校亦可参照使用。

二、必测项目：

查验或询问项目：小学入学预防接种证查验、入学后预防接种史、既往病史、月经初潮/首次遗精年龄；身体形态：身高、体重；生理功能：血压；五官：裸眼视力、沙眼、结膜炎、色觉、龋齿、牙周、耳、鼻、扁桃体；外科：头部、颈部、胸廓、脊柱、四肢、皮肤、淋巴结；内科:心、肺、肝、脾；实验室检查：结核菌素试验

三、有条件的地区要积极开展选测项目的检查。

四、开展中小学生健康检查的卫生保健、医疗机构应具有法人资格、持有有效的《医疗机构职业许可证》、由政府举办的公立性医疗机构；应报经学校主管教育行政部门备案；能独立开展学生健康检查工作；能对学生健康检查状况进行个体和群体评价、分析、反馈，并提出健康指导建议。

参与健康检查的人员应是卫生保健专业人员，具有与学生健康检查工作和学生常见病防治有关的知识与经验，并有相应的专业技术证书；主检人员应由主治（管）医（技）师以上或相应职称的专业人员担当。

五、健康体检机构以个体报告单形式向学生反馈健康体检结果；以学校汇总报告单形式向学校反馈学生体检结果；将所负责的体检学校的学生体检结果统计汇总，以区域学校汇总报告单形式上报当地教育行政部门，当地教育行政部门再逐级上报。

个体报告单应于健康检查后2周内反馈给学生或家长；学校汇总报告单应于检查后1个月内反馈给学校；区域学校汇总报告单应于检查后2个月内反馈当地教育行政部门。

| 中小学生健康检查表（各省检查表会根据此表作细微调整。） | | | | | | |
|---|---|---|---|---|---|---|
| **查验和询问项目填写内容** | **填写内容** | | | | | |
| 小学入学前预防接种史（查验预防接种证） | | | | | | |
| 卡介苗 | □已全程接种　□未接种　□建议 | | | | | |
| 乙型肝炎疫苗建议 | □已全程接种　□未接种　□有漏种　建议 | | | | | |
| 脊髓灰质炎疫苗 | □已全程接种　□未接种　□有漏种　建议 | | | | | |
| 百白破疫苗 | □已全程接种　□未接种　□有漏种　建议 | | | | | |
| 麻腮风疫苗（麻风、麻腮、麻疹疫苗） | □已全程接种　□未接种　□有漏种　建议 | | | | | |
| 流脑疫苗 | □已全程接种　□未接种　□有漏种　建议 | | | | | |
| 乙脑疫苗 | □已全程接种　□未接种　□有漏种　建议 | | | | | |
| 甲肝疫苗 | □已全程接种　□未接种　□有漏种　建议 | | | | | |
| 其他疫苗 | | | | | | |
| 入学后预防接种史 | | | | | | |
| 既往病史 | | | | | | |
| 青春期发育 | 男生：若出现遗精，首次遗精年龄____岁。<br>女生：若出现月经，初潮年龄____岁。 | | | | | |
| 医生签名 | 年月日 | 年月日 | 年月日 | 年月日 | 年月日 | 年月日 |
| 询问日期 | 年月日 | 年月日 | 年月日 | 年月日 | 年月日 | 年月日 |
| 月经初潮从小学四年级开始询问、首次遗精从小学五年级开始询问。 | | | | | | |

| 中小学生健康检查表（各省检查表会根据此表作细微调整。） | | | | | | |
|---|---|---|---|---|---|---|
| 身体形态和生理功能检查 | | | | | | |
| 身高 /cm | | | | | | |
| 体重 /kg | | | | | | |
| 血压/毫米Hg(收缩压/舒张压) | | | | | | |
| 腰围[a]/(cm) | | | | | | |
| 臀围[a]/(cm) | | | | | | |
| 肺活量[a]/(mD | | | | | | |
| 建议 | | | | | | |
| 医生签名 | | | | | | |
| 检查日期 | 年 月 日 | 年 月 日 | 年 月 日 | 年 月 日 | 年 月 日 | 年 月 日 |

<table>
<tr><th colspan="9">五官检查</th></tr>
<tr><td rowspan="6">眼</td><td colspan="2">裸眼视力</td><td>左_/右_</td><td>左_/右_</td><td>左_/右_</td><td>左_/右_</td><td>左_/右_</td><td>左_/右_</td></tr>
<tr><td rowspan="2">串镜检查</td><td>左</td><td>☐近视<br>☐远视<br>☐其他</td><td>☐近视<br>☐远视<br>☐其他</td><td>☐近视<br>☐远视<br>☐其他</td><td>☐近视<br>☐远视<br>☐其他</td><td>☐近视<br>☐远视<br>☐其他</td><td>☐近视<br>☐远视<br>☐其他</td></tr>
<tr><td>右</td><td>☐近视<br>☐远视<br>☐其他</td><td>☐近视<br>☐远视<br>☐其他</td><td>☐近视<br>☐远视<br>☐其他</td><td>☐近视<br>☐远视<br>☐其他</td><td>☐近视<br>☐远视<br>☐其他</td><td>☐近视<br>☐远视<br>☐其他</td></tr>
<tr><td colspan="2">沙眼</td><td></td><td></td><td></td><td></td><td></td><td></td></tr>
<tr><td colspan="2">结膜炎</td><td></td><td></td><td></td><td></td><td></td><td></td></tr>
<tr><td colspan="2">色觉[b]</td><td></td><td></td><td></td><td></td><td></td><td></td></tr>
<tr><td rowspan="2">口腔</td><td colspan="2">龋齿</td><td colspan="6">检查记录在龋齿检查结果记录图中填写</td></tr>
<tr><td colspan="2">牙周</td><td></td><td></td><td></td><td></td><td></td><td></td></tr>
<tr><td colspan="3">听力[b]</td><td></td><td></td><td></td><td></td><td></td><td></td></tr>
<tr><td colspan="3">耳</td><td></td><td></td><td></td><td></td><td></td><td></td></tr>
<tr><td colspan="3">鼻</td><td></td><td></td><td></td><td></td><td></td><td></td></tr>
<tr><td colspan="3">扁桃体</td><td></td><td></td><td></td><td></td><td></td><td></td></tr>
<tr><td colspan="3">建议</td><td></td><td></td><td></td><td></td><td></td><td></td></tr>
<tr><td colspan="3">医生签名</td><td></td><td></td><td></td><td></td><td></td><td></td></tr>
<tr><td colspan="3">检查日期</td><td>年 月 日</td><td>年 月 日</td><td>年 月 日</td><td>年 月 日</td><td>年 月 日</td><td>年 月 日</td></tr>
</table>

| 外科检查 | | | | | | |
|---|---|---|---|---|---|---|
| 头部 | | | | | | |
| 颈部 | | | | | | |
| 胸廓 | | | | | | |
| 脊椎 | | | | | | |
| 四肢 | | | | | | |
| 皮肤 | | | | | | |
| 淋巴结 | | | | | | |
| 男性外生殖器 | | | | | | |
| 建议 | | | | | | |
| 医生签名 | | | | | | |
| 检查日期 | 年 月 日 | 年 月 日 | 年 月 日 | 年 月 日 | 年 月 日 | 年 月 日 |
| **内科检查** | | | | | | |
| 心 | | | | | | |
| 肺 | | | | | | |
| 肝 | | | | | | |
| 脾 | | | | | | |
| 建议 | | | | | | |
| 医生签名 | | | | | | |
| 检查日期 | 年 月 日 | 年 月 日 | 年 月 日 | 年 月 日 | 年 月 日 | 年 月 日 |

[a]为选测项目

[b]色觉在初一和高一是必需检查，结核菌试验在小学、初中入学时必需检查。

## 龋齿检查结果记录图

检查日期：　　年　　月

55 54 53 52 51 | 61 62 63 64 65
18 17 16 15 14 13 12 11 | 21 22 23 24 25 26 27 28
48 47 46 45 44 43 42 41 | 31 32 33 34 35 36 37 38
85 84 83 82 81 | 71 72 73 74 75

检查日期：　　年　　月

55 54 53 52 51 | 61 62 63 64 65
18 17 16 15 14 13 12 11 | 21 22 23 24 25 26 27 28
48 47 46 45 44 43 42 41 | 31 32 33 34 35 36 37 38
85 84 83 82 81 | 71 72 73 74 75

检查日期：　　年　　月

55 54 53 52 51 | 61 62 63 64 65
18 17 16 15 14 13 12 11 | 21 22 23 24 25 26 27 28
48 47 46 45 44 43 42 41 | 31 32 33 34 35 36 37 38
85 84 83 82 81 | 71 72 73 74 75

检查日期：　　年　　月

55 54 53 52 51 | 61 62 63 64 65
18 17 16 15 14 13 12 11 | 21 22 23 24 25 26 27 28
48 47 46 45 44 43 42 41 | 31 32 33 34 35 36 37 38
85 84 83 82 81 | 71 72 73 74 75

检查日期：　　年　　月

55 54 53 52 51 | 61 62 63 64 65
18 17 16 15 14 13 12 11 | 21 22 23 24 25 26 27 28
48 47 46 45 44 43 42 41 | 31 32 33 34 35 36 37 38
85 84 83 82 81 | 71 72 73 74 75

检查日期：　　年　　月

55 54 53 52 51 | 61 62 63 64 65
18 17 16 15 14 13 12 11 | 21 22 23 24 25 26 27 28
48 47 46 45 44 43 42 41 | 31 32 33 34 35 36 37 38
85 84 83 82 81 | 71 72 73 74 75

<table>
<tr><th colspan="9">大学生健康检查表（每个大学检查表略有细微差别，整体大同小异。）</th></tr>
<tr><td colspan="2">姓名</td><td></td><td>性别</td><td></td><td>出生</td><td colspan="2">年　月　日</td><td rowspan="4">半身一寸脱帽相片（可打印电子版照）<br>体检医院盖章</td></tr>
<tr><td colspan="2">民族</td><td></td><td>系　别</td><td colspan="2"></td><td>专业</td><td></td></tr>
<tr><td colspan="2">籍贯</td><td></td><td>现住所及联系电话</td><td colspan="4"></td></tr>
<tr><td colspan="2">既往病史</td><td colspan="6"></td></tr>
<tr><td rowspan="9">五官科</td><td rowspan="3">眼</td><td rowspan="2">裸眼视力</td><td>右</td><td rowspan="2">矫正视力</td><td colspan="3">右 矫正度数：</td><td rowspan="3">医师意见（签字）</td></tr>
<tr><td>左</td><td colspan="3">左 矫正度数：</td></tr>
<tr><td>其他眼病</td><td></td><td>色觉检查</td><td colspan="3"></td></tr>
<tr><td rowspan="2">耳</td><td rowspan="2">听力</td><td colspan="2">右　米</td><td rowspan="2">耳疾</td><td rowspan="2" colspan="2"></td><td rowspan="4">医师意见（签字）</td></tr>
<tr><td colspan="2">左　米</td></tr>
<tr><td>鼻</td><td>嗅觉</td><td colspan="2"></td><td>鼻及鼻窦疾病</td><td colspan="2"></td></tr>
<tr><td>颜面部</td><td colspan="3"></td><td>咽　喉</td><td colspan="2"></td></tr>
<tr><td>口腔</td><td>唇腭</td><td></td><td>门齿</td><td></td><td>口吃</td><td></td><td rowspan="2">医师意见（签字）</td></tr>
<tr><td>其他</td><td colspan="6"></td></tr>
</table>

<table>
<tr><td rowspan="5">外科</td><td>身长</td><td>cm</td><td>体重</td><td>kg</td><td>皮肤</td><td></td><td rowspan="5">医师意见（签字）</td></tr>
<tr><td>淋巴</td><td></td><td>甲状腺</td><td></td><td>脊柱</td><td></td></tr>
<tr><td>四肢</td><td colspan="5"></td></tr>
<tr><td>关节</td><td colspan="2"></td><td colspan="2">平跖足</td><td></td></tr>
<tr><td>其他</td><td colspan="5"></td></tr>
<tr><td rowspan="8">外科</td><td>血压</td><td colspan="2"></td><td>心率</td><td colspan="2"></td><td rowspan="8">医师意见签字</td></tr>
<tr><td>发育及营养状况</td><td colspan="5"></td></tr>
<tr><td>神经及精神</td><td colspan="5"></td></tr>
<tr><td>肺及呼吸道</td><td colspan="5"></td></tr>
<tr><td>心脏及血管</td><td colspan="5"></td></tr>
<tr><td rowspan="2">腹部器官</td><td>肝</td><td colspan="4"></td></tr>
<tr><td>脾</td><td colspan="4"></td></tr>
<tr><td>其他</td><td colspan="5"></td></tr>
<tr><td colspan="2">化验检查（要附化验单据）</td><td>肝功</td><td colspan="5"></td></tr>
<tr><td colspan="2">胸部放射线检查</td><td colspan="6">医师签字：</td></tr>
<tr><td colspan="2">其他检查</td><td colspan="6">医师签字：</td></tr>
<tr><td colspan="2">体检结论</td><td colspan="6">负责医师签字：（盖章）</td></tr>
<tr><td colspan="2">体检医院意见</td><td colspan="6">体检医院：（盖章）</td></tr>
<tr><td colspan="2">备注</td><td colspan="6"></td></tr>
</table>

体检日期：　　年　　月　　日

注：
尤以大一入学和大四毕业时的体检重要。

整体而言，检查项目包含身体形态和生理功能检查（如身高、体重、血压、腰围、肺活量）、外科和五官检查（头颈、胸腹、皮肤、四肢、淋巴结、眼耳鼻喉口腔等检查）、内科检查（心、肺、肝、脾）、实验室检查（蠕虫卵、肝功能、血红蛋白、结核菌素试验）。其中常规性检查由学校保健人员每学期在校内实施，全身性理学检查、实验室检查、X光检查则由学校于指定时间前往医疗机构检查。

学生健康检查的主要目的是卫生教育与预防医学教育的内涵，选择有必要的项目加以检查，所以检查项目的重点会加以标示，例如小学生视力会注重色觉、五官科会注意有听力和龋齿的检查、泌尿部分注意有无隐睾症现象，到了中学以上，这些项目就不是检查的重点。就方法而言，这个设计完全符合周期性健康检查的精神。

## 学生健康检查：理学检查

学生健康检查针对体格生长与身体结构进行外观检查，不同年龄的检查重点也不一样，包含：

**一、形态机能：身高、体重、腰围、肺活量、血压**

身高、体重是每一层级都需要检查，小学至高中阶段，每学期都要检测并记录，若发现生长问题，可以及早就医进一步诊断。

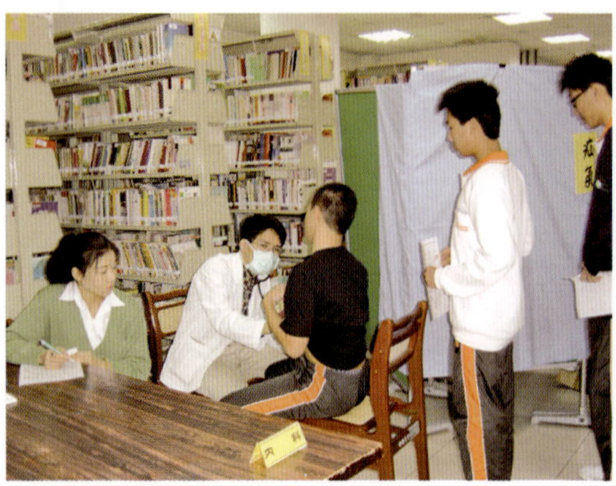
学生健康检查理学检查

血压是必须的检查项目，以前是大学生才需要开始注意血压值，现在由于高血压发病率年轻化，中小学体检也新增血压监测，可以尽早预防。血压如有过高现象，应该尽早就医找原因。

肺活量是反映人体生长发育水平的重要机能指标之一，1995年体检表中规定是小学五、六年级及初中、高中、大学各年级学生的必测项目。而最新的2011年的体检表已经将肺活量列为选测项目。

**二、五官科：耳鼻喉**

学生体检的耳鼻喉检查是泛指听力、有无外伤、畸型和肿物、中耳炎（如耳膜破损）、扁桃腺肿大、鼻前庭有无肿瘤、鼻中隔有无弯曲和畸形、过敏性鼻炎、慢性鼻炎及其他异常如唇颚裂、构音异常等。

听力检查采取音叉检查，要在安静不受噪音干扰的场所进行，使用512Hz的音叉敲击后，放在学生额头正中线后方，询问学生左右两侧中哪一侧可以听到较大的声音。正常时声音应在中央或左右相等，如有听力异常则左右声音不相等，应转至医院接受进一步的纯音听力检查及鼓室图检查。

其他耳鼻喉检查则是以视诊及触诊检查是否有任何畸型、淋巴腺肿大、耳膜破损或积水、不正常分泌物、鼻黏膜发炎等征候，再以问诊方式了解是否有经常性或季节性鼻塞、打喷嚏、流鼻水、鼻痒、眼睛痒等鼻炎、鼻过敏症状。

**三、五官科：眼睛**

学生眼睛检查是泛指视力及眼睛疾病的检查，检查项目包含视力、色觉、沙眼、串镜校正、结膜炎等。

视力是每一层级都需要检查的项目，大学阶段以外的层级每学期都要测量记录，目前视力不良问题严重，小学生近视比例逐年上升、近视年龄愈来愈低，必须及早防治。

色觉检查是指医学上对于颜色识别认知的检查。色觉检查是初一和高一时的必测项目，是特别的注意重点，希望及早筛检出异常，及早诊断治疗。

色觉检查的方法一般有色觉检查镜、假同色图和彩色绒线束等。

**1. 假同色图检查法**

通常采用色盲本在白昼明亮的自然光照明下进行检查。被检者与色盲本之间的距离为75-100cm，告诉被检者读出色盲本上的数字或图形，每辨认一张图不得超过10秒，对照色盲本的说明，记录检查结果。

**2. 彩色绒线检查法**

把各种规定颜色的绒线或纸放在被检查者前，让其选出类似的颜色，然后进行评定。

**3. 色觉镜检查法**

检查方法：①被检者坐于仪器前，自观察孔注视，可见一圆形光盘，上半为红或绿色，下半为黄色。②检查者将右侧调节黄光亮度的单色旋钮调到12.5刻度上，嘱被检查者旋转左侧混色旋钮，直至上下两半圆颜色及亮度完全一致。记下读数，正常均等点约在70刻度。③检查者将混色旋钮转到0度，嘱被检者旋转单色旋钮。每增加混合旋钮10° 检查者旋转单色旋钮，直到均等为止，记录其均等点，复测三遍，取其平均值。④将各次结果记录于专用表格中，画出均等曲线。

**四、五官科：口腔**

学生健康检查基准表所定学生口腔检查项目包含牙周的一系列症状，以及龋齿等健康问题。全国各地学生健康检查中口腔检查侧重点不一样，也可以自行增加一些检查项目。

口腔检查主要是以直接目视筛检法为主，仅需口镜及简单的辅助光源，不需特殊设备及专业器械，短时间内就可完成。

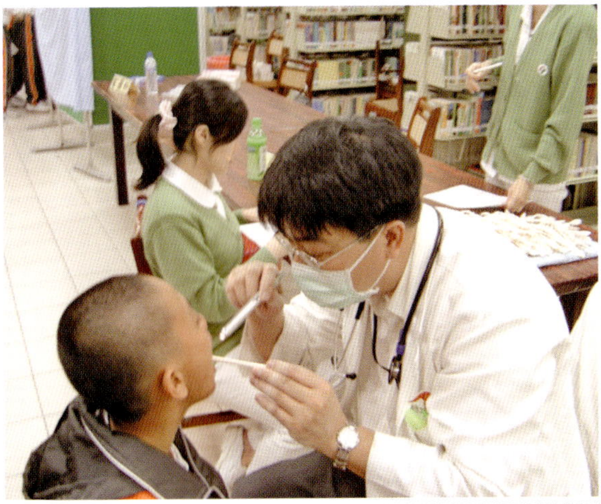

学生健康检查口腔检查

**五、外科：头部、颈部**

头部和颈部检查是以视诊及触诊方法检查。

头部检查包括检查头发颜色、疏密度和有无脱发、头皮颜色、头皮屑、有无头癣、疖痈、外伤及瘢痕等，头颅的视诊主要是注意头颅大小、外形变化和有无异常活动，触诊使用双手仔细触摸头颅的每一个部位了解其外形、有无压痛和异常隆起。

正常颈部应可自由移动，若颈部活动受限制、头部偏斜或摸到胸锁乳突肌的肿块，均可能为斜颈症。而颈部异常肿块有异常淋巴腺肿、甲状腺肿等，可以经由触诊发现。

**六、外科：胸廓**

通过听诊、视诊、叩诊、触诊等方法观察了解胸口的正常与否，从而确定症状。

胸廓检查主要是检查胸部是否左右对称，有无异常之突出或凹陷如鸡胸、漏斗胸以及扁平胸、桶状胸、胸廓一侧变形、脊柱畸形引起的胸廓改变等，再用听诊器检查是否有不正常的呼吸声、哮喘声等。

### 七、外科：脊柱、四肢

学生常见的脊椎与四肢问题包括脊柱侧弯、多并指、蹲踞困难（青蛙肢）、关节变形、水肿及其他异常。

不需要检查仪器，是这部分检查的特色。脊柱侧弯的检查，可以先请受检者脱去厚重外衣，穿一般运动服，背向检查者，双脚并拢直立，两手自然下垂，两眼平视正前方，然后观察左右耳朵是否等高、两肩是否等高、两侧肩胛骨位置是否对称、脊柱是否侧弯、骨盆位置或腰部是否对称。

另外一种检查方法是Adam前弯测验，请受检者向前弯腰至九十度，两臂下垂合掌，检查者站立在受检者后方，从背后目测学生的左右背部是否对称等高，并触诊脊柱，注意任何不对称的隆起，隆起的一端通常是脊柱侧弯弯向的一方。

四肢检查则是请受检者脱鞋，面向检查者站立，依序检查四肢是否相称，有无畸型、长短腿、多并指或关节变形、下肢是否有水肿，然后请受检者两手水平前伸，做蹲下起立、两腿轮流单脚站立、以脚尖站立及以脚跟站立等动作，观察下肢肌力及平衡，是否有青蛙肢（蹲踞困难）的问题。

### 八、外科：男性外生殖器

男性外生殖器官的检查项目包括隐睾症、阴囊肿大、精索静脉曲张、尿道出口异常、包皮异常及前列腺等。这是一项选测项目。

1. **隐睾症**：小学一年级学生检查需要特别检查隐睾症。隐睾症以触诊结果最好，正常睾丸的位置是在阴囊中，而且两侧大小应差不多，如果仅摸到一侧或两侧都摸不到睾丸，便可能有隐睾现象。隐睾的睾丸大部分都在腹股沟，只有少部分是在腹腔内。
2. **阴囊水肿**：这是常见的泌尿科问题，当睾丸四周包围着一个像水袋的囊肿时，称为阴囊水肿。以手触诊可感觉到阴囊肿大而有弹性，用手电筒抵住阴囊照射，则会产生透光现象。

3. **精索静脉曲张：**采取站立姿势，以手触诊检查睾丸上方是否有肿胀的血管。轻微的精索静脉曲张，只有在受检者用力时才能摸到肿胀的血管，病情稍重者可直接在阴囊内摸到肿胀的血管，严重者则以肉眼即可看出。

4. **尿道出口异常：**如尿道下裂者，尿道的开口不在龟头的顶端，而是在阴茎的腹侧方。请学生采取站立姿势，以视诊检查尿道的开口是否在正常的龟头顶端。

5. **包皮检查：**为视诊包皮是否完全覆盖龟头。包皮过长，指龟头部分完全被包皮所覆盖；若过长的包皮将龟头完全包住，检查者戴手套拨动，仍无法露出龟头，则是属包茎现象，需要到泌尿科进一步处理。

### 十、外科：皮肤、淋巴结

皮肤检查主要是在视诊和触诊的方式下，在自然光或是日光灯下检查全身皮肤的颜色、湿度与出汗、弹性、皮疹、脱屑、紫癜、水肿、蜘蛛痣与肝掌、皮下结节、瘢痕和毛发等的状况。

淋巴结的变化与许多疾病的发生、发展、诊断及治疗密切相关。淋巴结分布与全身，一般检查只能发现身体各部位表浅淋巴结的变化。

检查淋巴结的方法是视诊和触诊。视诊时不仅要注意局部征象（包括皮肤是否隆起，颜色有无变化，有无皮疹、瘢痕、瘘管等）也要注意全身状态。触诊是主要检查方法，非常重要。检查者将食指、中指和无名指并拢，指腹平放在被检查部位的皮肤上进行滑动触诊。滑动是指在按压的皮肤和皮下组织之间滑动，方式应采取互相垂直的多个方向或转动式滑动。检查时，应注意部位、大小与形状、数目与排列、表面特性、质地、有无压痛、活动度、界限是否清楚及局部皮肤有无红肿、瘢痕、瘘管等。

### 十一、内科：心、肝、脾、肺

内科检查包括人体主要脏器如心、肝、脾、肺、肾等，对许多疾病和体征如支气管炎、肺炎、胸膜炎、心律失常、心肺功能不全、心包炎、先天性心脏病、肝脾肿大、黄疸等有初步的筛检和诊断作用。

学生检查的内科检查主要是心、肝、脾、肺四项。心脏一般会采取触诊、叩诊和听诊的方法，检查有无震颤、心包摩擦感、心率、心律、心音、杂音等。肺部检查是被检者需取仰卧位，必要时取坐位检查，通过望诊、听诊以及触诊等检查两侧呼吸是否对称，呼吸的节律与频率，有无异常呼吸音、罗音及胸膜摩擦音等。肝脏和脾脏都是检查通过触诊检查位置、大小、硬度、有否结节、压痛和肿大等。

大学生体检表还包含一项神经及精神的检查，这是在系统内科体检的基础上进行的。需要被检者的充分合作，检查者依次从头部颅神经—上肢—胸—下肢—站立—步态对被检者进行检查，检查其精神状态、颅神经、运动、反射、感觉、病理征、小脑体征等。

## 学生健康检查：实验室检查

实验室检查有结核菌素试验、蠕虫卵、肝功能及血红蛋白检查。其中结核菌素试验为小学、初中入学时的必检项目，其他为选测项目。

### 一、结核菌素检查

结核菌素试验对青少年儿童的结核病的诊断和鉴别有重要作用，是普遍运用的辅助检查手段，能为接种卡介苗提供依据，如结核菌素试验阳性时，表明体内已感染过结核菌，无需再接种卡介苗。阴性者是卡介苗的接种对象。检测方法是准备标准剂量是5结核菌素单位（0.1毫升），进行皮内注射，并在48至72小时后观察结果。一个曾经暴露在病菌的人会显示出免疫反应。结果通过硬结（明显突起的硬化区）的直径（垂直于手臂）来反映。

**二、蠕虫卵检查**

一般寄生虫检查以粪便寄生虫检验容器，用塑胶棒沾取约花生米大小的粪便，经过处理后，如涂片、饱和盐水漂浮法等，再用显微镜检查，即可得知是否感染蠕虫。

**三、肝功能检查**

这项检查通过各种生化试验方法检测与肝脏功能代谢有关的各项指标，以反映肝脏功能基本状况，检查方法很多。检查项目包括肝脏的蛋白质代谢功能、胆红素和胆汁酸代谢功能、酶学指标、脂质代谢功能、肝脏排泄和解毒功能的检测。肝功能检查是诊断肝胆系统疾病的一种辅助手段，具体疾病诊断需要进行影像学检查再全面分析。

**四、血红蛋白检查**

血红蛋白检查是非常普及的化验项目，用来检测是否贫血。血红蛋白的检查方法有比色法、测铁法、测氧法等，其中HicN是目前血红蛋白各种测定法中最准确的方法。

## 学生健康检查X光影像检查

检查对象为大学生及其他阶段视情况需要之学生。检查目的为判读是否有肺结核、脊柱侧弯、胸廓异常、心脏扩大、支气管扩张、肺部纤维化、钙化、肿瘤或其他异常、疑似病征等，以作为进一步追踪治疗的参考。

# 你一定要知道的健检常识

# PART 5

### 常识1. 有不用花钱的健康检查吗?

健检医生这么说：当然有!

健保成人健检

为了身体健康，卫生局提供免费的成人预防保健，让国民不花钱就可以做健康检查。

国家规定65岁以上者，可以每年进行一次免费体检。但是全国各省市根据经济发展情况，做出了相应的调整， 放宽年龄限制或在具体人群有不同的规定，都是为了能够让民众能够更好地了解自己的健康状况。

另外，全国各企业各单位甚至一些福利较好的私人企业都会购买体检项目给员工进行免费体检。

### 常识2. 检查结果无异常不一定等于正常。

健检医生这么说：

无异常并不代表身体一切正常，只能表示该项检查目前在正常范围内没有发现异样，有可能是体内没有疾病，但也可能是疾病变化太轻微，以致未能检查出来。例如肝指数SGOT及SGPT指数正常，不代表肝完全正常，脂肪肝、肝囊泡、肝血管瘤与肝肿瘤早期都可能不会影响肝指数。唯有平时多注意日常保健、定期健康检查，并密切留意身体各项异常警讯，综合各种数据跟医生讨论，才能常保身体健康。

### 常识3. 女性有过性经验就要做抹片检查。

健检医生这么说：

子宫颈抹片检查是预防子宫颈癌的最好方法，凡是有过性经验的女性，都应该每年定期接受抹片检查。由于抹片有一定的伪阴性几率，建议与人类乳突病毒（HPV）合并筛检，当两者均为正常时，代表目前罹患子宫颈癌的几率低。

由于子宫颈癌的发生和性行为有密不可分的关系，子宫颈发炎和子宫颈糜烂皆有可能演变为癌症前期变化，所以不管几岁，只要有过阴道的性行为经验，子宫颈抹片检查就非做不可。

**常识4. 子宫已切除还是有可能需要再做子宫颈抹片检查。**

健检医生这么说：

做过子宫全切除手术的女性还是可能需要做子宫颈抹片检查，可以和妇科医生讨论是否需要继续定期做子宫颈抹片检查。一般而言，如果是因为癌症前期或是癌症而切除子宫，残余的阴道末端还是需要定期做抹片检查；但是如果是因为良性肿瘤（如子宫肌瘤）而切除，就可能不需要再做抹片检查。

**常识5. 子宫肌瘤超过10厘米或压迫到器官，则需要手术切除。**

健检医生这么说：

根据统计，30岁以上妇女子宫长肌瘤的机会高达20%，且大部分患者并没有任何症状，只要肌瘤不大、未造成生活上的不便，只需定期超声波追踪即可，停经后肌瘤大多会逐渐缩小。

大多数的子宫肌瘤皆属良性，罹患恶性肌瘤的几率很少（约为千分之五）。子宫肌瘤的治疗方法会依年纪、症状、肌瘤大小及成长速度而有不同的考量。

就症状而言，如果肌瘤导致经血过多、经痛严重，或肌瘤大到压迫附近的器官而出现尿频、疼痛等情形，便建议考虑手术；就大小来说，如果肌瘤小于5厘米，不妨再观察一阵子，5~10厘米则建议治疗，若肌瘤直径已超过10厘米，就强烈建议手术。此外，就成长速度考量，如果肌瘤长得快，三个月追踪就长了1~2倍，就应积极治疗；另外，更年期后才长出来的子宫肌瘤，也建议手术比较保险。

当然，手术与否与手术方法还是要看个人条件决定，如果还有生育考量，一般会采取子宫肌瘤摘除，但保留子宫；如果已过了生育年龄，则考虑合并子宫切除。

**常识6. 全身健康检查里并不包含脑波检查。**

健检医生这么说：

安排健康检查的项目会考虑很多原则，例如检查的费用、检查可以找出疾病的几率、所筛检疾病的发生率高或低等等。而脑波检查主要是针对精神异常、脑部不明原因的疼痛及癫痫病人的检查项目，一般健康者没有临床病征出现，并不需要做此项检查，而且脑波检查的特异性或诊断性远较影像学检查（电脑断层或核磁共振）更无诊断性，所以一般健康检查很少安排脑波的项目。

**常识7. 慢性病患者依所做的检查类型决定是否停药。**

健检医生这么说：

一般而言，到健康检查前一天为止，都还不需要停药，至于健康检查当天是否需要停药，则要看安排哪些健康检查而定。

需要绝对停药的状况通常是有安排需要绝对空腹的检查，例如需要麻醉、需要打显影剂、担心呕吐而发生吸入性肺炎危险的检查都应于当天先停药，所以如果有安排胃镜检查，则当天应停药，等检查结束后可进食时再服用。

如果没有上述的考量，例如只有一般抽血项目，则吃药及少许白开水送药对血液检查结果不会有影响，不需停药。

**常识8. 轻微感冒不影响检查报告，但重感冒最好让检查单位注记。**

健检医生这么说：这要看感冒的程度及症状而定！

一般小感冒、些微的咳嗽、流鼻水或头痛，均不会影响健康检查的结果，但是如果感冒比较严重，例如发高烧的情形，可能会有心跳过速、白血球数异常等现象，也可能影响血压的数值，而服用一些抗生素类药物也会影响血球的检查结果。

所以，当有身体不适、服用药物时，均应先与检查单位联系，再决定是否要维持健康检查时程，或做相关资料的备注，让检查医生有判断的标准。

**常识9. 在检查过程中不用过度担心受到感染。**

健检医生这么说：

一般健康检查采用的器械均是抛弃式，检查仪器也都定期保养、校正与消毒，检查过程中并没有交互感染的危险。而且，一般而言，医院都有感染控制的标准程序，如果因为检查等医疗流程出现感染，一定会被列入异常事件，会积极检讨并加强改善。

**常识10. 检查结果数据要配合临床症状来决定身体状况。**

健检医生这么说：

要看哪一种检验项目与数值差距多少来综合判断。

一般的检验数值都会有一个正常值范围，如果检查结果落于正常范围值内，便是正常的机会高。

正常值范围是一种统计数值，表示大部分健康人的平均值多落于此范围，高于或低于参考值则表示属于异常的机会高，但是在参考值以内也有少许可能是非正常健康的，所以一定要配合相关临床症状来判断，不能单以高于或低于参考值来决定正常或不正常。

**常识11. 电脑断层及核磁共振有什么差别?**

健检医生这么说：

电脑断层与核磁共振都是利用断层的原理收集很多切面影像，无痛且快速。只是CT有辐射线，对于肺部、骨骼及钙化组织比较敏感，而

MRI是利用磁场，没有辐射线，针对软组织（如内脏、脊髓、神经）有较佳的呈现，至于价钱，MRI比CT贵了约一倍。

**常识12. 得知癌症标记指数偏高不代表一定有癌症。**

健检医生这么说：

癌症标记偏高表示有可能有癌症的产生，需要提高警觉、找寻相关器官有无变化，但不是代表一定有癌症，记住：所有癌症都需要病理切片来证实！需要很多血液、影像与临床状况来综合性判断。

例如，胎儿蛋白指数（AFP）过高，可能是怀孕所造成，可能是慢性肝炎肝功能异常所引起，除非高了好几倍，否则一点点升高并不代表有癌症。又如大肠癌指标（CEA）稍微升高，可能是抽烟或吸二手烟所引起。如果CEA稍微升高，只要搭配粪便潜血反应检查、大肠镜检查、临床检查等，就可以做出正确的诊断。

**常识13. 在做健检前，一定要遵守禁食的规定，以免影响检查结果。**

健检医生这么说：

一般健康检查常见需要空腹的项目有腹部超声波、胃肠镜、血糖、总胆固醇、高密度胆固醇、低密度胆固醇、甘油三酯及血糖等，若未遵守禁食规定，可能会造成部分检查的危险性升高（如做胃镜呕吐，形成吸入性肺炎）或检查结果不准确的情况，导致数据参考性变差，故应遵照禁食规定。

若口渴时，可以用漱口方式，减低口干不适感。

一般尿液检验，若无特殊检查，如需注射显影剂检查可能会影响检验数值外，尿液于饭前或饭后留取皆可，不需急着一早就留取。

**常识14. 做完体检后身体才出现问题，体检不是也没用？该多久做一次体检？**

健检医生这么说：

健康检查狭义而言是健康时做的身体检查，以便提早发现问题，提早治疗。如果疾病发生点离健康检查后很近，当然有可能会觉得健检没用，但是健康检查毕竟还是提供了广度较广的检查结果，可以让人知道除了出问题的点在哪里，还有哪些有问题还没有出现症状的点，可以赶快预防。

至于多久做一次体检，这是没有标准答案的，因为随年龄、性别、工作内容、生活作息习惯与家族史、个人疾病史的不同，有不一样的健康检查需求与频率，这个原则医学上叫做“周期性健康检查”，它是一种临床指引，例如甲君32岁，有大肠癌家族史，健康检查有大肠息肉，乙君42岁，没有大肠癌家族史与大肠息肉，甲君需要一年做一次大肠镜健康检查，乙君只要三年做一次，如果有跟甲君相同年纪的丙君如乙君一样的状况，就五年做一次大肠镜健康检查即可。因此不同个人状况，有不同的健康检查项目及周期的需要。

### 常识15. 在医院量的腰围和体脂肪和自己在家量的不一样。

健检医生这么说：

体脂肪的机器从简易到复杂型均有，一般家用型与健检体脂计可以测量全身体脂肪，但如果要精确算出每一个部位（如手臂、大腿、小腿、腹部、内脏脂肪），则要用高级型体脂肪计。有时全身体脂肪率高，但是都高在内脏脂肪，与高在一般皮下脂肪的减肥对策及效果有很大差异。

医学上的腰围可能不是一般买衣服的腰围，而是测量点在肚脐下、骨盆骨肠骨突的中点，临床意义是中央型肥胖与代谢症候群的指标，当然也可以自己量，作为平时参考。

体脂肪与腰围检查在健康检查中都属基本项目，也就是一些基本资料之建立，几乎不占健康检查的费用。

**常识16. 西医的量脉搏跟中医不一样，能看出各种疾病吗?**

健检医生这么说：

可能不行，中医的脉象有深浅沉浮各类表象与意义，西医可能只有依快慢、强或弱来看是否有心脏血管循环方面的可能问题（如脉搏微弱可能心脏搏动力不足、血压低、贫血等，搏动太快可能有发烧或失血、甲状腺问题等）。

**常识17. 不管再怎么苗条，量体重这件事还是一定要做。**

健检医生这么说：

看起来苗条，体重或许不会过重，但是为了知道身体质量指数（BMI），还是应该量体重。

量体重的另外一层意义是做记录，现在跟一年前比，减轻或增加了多少？会不会减轻或增加太多？十年后量体重也可以跟现在比，增加了多少？有没有机会减轻下来？记录可以预估很多事情。

**常识18. 健康检查的量身高，不只在做体态指标，还能避免脊椎等病变发生。**

健检医生这么说：

成年人量身高有两个意义，一个是为了与以前比较，如果减少太多，可能有脊椎侧弯、驼背或是骨质退化、椎间盘狭窄造成脊椎变短，以致影响身高。另外一个意义是结合体重的数值，可以计算出身体质量指数，作为体态的指标。所以，健康检查一定要量身高并做记录。

**常识19. 健康检查量体温还能测量有没有潜藏性疾病。**

健检医生这么说：

每个人的基础体温并不相同，有人的体质体温较低，有人则偏高。体温、脉搏与血压是身体重要的生命征象，超过正常范围的体温可能意味潜藏着疾病，需要探查原因，因此，不管是看病或是健康检查，都会测体温。一般而言，健康的人体温应该在平时正常体温的范围内。

**常识20. 一般抽血时与抽血后要注意什么？**

健检医生这么说：

每个人的血管粗细、凝血功能及血管弹性都不同，有人好抽，有人不好抽。但是如果抽完血没有按压好，都容易造成渗血、淤青的情形，所以一般抽血后，应按压五到十分钟，直到不再流血为止，绝对避免抽血后揉动针口处。此外，有几点需要注意：

1. 特殊情况如对酒精过敏、装有静脉导管或服用抗凝血药物者，或曾有晕针现象者，都应主动告知采血人员。
2. 对于必须“禁食”后才可抽血之检验项目，需空腹至少六至八小时方可进行抽血。
3. 抽血完毕后，需以手指紧压抽血部位上之棉球或纱布五到十分钟，不可揉搓，以免造成血肿淤青现象。
4. 若抽血部位发生血肿或淤青现象，可先冷敷，再于二十四小时后热敷。
5. 特殊约定时间采血之检查，例如饭后两小时血糖，请确实掌握约定采血时间，以避免检验结果之误差。
6. 饭后血糖应从吃第一口开始算起，第二小时准时抽血。

**常识21. 定期视力检查能了解视力变化，预防因疾病引起的眼睛病变。**

健检医生这么说：

视力的变化会随着年龄、职业与相关疾病如糖尿病、高血脂等，以及先天的体质等而有不同程度的改变，一般建议应该要定期做视力量测，以了解个人的视力变化状况，并检查相关的危险因子来寻求改善的方法，一般健康检查针对眼睛的检查有电脑验光、眼压与眼底视网膜摄影等检查。

# 婚前健康检查

一生许诺，从婚前健康检查开始

# Appendix

婚前健康检查适用于即将结婚、新婚不久尚未怀孕，或是计划怀孕前的夫妻。由于目前各种疾病、传染病、遗传性疾病日渐增多，很多人却不自知，为了自己、配偶及下一代的健康，非常有必要做婚前健检。

婚前健康除了筛检疾病、发现问题外，医生首先会询问病史，如双方的疾病史，如有没有急、慢性传染病、心脏病、肾炎、精神病、重要脏器及泌尿生殖系统疾病等；双方家族史，尤其是在直系亲属中有没有遗传性的病史，如精神病、痴呆、先天畸形及其他遗传疾病。还有如果是再婚，医生还会了解过去的婚育史。若有近亲结婚或是近亲中曾生育异常胎儿者，也应该先告诉医生。

每个医院设计的婚前健检项目大致上可分为一般检查（身高、体重、血压，全身及神经系统发育情况）、主要脏器（如心、肝、肾、肺的检查）、第二性征的检查（比如毛发、脂肪分布、喉结及乳房的发育）、生殖系统的检查（包括内外生殖器的发育，有无先天畸形或其他情况），还有实验室检查，主要是血、尿常规检查，包括肝、肾功能等，必要时做精液检查、染色体核型分析和梅毒螺旋体检查等。有必要时也做智商测定。有的城市还规定婚前检查要做艾滋病的化验检查。

以乙型肝炎为例，夫妻如果其中一人为带原者，另一人没有抗体，最好能接种乙型肝炎疫苗，打三剂之后疫苗几乎终生有效，这样也可避免垂直传染给孩子的机会。

性病的筛检也是一项重点，性病的早期症状不明显，多不自知，如果女性有梅毒或艾滋病，都会传染给另一半或胎儿，造成先天性梅毒艾滋宝宝。

此外，婚前健检也可藉此检视自己的健康，现代人罹患高血压、高血脂、糖尿病等文明病的年龄愈来愈低，早期发现可以及早调整生活方式及饮食习惯，并且避免影响怀孕或增加怀孕时的危险。

## 婚前健康检查的项目

| 检查项目 | 检查内容 | 男 | 女 |
|---|---|---|---|
| 一般检查 | 身高、体重、身体质量指数（BMI）、血压、胸围、腰围等 | ◎ | ◎ |
| 血型 | ABO血型及RH因子 | ◎ | ◎ |
| 全血细胞检查 | 白细胞、红细胞、血色素、血球容积、平均细胞容积、平均血红素量、平均血色素浓度、血小板 | ◎ | ◎ |
| 尿常规检查 | 常规尿液检查、尿沉渣显微镜检查 | ◎ | ◎ |
| 血糖测定 | 空腹血糖（Ac Sugar） | ◎ | ◎ |
| 肝功能检查 | 总蛋白、白蛋白、球蛋白、谷草转氨酶（SGOT）、谷丙转氨酶（SGPT）、r-谷氨酰转移酶（r-GT）、碱性磷酸酶 | ◎ | ◎ |
| 肾功能检查 | 血中尿素氮、肌酸酐、尿酸 | ◎ | ◎ |
| 血脂检查 | 胆固醇、甘油三酯、高密度脂蛋白（HDL）、低密度脂蛋白（LDL） | ◎ | ◎ |
| 艾滋病检查 | 人类免疫缺乏病毒（anti-HIV） | ◎ | ◎ |
| 梅毒血清检查 | 梅毒螺旋体血清试验STS-RPR（VDRL） | ◎ | ◎ |
| 甲状腺功能检查 | 甲状腺功能检查：T3、T4、TSH | ◎ | ◎ |
| 病毒性肝炎筛检 | 1. 乙型肝炎表面抗原测定（HBsAg）<br>2. 乙型肝炎表面抗体测定（Anti-HBs）<br>3. 丙型肝炎抗体测定（Anti-HCV） | ◎ | ◎ |
| 精液检查（男） | 精液分析 | ◎ | |
| 淋病筛检 | 涂片检查、淋球菌培养检查、PPNG检测 | ◎ | ◎ |
| 眼科检查 | 眼科检查+裂隙灯、眼底 | ◎ | ◎ |
| 宫颈刮片检测 | 刮片检测 | | ◎ |
| 心电图检查 | 电脑静态心电图（EKG） | ◎ | ◎ |

| 检查项目 | 检查内容 | 男 | 女 |
|---|---|---|---|
| X光检查 | 胸部X光 | ◎ | ◎ |
| 超声波检查 | 上腹部超声波 | ◎ | ◎ |
| 妇科超声波 | 骨盆腔（子宫、卵巢）超声波 |  | ◎ |
| 医生咨询 | 问诊及谘商 | ◎ | ◎ |

## 健检情报站：婚前健康检查的“迷思”

电话柜台……

“铃铃……”电话铃声响了。“请问婚前健康检查是做哪些检查项目？”

“就检查项目而言，有胸部X光、尿液检验、抽血检验如乙型肝炎筛检、血糖、梅毒、艾滋病等。”

未等我进一步解释，话筒另一端的小姐已打断话：“那不是跟一般的体检一样吗？我在公司上个月才做过体检，那我不做了！”

“喀嚓！”一声，话筒另一端的小姐已经挂断了电话，留下只能哑口无言的我。

另一个案例。

一对情侣步入诊察室，男士：“事情是这样的，我外祖母跟我女朋友的祖母是表姐妹，我请教过一位学法律的朋友，他说就法律上而言，我们是可以结婚的，但是我听说表哥跟表妹结婚后，可能会生下畸型儿，所以我们就来做婚前健康检查，看我们适不适合结婚，结婚后生下畸型儿的几率有多大……"

愈来愈多人知道婚前健康检查的重要性，但是婚前健康检查的目的及功能可能会被扭曲及夸大，因为很多人将"你希望将来有个聪明、健康的宝宝吗？请在结婚前做婚前健康检查"解释为"在结婚前做婚前健康检查，你就能生个聪明、健康的宝宝"。

所以，有几个婚前健康检查的迷思需要厘清：

**一、婚前健康检查不能保证一定顺利生育**

所谓"不孕"是指结婚后一年，在毫无避孕的情况下仍未能怀孕的情形，所以在婚前无法做不孕的筛检，只能根据女方的月经周期或建议测量基础体温等来确定是否排卵，孕不孕还是要等到时间点到才能确定。而且，婚前两人可能也要想一想，共结连理是为了相互扶持还是为了要生小孩？如果真的不孕，原因可能男女各半，必须一起检查与面对。

**二、婚前健康检查不能决定男女是否可以结婚**

婚前健康检查即使筛检出任何疾病，也不能替双方决定是否可以结婚，检查结果只能提供可能的影响，结婚及生育的决定仍需当事人彼此沟通后做决定。

**三、婚前健康检查与一般的体检不同**

乍看婚前健康检查的项目，似乎与一般体检没有太大差异，事实上，婚前健康检查的每个项目考量，都与健康的下一代有关。而且婚前健康检查的重点不单是检验项目，更着重于身心状况及家族病史、遗传病史，以及婚姻生活及婚后生育、避孕的教导，特别是怀孕与男女避孕方法等问题的讨论等。所以，婚前健康检查与一般的体检是不同的。

图书在版编目（CIP）数据

医生教你读懂健康检查报告书/林英钦主编. --乌鲁木齐：新疆人民卫生出版社，2015.8
ISBN 978-7-5372-6285-9

Ⅰ.①医… Ⅱ.①林… Ⅲ.①体格检查－基本知识 Ⅳ.①R194.3

中国版本图书馆CIP数据核字(2015)第165452号

医生教你读懂健康检查报告书
YISHENG JIAONI DUDONG JIANKANG JIANCHA BAOGAOSHU

出版发行 新疆人民出版总社
新疆人民卫生出版社
责任编辑 吴秋燕
摄影摄像 深圳市金版文化发展股份有限公司
策划编辑 深圳市金版文化发展股份有限公司
封面设计 深圳市金版文化发展股份有限公司
地　　址 新疆乌鲁木齐市龙泉街196号
电　　话 0991-2824446
邮　　编 830004
网　　址 http：//www.xjpsp.com
印　　刷 深圳市雅佳图印刷有限公司
经　　销 全国新华书店
开　　本 173毫米×246毫米　16开
印　　张 22
字　　数 250千字
版　　次 2016年4月第1版
印　　次 2016年4月第1次印刷
定　　价 39.80元